张锡纯用药心法丛书

现代中医临床高级参考书
中医各家学说教学参考书

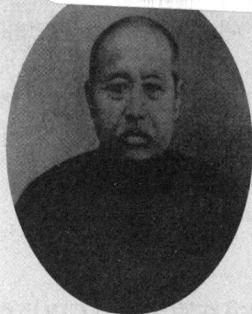

张锡纯

用山药

主编　李成文

中国健康传媒集团

中国医药科技出版社

内 容 提 要

本书汇集张锡纯临证应用山药的理、法、方、药、医案与医话，辑山药方剂 70 余首，医案 400 余则，医案涉及内、外、妇、儿等近 90 种病证。可作为中医各家学说辅导参考用书，也适合临床、文献研究者对张锡纯使用的药物进行专题研究参考之用，更适合中医各科临床工作者、中医爱好者系统研究学习张锡纯用药经验之用。

图书在版编目（CIP）数据

张锡纯用山药 / 李成文主编 . — 北京：中国医药科技出版社，2016.8
（张锡纯用药心法丛书）
ISBN 978-7-5067-8626-3

Ⅰ . ①张… Ⅱ . ①李… Ⅲ . ①山药 – 中药疗法 Ⅳ . ① R282.71

中国版本图书馆 CIP 数据核字（2016）第 188393 号

美术编辑　陈君杞

出版　**中国健康传媒集团**｜中国医药科技出版社
地址　北京市海淀区文慧园北路甲 22 号
邮编　100082
电话　发行：010 – 62227427　　邮购：010 – 62236938
网址　www.cmstp.com
规格　710 × 1000mm $\frac{1}{16}$
印张　16 $\frac{3}{4}$
字数　245 千字
版次　2016 年 8 月第 1 版
印次　2022 年 6 月第 3 次印刷
印刷　三河市百盛印装有限公司
经销　全国各地新华书店
书号　ISBN 978-7-5067-8626-3
定价　**35.00 元**

获取新书信息、投稿、为图书纠错，请扫码联系我们。

编委会

主　编　李成文

副主编　张洁玉　孔沈燕　莫　楠

编　委　李成文　张洁玉　孔沈燕　莫　楠

　　　　　申旭辉

前　言

　　张锡纯（1860~1933年）是清末民初著名医学家，学验俱丰。他从1918年到1933年历经15年时间，总结了自己学习、研究中医的心得体会与临床经验，编纂完成《医学衷中参西录》一书。内容包括医方、病证、药解、医论、医话随笔、伤寒等部分，还有大量详细记录其临证精华的医案夹杂其中。该书重视理论，阐发配伍，详述医案，活用经方，化裁古方，创制新方，擅长小方，精研药性，强调生用，善投大剂，喜用对药，注重用法，一经问世，即洛阳纸贵，对后世产生了巨大的影响。

　　《医学衷中参西录》采用方中夹案、病中夹案、药中夹案、论中夹案、医话随笔中夹案，方后附案、病后附案、药后附案、论后附案、医话随笔后附案，案中论方、案中论药、案中论病、案中论理，方中论病、方中论理、方中论药，药中论理、药中论方、药中论病、药后附案，论中夹药、论中夹方、论中夹病、论中夹案、论后附案，杂谈随笔其他中论理、杂谈随笔其他中论方、杂谈随笔其他中论药、杂谈随笔其他中夹案、杂谈随笔其他中附案等编写方法，因撰写时间跨度长达15年，体例不一，随写随刊，分五次出版，这导致同一内容分散于多个篇章，给后人系统阅读和掌握张锡纯的学术思想与临证用药心法带来了诸多不便。

　　本丛书共10本，其中9本分别从石膏、人参、山药、山茱萸、黄芪、桂（桂枝、肉桂）、赭石、姜、龙牡（龙骨、牡蛎）的角度来写，以药为纲，以点带面，将同一味中药在张锡纯行医的不同时期、分散在书中不同位置的相关应用收集到一起，包括功效、用法、配伍、相关方剂和医案，以期通过专药专题的形式学习张锡纯用药经验，实现对《医学衷中参西录》一书的全面梳理和学习。另外1本《张锡纯用小方》是以方为纲，以临证医案为核心，系统地总结了张锡纯用小方思路的特色，有利于学习与掌握其应用小方的配伍规律与用药经验。希望这种重构类编性质的编排方式，能够帮助读者对经典著作《医学衷中参西录》有一个清晰、系统、全面地认识，从而更好地学习和继承。

丛书遵从以经解经，内容完全出自《医学衷中参西录》一书，最大限度地反映张锡纯本人的经验论述，不添加任何现代人的观点和评价，希望读者读来能有原汁原味、酣畅淋漓的感觉。另外，凡入药成分涉及国家禁猎和保护动物的（如犀角、虎骨等），为保持古籍原貌，原则上不改。但在临床运用时，应使用相关的替代品。

承蒙中国医药科技出版社、《中医各家学说》精编教材编委会、中华中医药学会名医学术思想研究分会的大力支持，使本书得以付梓。

限于作者水平，不当之处敬请斧正。

李成文
于 2016 年孟夏

编写说明

本书是作者在长期研读《医学衷中参西录》及编纂《中医学术流派医案·张锡纯医案》的基础上，对张锡纯临证应用山药的理、法、方、药、医案与医话等进行全面梳理，分类归纳，总结药性功效，配伍规律，汇录方剂，集腋医案，纂成本书，四易其稿。以药为纲，以方为目，以临证医案为核心，涵盖内、外、妇、儿各科疾病。具体内容如下：

1. 药效与用法，包括性味、归经、功效、主治、配伍、剂量、用法、禁忌等。

2. 山药方剂分为组成、主治、加减、用法、方论等，按音序排列。方论涵盖经论、病机阐发、辨证思路、方义分析、用药心得、药药配伍、药方配伍、中西药配伍、药药鉴别、方方鉴别、证证鉴别、前人用药得失评价等。对少数没有方名的方剂根据具体情况给予新的方名，所加内容均注明"编者注"，以示区别。原方剂组成中无该药者，若随证加减中，应用该药极具特色者，也酌情选用。医案及论述中所用方剂没有药物组成者，为方便对原文的理解，均用括号注明原方剂药物组成、煎煮与应用方法、主治病证等。

3. 医案，汇集《医学衷中参西录》中全部应用山药的医案，包括张氏所治医案、其子与门徒所治医案、指导他人用药医案、他人用其方药所治医案，及张氏摘录历代名医应用山药的医案。非张氏所治医案均在案末注明"本案为他人所治，编者注"。出自不同章节的同一医案只取其一，于案后注明另一医案的出处，便于读者相互合参，有利于掌握其处方用药特点。

张锡纯用山药医案按内科、妇科、儿科、外科、五官科分类，14 岁及以下归入儿科。内科医案按肺病、心病、脾胃病、肝胆病、肾病、其他杂病排序；妇科医案按月经病、妊娠病、产后病排序；儿科医案参考内科排序；外科医案按疮疡、皮肤病、性传播病排序。所有选录内容全部出自《医学衷中参西录》，只对原文归纳综合，并标明出处，不妄评其内容，使其能尽量原汁原味地反映张锡纯临证应用山药的心得。

4. 对于必须要说明的问题，采用加编者注的形式用括号标注。

本书系统总结了张锡纯应用山药的临证经验与心得，希望对进一步挖掘中医学宝库、提高临床疗效、发扬光大中医学具有重要的现实意义和深远的历史意义。

本书李成文及申旭辉编写前言、编写说明、第一章第一节，第三章第一节血证至放血欲脱医案计3万余字；张洁玉编写第一章第二节、第三节，第三章第一节感冒至痢疾医案计11万字；孔沈燕编写第二章、第三章第二节计5万余字；莫楠编写第三章第一节胁痛至小便不禁医案，第三节、第四节、第五节计5万余字。李成文通审全稿。

编　者
2016年孟夏

目 录

第一章 药效与用法

第一节 药性功效

山药虽系寻常服食之物，实为药中上品。(《医学衷中参西录·答张汝伟问其令尊咳嗽治法》)

且山药饶有补益之力，又为寻常服食之品。(《医学衷中参西录·妇女科·处女经闭》)

山药色白入肺，味甘归脾，液浓益肾。能滋润血脉，固摄气化，宁嗽定喘，强志育神，性平可以常服多服。宜用生者煮汁饮之，不可炒用，以其含蛋白质甚多，炒之则其蛋白质焦枯，服之无效。(《医学衷中参西录·山药解》)

山药之汁晶莹透彻，黏而且滑，纯是蛋白之质，故人服之大有补益。然必生煮服之，其蛋白之质始全；若炒焦而后入煎剂，其蛋白之质已涸，虽服亦何益哉。(《医学衷中参西录·治阴虚劳热方·一味薯蓣饮》)

而山药性本收涩，故煮粥食之，其效更捷也。(《医学衷中参西录·治泄泻方·薯蓣粥》)

至山药之性最善养肺。(《医学衷中参西录·论肺病治法》)

山药以滋肺之阴。(《医学衷中参西录·治肺病方·黄芪膏》)

且山药在上大能补肺生津。(《医学衷中参西录·治呕吐方·薯蓣半夏粥》)

生山药能代粳米和胃，兼能滋真阴固气化。(《医学衷中参西录·论吴氏〈温病条辨〉二甲复脉三甲复脉二汤》)

而山药则善于养脾胃、滋津液。(《医学衷中参西录·论火不归原治法》)

山药以滋胃之阴，胃汁充足，自能纳食。(《医学衷中参西录·治阴虚劳热方·资生汤》)

山药能滋补肾经，使肾阴足。(《医学衷中参西录·治泄泻方·薯蓣粥》)

盖以山药含蛋白质甚多，大能滋阴补肾，而其浓郁之汁浆又能代粳米调胃也。(《医学衷中参西录·续申白虎加人参汤之功用》)

故又重用生山药，取其汁浆稠黏，能滋下焦真阴，其气味甘温，又能固下焦气化也。(《医学衷中参西录·治阳虚方·敦复汤》)

用山药粥以补下焦之虚脱也(这是张锡纯分析三宝粥中用山药的目的。编者注)。(《医学衷中参西录·论痫证治法》)

因山药既可补产后之肾虚。(《医学衷中参西录·续申白虎加人参汤之功用》)

诚以产后肾虚，生山药之和胃不让粳米，而汁浆稠黏兼能补肾。(《医学衷中参西录·论白虎汤及白虎加人参汤之用法》)

以生山药代粳米者，因粳米但能留恋肠胃，俾石膏之寒凉不下趋，而生山药之汁浆黏润多含蛋白质，既能和胃，兼能补产后肾虚也。(《医学衷中参西录·答王隆骥君石膏生用煅用之研究》)

以生山药代粳米者，取其浓厚之汁浆既可代粳米和胃，其所含多量之蛋白质又能补益产后者之肾虚也。(《医学衷中参西录·石膏治病无分南北论》)

惟山药脾肾双补，在上能清，在下能固，利小便而止大便，真良药也。且又为寻常服食之物，以之作粥，少加砂糖调和，小儿必喜食之。一日两次煮服，数日必愈(张锡纯在文前分析说，农村小儿，于秋夏之交，多得滑泻证。盖农家此时多饮凉水，而小儿尤喜饮之。农家此时多食瓜果，而小儿尤喜食之。生冷之物，皆伤脾胃，脾胃伤，则滑泻随之，此自然之理也。而滑泻之证，在小儿为最难治。盖小儿少阳之体，阴分未足，滑泻不止，尤易伤阴分。往往患此证者，数日即浑身发热，津短燥渴，小便不利，干呕懒食，唯嗜凉物。当此之际，欲滋其阴，而脾胃愈泥，欲健其脾，而真阴愈耗，凉润温补，皆不对证。而小儿又多苦于服药，病家又多姑息，以婉随小儿之意，以致迁延岁月，竟成不治者多矣。编者注)。若系哺乳稚子，不能食粥，即食之亦不能多者，但浓煮生山药汁，饮之亦可。愚以此方治小儿多矣。志在救人者，甚勿以为寻常服食之物而忽之也。

山药之功效一味薯蓣饮(在第一卷)后曾详言之。至治泄泻，必变饮为粥者，诚以山药汁本稠黏，若更以之作粥，则稠黏之力愈增，大有留恋肠胃之功也。(《医学衷中参西录·治泄泻方·薯蓣粥》)

至方名薯蓣纳气汤者，因山药补肾兼能补肺，且饶有收敛之力，其治喘之功最弘也。(《医学衷中参西录·治喘息方·薯蓣纳气汤》)

山药富有蛋白质，人皆知其为补肾润肺之品，而实具有人参性质，能培

养全身气化，兼能固摄全身气化，服之能补助胸中大气，使卫气外护之力顿强。(《医学衷中参西录·太阳病桂枝汤证》)

因山药能健脾滋肾，其补益之力虽不如人参，实有近于人参处也。(《医学衷中参西录·温病门·温病兼衄血便血》)

愚平素用白虎汤，凡年过六旬者必加人参，此证年过七旬而不加人参者，以其证〔沧州大西门外，吴姓媪，年逾七旬，偶得温病兼患吐血。病因：年岁虽高，家庭事务仍自操劳，因劳心过度，心常发热，时当季春，有汗受风，遂得温病，且兼吐血。证候：三四日间表里俱壮热，心中热极之时恒吐血一两口，急饮新汲井泉水，其血即止。舌苔白厚欲黄，大便三日未行。脉象左部弦长，右部洪长，一息五至。诊断：此证因家务劳心过度，心肝先有蕴热，又兼外感之热传入阳明之腑。两热相并，逼血妄行，所以吐血。然其脉象火热虽盛，而正犹不虚，虽在高年，知犹可治。其治法当以清胃腑之热为主，而兼清其心肝之热，俾内伤外感之热俱清，血自不吐矣。处方：生石膏（轧细）三两、生怀地黄一两五钱、生怀山药一两、生杭芍一两、知母三钱、甘草三钱、乌犀角一钱五分、广三七末二钱；药共八味，将前六味煎汤三盅，犀角另煎汤半盅和匀，分三次温服下。每服药一次，即送服三七末三分之一。效果：将药三次服完，血止热退，脉亦平和，大便犹未通下，俾煎渣再服，犀角亦煎渣取汤，和于汤药中服之，大便通下痊愈。编者注〕兼吐血也。为不用人参，所以重用生山药一两，取其既能代粳米和胃，又可代人参稍补益其正气也。(《医学衷中参西录·温病门·温病兼吐血》)

山药之性，能滋阴又能利湿，能滑润又能收涩。是以能补肺补肾兼补脾胃。且其含蛋白质最多，在滋补药中诚为无上之品，特性甚和平，宜多服常服耳。

陈修园谓：山药为寻常服食之物，不能治大病，非也。若果不治大病，何以《金匮》治痨瘵有薯蓣丸。(《医学衷中参西录·治阴虚劳热方·一味薯蓣饮》)

是以又重用生山药以滋阴液固气化（这是张锡纯分析痢疾日久伤阴及下焦气化不固时论述的。编者注）。(《医学衷中参西录·论痢证治法》)

而重用山药之大滋真阴，大固元气者，以为之佐使。且山药生用，则汁浆稠黏，同甘草之甘缓者，能逗留滑石于胃中，使之由胃输脾，由脾达肺，水精四布，循三焦而下通膀胱，则烦热除，小便利，而滑泻止矣。(《医学衷中参西录·治温病方·滋阴宣解汤》)

用山药以止滑泻，而山药实能滋阴退热。(《医学衷中参西录·治温病方·滋阴清燥汤》)

用山药者，滞下久则阴分必亏，山药之多液，可滋脏腑之真阴。且滞下久，则气化不固，山药之收涩，更能固下焦之气化也。(《医学衷中参西录·治痢方·燮理汤》)

盖山药能固大便，而阴虚小便不利者服之，又能利小便。(《医学衷中参西录·治泄泻方·薯蓣苯苜汤》)

拙著《衷中参西录》三期、四期所载重用山药治愈之险证甚伙，而以之治虚劳喘嗽，尤为最要之品。(《医学衷中参西录·答张汝伟问其令尊咳嗽治法》)。

单用生山药数两，治阴虚灼热。(《医学衷中参西录·复相臣哲嗣毅武书》)

至于疗肺虚之咳逆、肾虚之喘促，山药最良。(《医学衷中参西录·治阴虚劳热方·十全育真汤》)

山药虽饶有补力，而性略迟钝，与参、芪之迅速者不同。(《医学衷中参西录·治痢方·燮理汤》)

第二节　配伍

一、中药配伍

山药、薏米（指薏苡仁。编者注）皆清补脾肺之药。然单用山药，久则失于黏腻；单用薏米，久则失于淡渗，惟等份并用，乃可久服无弊。(《医学衷中参西录·治阴虚劳热方·珠玉二宝粥》)

至于山药，其收涩也，能助人参以补气；其黏润也，能助麦冬以滋液。虽多服久服，或有壅滞，而牛蒡子之滑利，实又可以相济。(《医学衷中参西录·治阴虚劳热方·参麦汤》)

牛蒡子体滑气香，能润肺又能利肺，与山药、玄参并用，大能止嗽定喘，以成安肺之功，故加之以为佐使也（此为张锡纯阐发主治痨瘵羸弱已甚，饮食减少，喘促咳嗽，身热脉虚数的资生汤方义所言。资生汤组成：生山药一两、玄参五钱、於术三钱、生鸡内金二钱、牛蒡子三钱。编者注）。(《医学衷中参西录·治阴虚劳热方·资生汤》)

二、中西药配伍

愚治桂枝汤证，又有屡用屡效之便方，较用桂枝汤殊为省事，方用生怀山药细末两半或一两，凉水调和煮成稀粥一碗，加白糖令适口，以之送服西药阿司匹林一瓦（合中量二分六里四毫），得汗即愈……

男荫潮按：有服阿司匹林不能得汗者，必其人素有蕴寒，其脉之迟，阿司匹林之性原凉，故服之不能得汗，若煎生姜汤送服，其内蕴之寒得姜之辛温透表，与阿司匹林相济，必能得汗，屡用屡效，故附录之。

桂枝汤证之出汗，不过间有出汗之时，非时时皆出汗也，故必用药再发其汗，始能将外感之风邪逐出。然风邪去后，又虑其自汗之病不愈，故方中山药与阿司匹林并用，一发汗、一止汗也，至于发汗与止汗之药并用而药力两不相妨者，此中原有深义。盖药性之入人脏腑，其流行之迟速原迥异，阿司匹林之性其发汗最速，而山药止汗之力则奏效稍迟，是以二药虽一时并用，而其药力之行则一先一后，分毫不相妨碍也。(《医学衷中参西录·太阳病桂枝汤证》)

若服之（指山药。编者注）觉闷者，可服西药含糖百布圣钱许，如无此药，可服鸡内金细末钱许。(《医学衷中参西录·复胡剑华书》)

山药又宜与西药百布圣并用。盖凡补益之药，皆兼有壅滞之性，山药之壅滞，较参、术、芪有差，而脾胃弱者多服、久服亦或有觉壅滞之时。佐以百布圣以运化之，则毫无壅滞，其补益之力乃愈大。(《医学衷中参西录·山药解》)

三、疾病配伍

感　冒

麻黄汤证，若遇其人素有肺痨病者，宜于原方中加生怀山药、天门冬各八钱。(《医学衷中参西录·太阳病麻黄汤证》)

愚凡治外感之热兼有虚热者，恒生山药与滑石并用，泻热补虚一举两得。至上有外感燥热而下焦复滑泻者，用之以清热止泻（宜各用一两），尤屡次奏效。二药相伍，原有化合之妙用，若再加芍药、甘草，即拙拟之滋阴清燥汤，可参观也。(《医学衷中参西录·温病门·温病兼虚热》)

温　病

此证（指温病。编者注）若能服药不吐，投以大剂白虎加人参汤，大热退后其脉即可不数。乃因其服药呕吐，遂变通其方，重用生山药二两与生石膏同煎服。因山药能健脾滋肾，其补益之力虽不如人参，实有近于人参处也。

（《医学衷中参西录·温病门·温病兼衄血便血》）

而愚治此证（指温病。编者注），恒用白虎加人参汤，以生地黄代知母，生怀山药代粳米，更先用鲜白茅根三两煎汤以之代水煎药，将药煎一大剂，取汤一大碗，分三次温饮下，每饮一次调入生鸡子黄一枚。初饮一次后，其脉当见大，或变为洪大；饮至三次后，其脉又复和平，而病即愈矣。此即冬不藏精，春必温病者之大略治法也。（《医学衷中参西录·论冬伤于寒春必温病及冬不藏精春必温病治法》）

咳　嗽

其嗽不止者，可用山药所煮茶汤送服川贝细末三钱。（《医学衷中参西录·论肺病治法》）

如虚劳咳嗽证，但用山药、地黄、枸杞、玄参诸药以滋阴养肺，其嗽不止者，加罂粟壳二三钱，则其嗽可立见轻减，或又少佐以通利之品，若牛蒡、射干诸药尤为稳妥。（《医学衷中参西录·罂粟壳解》）

至于牛蒡子与山药并用最善止嗽。（《医学衷中参西录·治阴虚劳热方·醴泉饮》）

喘　证

喘而发热，其脉象确有实热，至数兼数，重按无力者，宜白虎加人参，再加川贝、苏子。若虚甚者，宜以生山药代粳米。（《医学衷中参西录·用小青龙汤治外感痰喘之经过及变通之法》）

心　悸

仲景治伤寒脉结代者，用炙甘草汤，诚佳方也。愚治寒温，若其外感之热不盛，遇此等脉，即遵仲景之法。若其脉虽结代，而外感之热甚实者，宜用白虎加人参汤，若以山药代粳米，生地代知母更佳。有案详人参解中，可参观。（《医学衷中参西录·石膏解》）

泄　泻

若寒温外感诸证，上焦燥热，下焦滑泻无度，最为危险之候，可用滑石与生山药各两许，煎汤服之，则上能清热，下能止泻，莫不随手奏效（有案附载于山药条下可参观）。（《医学衷中参西录·滑石解》）

若泻甚者，可用生山药、甘草与石膏同煎汤，送服益元散（滑石、甘草、朱砂。编者注），或用拙拟滋阴清燥汤（方在三期五卷，系滑石、生山药各一两，生杭芍六钱，甘草三钱）加生石膏两余或二两，同煎服，病（指泄泻。编者注）亦可愈。[《医学衷中参西录·论天水散（即六一散）治中暑宜于南方，北方用之宜稍变通》]

惟拙拟之滋阴清燥汤，山药与滑石并用，一补大便，一利小便。而山药多液，滑石性凉，又善清上焦之燥热，更辅以甘草、芍药以复其阴（仲景谓作芍药甘草汤以复其阴），阴复自能胜燥热，而芍药又善利小便，甘草亦善调大便，汇集四味为方，凡遇证之上焦燥热下焦滑泻者，莫不随手奏效也。（《医学衷中参西录·温病门·暑温兼泄泻》）

痢　疾

且山药与芍药并用，大能泻上焦之虚热，与痢之噤口者尤宜。是以愚用此汤（燮理汤：生山药八钱、金银花五钱、生杭芍六钱、牛蒡子二钱、甘草二钱、黄连钱半、肉桂钱半。主治下痢未痊愈者。若下痢已数日，亦可径服此汤。又治噤口痢。编者注），遇痢之挟虚与年迈者，山药恒用至一两，或至一两强也。（《医学衷中参西录·治痢方·燮理汤》）

至于久痢，其肠中或有腐烂，若用三七、鸦胆子，化其腐烂，而其痢仍不止者，当将罂粟壳数钱，与山药、芍药诸药并用，连服数剂，其痢可痊愈。（《医学衷中参西录·罂粟壳解》）

瘀　血

有因心体肿胀，或有瘀滞，其心房之门户变为窄小，血之出入致有激荡之力，而心遂因之觉动者，此似心机亢进而亦非心机亢进也。其脉恒为涩象，或更兼迟。宜治以拙拟活络效灵丹（方载三期第四卷，系当归、丹参、乳香、没药各五钱）加生怀山药、龙眼肉各一两，共煎汤服。（《医学衷中参西录·论心病治法》）

闭　经

水蛭《本经》原无炙用之文，而后世本草谓若不炙即用之，得水即活，殊为荒唐之言。尝试用此药，先用炙者无效，后改用生者，见效甚速（三期七卷理冲丸后附有医案，且论水蛭之性甚详），其性并不猛烈，惟稍有刺激性。屡服恐于胃不宜，用山药煮粥送服，此即《金匮》硝石矾石散送以大麦粥之义也。且山药饶有补益之力，又为寻常服食之品，以其粥送水蛭，既可防其开破伤正，且又善于调和胃腑也。（《医学衷中参西录·妇女科·处女经闭》）

凡服资生通脉汤病见愈而月信不见者，可用生怀山药四两，煮浓汁，送服生鸡内金细末三钱。所余山药之渣，仍可水煮数次，当茶饮之，久之月信必至。盖鸡内金生用，为通月信最要之药，而多用又恐稍损气分，故又多用山药至四两，以培气分也。（《医学衷中参西录·论室女干病治法》）

产后温病

从来产后之证，最忌寒凉。而果系产后温病，心中燥热，舌苔黄厚，脉象洪实，寒凉亦在所不忌。然所用寒凉之药，须审慎斟酌，不可漫然相投也。愚治产后温证之轻者，其热虽入阳明之腑，而脉象不甚洪实，恒重用玄参一两，或至二两，辄能应手奏效。若系剧者，必用白虎加人参汤方能退热。然用时须以生山药代粳米、玄参代知母，方为稳妥。（《医学衷中参西录·石膏解》）

至于妇人产后患寒温者，果系阳明胃腑热实，亦可治以白虎汤，无论其脉象何如，用时皆宜加人参。而愚又恒以玄参代知母，生山药代粳米，用之尤为稳妥。诚以产后肾虚，生山药之和胃不让粳米，而汁浆稠黏兼能补肾；玄参之清热不让知母，而滋阴生水亦善补肾也。（《医学衷中参西录·论白虎汤及白虎加人参汤之用法》）

产　　后

仆于妇人产后用生化汤原方，加生怀山药数钱。（《医学衷中参西录·医话拾零·答王兰远问时方生化汤》）

阴　　虚

而即用山药、元参以壮真阴之渊源（此为张锡纯分析主治虚劳的十全育真汤：野台参四钱、生黄芪四钱、生山药四钱、知母四钱、玄参四钱、生龙骨四钱、生牡蛎四钱、丹参二钱、三棱钱半、莪术钱半。编者注）。（《医学衷中参西录·治阴虚劳热方·十全育真汤》）

若阴虚不能系阳，更宜加熟地黄、生山药以滋阴。（《医学衷中参西录·元气诠》）

第三节　用法

一、山药生用

生山药，即坊间所鬻之干山药，而未经火炒者也……此方若用炒熟山药，

则分毫无效。(《医学衷中参西录·治阴虚劳热方·资生汤》)

且山药生用，则汁浆稠黏。(《医学衷中参西录·治温病方·滋阴宣解汤》)

至山药之性最善养肺，以其含蛋白质甚多也。然忌炒，炒之则枯其蛋白质矣。(《医学衷中参西录·论肺病治法》)

二、用药剂量

凡药性之和平者，非多用不能奏效。若地黄、山药、萸肉、枸杞、龙眼肉诸药是也。(《医学衷中参西录·第五期·例言》)

俾日用生山药末两余。(《医学衷中参西录·治阴虚劳热方·来复汤》)

一日之间，山药约服至二两。(《医学衷中参西录·复胡剑华书》)

复俾日用生山药四两，煮汁当茶饮之。(《医学衷中参西录·治阴虚劳热方·一味薯蓣饮》)

急用生山药六两，煎汁两大碗，徐徐温饮下，以之当茶，饮完煎渣再饮。(《医学衷中参西录·山药解》)

而重用山药之大滋真阴，大固元气者，以为之佐使。且山药生用，则汁浆稠黏。(《医学衷中参西录·治温病方·滋阴宣解汤》)

此粥（薯蓣粥：生怀山药一斤，轧细过罗服用药七八钱，或至一两。和凉水调入锅内，置炉上，不住以箸搅之，二三沸，即成粥服之。若小儿服，或少调以白糖亦可。编者注），俾随便饮之，日四五次，一次不过数羹匙，旬日痊愈（此为张锡纯所治医案：奉天大东关，学校教员郑子绰之女，年五岁。秋日为风寒所束，心中发热。医者不知用辛凉表散，而纯投以苦寒之药，连服十余剂，致脾胃受伤，大便滑泻，月余不止，而上焦之热益炽。编者注）。(《医学衷中参西录·治泄泻方·薯蓣粥》)

三、特殊用法

1.煮汁为茶

复俾日用生山药四两，煮汁当茶饮之。(《医学衷中参西录·治阴虚劳热方·一味薯蓣饮》)

急用生山药六两，煎汁两大碗，徐徐温饮下，以之当茶，饮完煎渣再饮。(《医学衷中参西录·山药解》)

至山药之性最善养肺，……煮作茶汤，其味微酸，欲其适口可少调以白糖或柿霜皆可。若不欲吃茶汤者，可用生山药片，将其分量加倍，煮取清汤，以代茶汤饮之。(《医学衷中参西录·论肺病治法》)

煎时易沸之药，医者须预告病家。……至若山药、阿胶诸有汁浆之药。……大凡煎药，其初滚最易沸，煎至将滚时，须预将药罐之盖敞开，以箸搅之。迨沸过初滚，其后仍沸，敞盖煎之无妨，若不沸者，始可盖而煎之。盖险急之证，安危止争此药一剂。设更委之仆婢，将药煎沸出，复不敢明言，则误事多矣。故古之医者，药饵必经己手修制，即煎汤液，亦必亲自监视也。(《医学衷中参西录·前三期·例言》)

2. 煮粥为食

而山药性本收涩，故煮粥食之，其效更捷也。

按：生芡实轧细作粥，收涩之力过于山药，而多服久服易作满闷，不若山药作粥，可日日服之也。(《医学衷中参西录·治泄泻方·薯蓣粥》)

俾日用生山药末两余，煮粥服之，以善其后。(《医学衷中参西录·治阴虚劳热方·来复汤》)

用生山药细末八钱，煮粥，调白糖服之，早晚各一次。后月余，与介绍人晤面，言此时宋氏妇饮食甚多，身体较前健壮多矣。(《医学衷中参西录·相臣哲嗣毅武来函》)

生怀山药一斤，轧细过罗。上药一味，每服用药七八钱，或至一两。和凉水调入锅内，置炉上，不住以箸搅之，二三沸，即成粥服之。若小儿服，或少调以白糖亦可。(《医学衷中参西录·治泄泻方·薯蓣粥》)

答：咳嗽四年，肺有伤损，原不易治。方用西药佗氏散一钱，阿司匹林二钱和匀，分为十六包。再用生山药轧末过罗，每用一两煮作粥，当点心服时，送服前二味药末一包。日服二次，久当愈(本案为他人所治。编者注)。(《医学衷中参西录·医话拾零·答高甘棠问病三则》)

至治泄泻，必变饮为粥者，诚以山药汁本稠黏，若更以之作粥，则稠黏之力愈增，大有留恋肠胃之功也。(《医学衷中参西录·治泄泻方·薯蓣粥》)

3. 丸散蒸熟

若作丸散，可轧细蒸熟用之。(《医学衷中参西录·山药解》)

第二章 方 剂

白虎加人参汤

[**方论**] 又方书中论痢证,有所谓奇恒痢者,言其迥异乎恒常之痢也。……夫少阴病原多险证,以其阴阳之气果分毫不相接续,其危险即可生于顷刻之间。而奇恒痢证又加以肝胆之火,与伏气下陷之热相助为虐,是以较他少阴证尤险。隐庵谓治以大承气汤,乃急下之以存真阴也。若下后而真阴不能自复,其脉仍不起,热仍不退者,拟以大剂白虎加人参汤,去粳米,代以生怀山药一两,煎汤数盅,分数次徐徐温饮下,自当脉起热退,而痢亦遂愈也。方中之义用白虎汤以清肝肾之热;用山药以滋肾中真阴,兼可代粳米调胃;协同甘草以缓白虎之下趋,其滋肾之力又能协同人参以助阴气之上潮,其阴阳之气互相接续,脉之跳动自然舒畅,脏腑之郁热亦即随脉外透矣。

(《医学衷中参西录·论痢证治法》)

白虎加人参以山药代粳米汤

[**组成**] 生石膏捣细,三两　知母一两　人参六钱　生山药六钱　粉甘草三钱

[**主治**] 寒温实热已入阳明之腑,燥渴嗜饮凉水,脉象细数者。

[**用法**] 上五味,用水五盅,煎取清汁三盅,先温服一盅,病愈者,停后服。若未痊愈者,过两点钟,再服一盅。至其服法详细处,与仙露汤同。

[**方论**] 伤寒法,白虎汤用于汗吐下后,当加人参。究之脉虚者,即宜加之,不必在汗吐下后也。愚自临证以来,遇阳明热炽,而其人素有内伤,或元气素弱,其脉或虚数,或数微者,皆投以白虎加人参汤。实验既久,知以生山药代粳米,则其方愈稳妥,见效亦愈速。盖粳米不过调和胃气,而山药兼能固摄下焦元气。使元气素虚者,不至因服石膏、知母而作

滑泻。且山药多含有蛋白之汁，最善滋阴，白虎汤得此，既祛实火又清虚热，内伤外感，须臾同愈。愚用此方救人多矣。略列数案于下，以资参考。

寒温之证，最忌舌干，至舌苔薄而干，或干而且缩者，尤为险证。而究其原因，却非一致。有因真阴亏损者，有因气虚不上潮者，有因气虚更下陷者，皆可治以白虎加人参以山药代粳米汤。

又寒温证表里皆虚，汗出淋漓，阳明胃腑仍有实热者，用此汤（白虎加人参以山药代粳米汤。编者注）时，宜加龙骨、牡蛎。

盖人参之性，大能补气，元气旺而上升，自无下陷之虞，而与石膏同用，又大能治外感中之真阴亏损。况又有山药、知母以濡润之乎！若脉象虚数者，又宜多用人参，减石膏一两，再加玄参、生地滋阴之品。煎汁三四茶盅，徐徐温饮下，一次只饮一大口，防其寒凉下侵，致大便滑泻，又欲其药力息息上达，助元气以生津液。饮完一剂，再煎一剂，使药力昼夜相继，数日舌润火退，其病自愈。

又仲景治伤寒脉结代者，用炙甘草汤，诚佳方也。愚治寒温，若其外感之热不盛，遇此等脉，即遵仲景之法。若其脉虽结代，而外感之火甚实者，亦用白虎加人参以山药代粳米汤。(《医学衷中参西录·治伤寒温病同用方·白虎加人参以山药代粳米汤》)

喘而发热，脉象确有实热，至数兼数，重按无力者，宜拙拟白虎加人参以山药代粳米汤（在第六卷），更以生地代知母，加茅根作引。(《医学衷中参西录·治伤寒方·小青龙汤解》)

至产后之证，忌用寒凉。而果系产后温证，心中燥热，舌苔黄厚，脉象洪实，亦宜投以白虎加人参以山药代粳米汤，而更以玄参代知母则尤妥善。盖愚于产后温证之轻者，其热虽入阳明之腑，脉象不甚洪实，恒重用玄参一两或至二两，辄能应手奏效；若系剧者，必白虎加人参以山药代粳米汤，而更以玄参代知母方能有效。诚以石膏、玄参《本经》皆明载其治产乳。故于产后温病之轻者，可单用玄参，至温病之剧者，不妨石膏、玄参并用也。然用石膏必须佐以人参，因其时当产后，其热虽实，而体则虚也。不用知母者，《本经》未载其治产乳，不敢师心自用，漫以凉药治产后也。(《医学衷中参西录·治伤寒温病同用方·白虎加人参以山药代粳米汤》)

保元寒降汤

[组成] 生山药一两　野台参五钱　生赭石轧细，八钱　知母六钱　大生地六钱
生杭芍四钱　牛蒡子炒捣，四钱　三七轧细药汁送服，二钱

[主治] 吐血过多，气分虚甚，喘促咳逆，血脱而气亦将脱。其脉上盛下
虚，上焦兼烦热者。(《医学衷中参西录·治吐衄方·保元寒降汤》)

澄化汤

[组成] 生山药一两　生龙骨捣细，六钱　牡蛎捣细，六钱　牛蒡子炒捣，三钱
生杭芍四钱　粉甘草钱半　生车前子布包，三钱

[主治] 小便频数，遗精白浊，或兼疼涩，其脉弦数无力，或咳嗽，或自
汗，或阴虚作热。(《医学衷中参西录·治淋浊方·澄化汤》)

保元清降汤

[组成] 野台参五钱　生赭石轧细，八钱　生芡实六钱　生山药六钱　生杭芍六
钱　牛蒡子炒捣，二钱　甘草钱半

[主治] 吐衄证，其人下元虚损，中气衰惫，冲气、胃气因虚上逆，其脉
弦而硬急，转似有力者。(《医学衷中参西录·治吐衄方·保元清降汤》)

[附方] 生赭石(轧细)一两、野台参五钱、生地黄一两、生怀山药八钱、
净萸肉八钱、生龙骨(捣细)六钱、生杭芍四钱、广三七(细末，分两次用
头煎二煎之汤送服)三钱。

治吐衄证，血脱气亦随脱，言语若不接续，动则作喘，脉象浮弦，重按
无力者。此方曾载于第三期吐衄门，而兹则略有加减也。(《医学衷中参西录·论
吐血衄血之原因及治法》)

参赭镇气汤

[组成] 野台参四钱　生赭石轧细，六钱　生芡实五钱　生山药五钱　萸肉去净
核，六钱　生龙骨捣碎，六钱　生牡蛎捣碎，六钱　生杭芍四钱　苏子炒捣，二钱

[主治] 阴阳两虚，喘逆迫促，有将脱之势；亦治肾虚不摄，冲气上干，
致胃气不降作满闷。(《医学衷中参西录·治喘息方·参赭镇气汤》)

敦复汤

[组成] 野台参四钱　乌附子三钱　生山药五钱　补骨脂炒捣，四钱　核桃仁三钱　萸肉去净核，四钱　茯苓钱半　生鸡内金捣细，钱半

[主治] 下焦元气虚惫，相火衰微，致肾弱不能作强（《内经》云肾者作强之官），脾弱不能健运，或腰膝酸疼，或黎明泄泻，一切虚寒诸证。（《医学衷中参西录·治阳虚方·敦复汤》）

[方论] 或问：人之相火生于下焦，而游行于中焦、上焦。夫下焦既为相火所生之地，其处当热于他处，何以人之下焦转多畏寒乎？答曰：此段理解，微妙难言，然可罕譬而喻也。君不见夫西洋火柴乎，夫火柴原蕴蓄一团火气，然以手扪之，初不觉其热也，惟手执火柴以其顶着物而划之，且划至如许之远，而后火发而热炽，是以火柴之火与热，实生于与物相磨之道路也。火柴有然，人身之相火何莫不然。当其初起于命门，原是一缕生发之气，息息上达以流行于周身，与周身之经络相磨相荡而生热，犹火柴之划物而生热也。是人之下焦所以多畏寒者，诚以相火始生，其热力犹微也。且相火为水中之元阳，乃阴中之火，犹两间之电气也。电气无处不有，随物而寓，即含电气最多之物，亦非热于他物。如铁能含电，尤善传电。西人以两铁相磨而生电光，两铁之相磨愈速，电光之生亦愈速。故凡欲补相火者，须兼补肾中元气，元气旺则流行于周身者速，磨荡于经络者必加力，而相火之热力，即因之而增也。故拙拟敦复汤，原为补相火之专方，而方中以人参为君，与萸肉、茯苓并用，借其收敛下行之力，能大补肾中元气，元气既旺相火自生。又用乌附子、补骨脂之大热纯阳，直达下焦，以助相火之热力，核桃仁之温润多脂，峻补肾脏，以厚相火之基址。且附子与人参同用名参附汤，为回元阳之神丹；补骨脂与核桃仁并用名青蛾丸，为助相火之妙品（核桃仁属木，补骨脂属火，并用之，有木火相生之妙）。又恐药性太热，于下焦真阴久而有碍，故又重用生山药，取其汁浆稠黏，能滋下焦真阴，其气味甘温，又能固下焦气化也。至于鸡内金，其健运脾胃之力，既能流通补药之滞，其收涩膀胱之力，又能逗留热药之性也。（《医学衷中参西录·治阳虚方·敦复汤》）

参麦汤

[组成] 人参三钱　干麦冬带心，四钱　生山药六钱　清半夏二钱　牛蒡子炒，

捣，三钱　苏子炒，捣，二钱　生杭芍三钱　甘草钱半

[**主治**] 阴分亏损已久，浸至肺虚有痰，咳嗽劳喘，或兼肺有结核者。

[**方论**] 人参为补肺之主药，而有肺热还伤肺之虞，有麦冬以佐之，则转能退热。麦冬为润肺之要品，而有咳嗽忌用之说，有半夏以佐之，则转能止嗽。至于山药，其收涩也，能助人参以补气；其黏润也，能助麦冬以滋液。虽多服久服，或有壅滞，而牛蒡子之滑利，实又可以相济。且牛蒡子能降肺气之逆，半夏能降胃气、冲气之逆，苏子与人参同用，又能降逆气之因虚而逆。平其逆气，则喘与嗽不治自愈矣。用白芍者，因肝为肺之对宫，肺金虚损，不能清肃下行以镇肝木，则肝火恒恣横而上逆，故加芍药以敛戢其火。且芍药与甘草同用，甘苦化合味近人参，即功近人参，而又为补肺之品也。
（《医学衷中参西录·治阴虚劳热方·参麦汤》）

按：古方多以麦冬治肺虚咳嗽，独徐灵胎谓嗽者断不宜用。盖以其汁浆胶黏太甚，肺中稍有客邪，即可留滞不散，惟济以半夏之辛燥开通，则不惟治嗽甚效，即治喘亦甚效。故仲景治伤寒解后，虚羸少气，气逆欲吐，有竹叶石膏汤，麦冬与半夏同用。治火逆上气，有麦门冬汤，以麦冬为君，亦佐以半夏也。又肺虚痨嗽者，医者多忌用半夏，是未知半夏之性者也。徐灵胎曰："肺属金喜敛而不喜散。"盖敛则肺叶垂而气顺，散则肺叶张而气逆。半夏之辛，与姜、桂之辛迥别，入喉则闭不能言，涂金疮则血不复出，辛中滞涩，故能疏又能敛也。又辛之敛与酸之敛不同，酸则一主于敛，辛则敛中有发散之意，尤与肺投合也。

又喻嘉言赞麦门冬汤中用半夏曰："于大建中气，大生津液药中，增入半夏之辛温一味，以利咽下气，此非半夏之功，实善用半夏之功也。"（《医学衷中参西录·治阴虚劳热方·参麦汤》）

二鲜饮

[**组成**] 鲜茅根切碎，四两　鲜藕切片，四两

[**主治**] 虚劳证，痰中带血。

[**加减**] 若大便滑者，茅根宜减半。再用生山药细末两许，调入药汁中，煮作茶汤服之。

[**用法**] 煮汁常常饮之，旬日中自愈。

[**方论**] 茅根善清虚热而不伤脾胃，藕善化瘀血而兼滋新血，合用之为涵养真阴之妙品。且其形皆中空，均能利水，血亦水属，故能引泛滥逆上之血徐徐下行，安其部位也。(《医学衷中参西录·治吐衄方·二鲜饮》)

仿大黄䗪虫丸

（方名为编者所加。编者注）

[**组成**] 生怀山药二两　山楂一两

[**用法**] 煎汤四茶杯，调以蔗糖，令其适口，为一日之量，每饮一杯，送服生鸡内金末一钱，既补其虚，又化其瘀，且可以之当茶，久服自见功效。

[**方论**] 至欲用大黄䗪虫丸，而畏水蛭、干漆之性甚烈，可仿其意。(《医学衷中参西录·论治吐血、衄血不可但用凉药及药炭强止其血》)

扶中汤

[**组成**] 於术炒，一两　生山药一两　龙眼肉一两

[**主治**] 泄泻久不止，气血俱虚，身体羸弱，将成痨瘵之候。

[**加减**] 小便不利者加椒目（炒捣）三钱。(《医学衷中参西录·治泄泻方·扶中汤》)

膏淋汤

[**组成**] 生山药一两　生芡实六钱　生龙骨捣细，六钱　生牡蛎捣细，六钱　大生地切片，六钱　潞党参三钱　生杭芍三钱

[**主治**] 膏淋。

[**方论**] 膏淋之证，小便混浊，更兼稠黏，便时淋涩作疼。此证由肾脏亏损，暗生内热。肾脏亏损则蛰藏不固，精气易于滑脱；内热暗生，则膀胱熏蒸，小便改其澄清。久之，三焦之气化滞其升降之机，遂至便时牵引作疼，而混浊稠黏矣。故用山药、芡实以补其虚，而兼有收摄之功。龙骨、牡蛎以固其脱，而兼有化滞之用（理详第八卷清带汤下）。地黄、芍药以清热利便。潞参以总提其气化而斡旋之也。若其证混浊而不稠黏者，是但出之溺道，用此方时，宜减龙骨、牡蛎之半。(《医学衷中参西录·治淋浊方·膏淋汤》)

寒淋汤

[**组成**] 生山药一两　小茴香炒捣，二钱　当归三钱　生杭芍二钱　椒目炒捣，二钱

[**主治**] 寒淋。

[**方论**] 上所论五淋，病因不同而证皆兼热，此外实有寒热凝滞，寒多热少之淋。其证喜饮热汤，喜坐暖处，时常欲便，便后益抽引作疼，治以此汤服自愈。(《医学衷中参西录·治淋浊方》)

黄芪膏

[**组成**] 生箭芪四钱　生石膏捣细，四钱　鲜茅根切碎如无鲜者，可用干者二钱代之，四钱　粉甘草细末，二钱　生怀山药细末，三钱　净蜂蜜一两

[**主治**] 肺有劳病，薄受风寒即喘嗽，冬时益甚者。

[**用法**] 上药六味，先将黄芪、石膏、茅根煎十余沸去渣，澄取清汁二杯，调入甘草、山药末同煎，煎时以箸搅之，勿令二末沉锅底，一沸其膏即成。再调入蜂蜜，令微似沸，分三次温服下，一日服完，如此服之，久而自愈。然此乃预防之药，喘嗽未犯时，服之月余，能拔出病根。

[**方论**] 肺胞之体，原玲珑通彻者也。为其玲珑通彻，故其阖辟之机，而司呼吸之气。其阖辟之机无碍，即呼吸之气自如也。有时肺脏有所损伤，其微丝血管及肺胞涵津液之处，其气化皆湮瘀凝滞，致肺失其玲珑之体，即有碍于阖辟之机，呼吸即不能自如矣。然当气候温和时，肺叶舒畅，呼吸虽不能自如，犹不至甚剧。有时薄受风寒，及令届沍寒之时，肺叶收缩则瘀者益瘀，能阖而不能辟，而喘作矣。肺中之气化，瘀而且喘，痰涎壅滞，而嗽亦作矣。故用黄芪以补肺之阳，山药以滋肺之阴，茅根以通肺之窍，俾肺之阴阳调和，窍络贯通，其阖辟之力自适均也。用石膏者，因其凉而能散，其凉也能调黄芪之热，其散也能助茅根之通也。用甘草者，因其味甘，归脾益土，即以生金也。用蜂蜜者，因其甘凉滑润，为清肺润肺，利痰宁嗽之要品也。

茅根不但中空，周遭凥上兼有十余小孔，乃通体玲珑之物，与肺胞之形体大有相似，故善通肺胞之窍络。又治病之法，当兼取对宫之药，茅根系萑苇之属，于卦为震，禀初春少阳之气，升而能散，原肺脏对宫，肝家之药也。夫肺金主敛，肝木主散，此证因肺金之敛太过，故用茅根导引肝木之气，入

肺以宣散之，俾其阖辟之机自若，而喘嗽均不作矣。

或问：凡药之名膏者，皆用其药之原汁，久经熬炼而成膏。今仅取黄芪、石膏、茅根之清汁，而调以山药、甘草之末与蜜，以成膏者何以？答曰：古人煎药，皆有火候，及药之宜先入、后入，或浸水掺入，及药之宜汤、宜膏、宜丸、宜散之区别，然今人不讲久矣。如此方黄芪、茅根过炼，则宣通之力微，石膏过炼，则清凉之力减，此三味所以不宜熬膏也。然犹恐药入胃之后，由中焦而直趋下焦，其力不能灌注于肺，故加山药、蜂蜜之润而黏，甘草之和而缓者，调入成膏。使人服之，能留恋胃中不遽下，俾其由胃输脾，由脾达肺也。

或曰：调之成膏者，恃山药、蜂蜜也。至甘草何不与黄芪、石膏同煎取汁，而亦为末调入？答曰：西人谓甘草微有苟（苟即薄荷）辣之味，煎之则甘味减，而苟辣之味转增。是以西人润肺之甘草水，只以开水浸之，取其味甘且清轻之气上升也。此方将甘草调入汤中，只煎一沸，亦犹西人作甘草水之意也。（《医学衷中参西录·治肺病方·黄芪膏》）

急救回阳汤

[组成] 潞党参八钱　生山药一两　生杭芍五钱　山萸肉去净核，八钱　炙甘草三钱　赭石研细，四钱　朱砂研细，五分

[主治] 霍乱吐泻已极，精神昏昏，气息奄奄，至危之候。

[用法] 先用童便半盅炖热，送下朱砂，继服汤药。

[方论] 以上二方（另方为卫生防疫宝丹。编者注），皆为治霍乱之要药矣。然彼以祛邪为主，此以扶正为主。诚以得此证者，往往因治不如法，致日夜吐泻不已，虚极将脱，危在目前。病势至此，其从前之因凉因热皆不暇深究，惟急宜重用人参以回阳，山药、芍药以滋阴，山萸肉以敛肝气之脱（此证吐泻之始，肝木助邪侮土，吐泻之极而肝气转先脱），炙甘草以和中气之漓，此急救回阳汤所以必需也。用赭石者，不但取其能止呕吐，俾所服之药不致吐出，诚以吐泻已久，阴阳将离，赭石色赤入心，能协同人参，助心气下降。而方中山药，又能温固下焦，滋补真阴，协同人参以回肾气之下趋，使之上行也。用朱砂且又送以童便者，又以此时百脉闭塞，系心脏为毒气所伤，将熄其鼓动之机，故用朱砂直入心以解毒，又引以童便使毒气从尿道泻

出，而童便之性又能启发肾中之阳上达，以应心脏也。是此汤为回阳之剂，实则交心肾和阴阳之剂也。服此汤后，若身温脉出，觉心中发热有烦躁之意者，宜急滋其阴分。若玄参、生芍药之类，加甘草以和之，煎一大剂，分数次温饮下。此《伤寒论》太阳篇，先用甘草干姜汤继用芍药甘草汤之法也。（《医学衷中参西录·治霍乱方·急救回阳汤》）

既济汤

[组成] 大熟地一两　萸肉去净核，一两　生山药六钱　生龙骨捣细，六钱　生牡蛎捣细，六钱　茯苓三钱　生杭芍三钱　乌附子一钱

[主治] 大病后阴阳不相维系。阳欲上脱，或喘逆，或自汗，或目睛上窜，或心中摇摇如悬旌；阴欲下脱，或失精，或小便不禁，或大便滑泻。一切阴阳两虚，上热下凉之证。（《医学衷中参西录·治阴虚劳热方·既济汤》）

加减八味地黄汤

[组成] 大怀熟地一两　净萸肉一两　生怀山药八钱　生杭芍三钱　大云苓片二钱　泽泻钱半　乌附子二钱　肉桂去粗皮后入，二钱　怀牛膝三钱　苏子研炒，二钱

[用法] 煎汤盅半，分两次温服。（《医学衷中参西录·详论咽喉证治法》）

加味麦门冬汤

[组成] 干寸冬带心，五钱　野台参四钱　清半夏三钱　生山药以代粳米，四钱　生杭芍三钱　丹参三钱　甘草二钱　生桃仁带皮尖捣，二钱　大枣擘开，三枚

[主治] 妇女倒经。

[方论] 妇女倒经之证，陈修园《女科要旨》借用《金匮》麦门冬汤，可谓特识。然其方原治"火逆上气，咽喉不利"。今用以治倒经，必略为加减，而后乃与病证吻合也。

《金匮》麦门冬汤所主之病，与妇人倒经之病迥别，何以能借用之而有效验？答曰：冲为血海，居少腹之两旁。其脉上隶阳明，下连少阴。少阴肾虚，其气化不能闭藏以收摄冲气，则冲气易于上干。阳明胃虚，其气化不能下行以镇安冲气，则冲气亦易于上干。冲中之气既上干，冲中之血自

随之上逆，此倒经所由来也。麦门冬汤，于大补中气以生津液药中，用半夏一味，以降胃安冲，且以山药代粳米，以补肾敛冲，于是冲中之气安其故宅，冲中之血自不上逆，而循其故道矣。特是经脉所以上行者，固多因冲气之上干，实亦下行之路，有所壅塞。观其每至下行之期，而后上行可知也。故又加芍药、丹参、桃仁以开其下行之路，使至期下行，毫无滞碍。是以其方非为治倒经而设，而略为加减，即以治倒经甚效，愈以叹经方之函盖无穷也。

按：用此方治倒经大抵皆效，而间有不效者，以其兼他证也。(《医学衷中参西录·治女科方·加味麦门冬汤》)

加味天水散

[组成] 生山药一两　滑石六钱　粉甘草三钱

[主治] 治暑日泄泻不止，肌肤烧热，心中燥渴，小便不利，或兼喘促。小儿尤多此证，用此方更佳。

[用法] 作汤服。

[方论] 此久下亡阴，又兼暑热之证也。故方中用天水散以清溽暑之热。而甘草分量，三倍原方(原方滑石六、甘草一，故亦名六一散)，其至浓之味，与滑石之至淡者相济，又能清阴虚之热。又重用山药之大滋真阴，大固元气者以参赞之。真阴足，则小便自利；元气固，则泄泻自止。且其汁浆稠黏，与甘草之甘缓者同用，又能逗留滑石，不至速于淡渗。俾其清凉之性由胃输脾，由脾达肺，水精四布，下通膀胱，则周身之热与上焦之燥渴喘促，有不候然顿除者乎？

小儿少阳之体，最不耐热，故易伤暑。而饮食起居，喜贪寒凉，故又易泄泻。泻久则亡阴作热，必愈畏暑气之热，病热循环相因，所以治之甚难也。此方药只三味，而用意周匝，内伤外感，兼治无遗。一两剂后，暑热渐退，即滑石可以渐减，随时斟酌用之，未有不应手奏效者。小儿暑月泻久，虚热上逆，与暑热之气相并，填塞胃口，恒至恶心呕吐，不受饮食。此方不但清暑滋阴，和中止泻，其重坠之性，又能镇胃安冲，使上逆之热与暑气之热，徐徐下行，自小便出，而其恶心呕吐自止。(《医学衷中参西录·治泄泻方·加味天水散》)

加味越婢加半夏汤

[**组成**] 麻黄二钱　石膏煅捣，三钱　生山药五钱　寸麦冬带心，四钱　清半夏三钱　牛蒡子炒捣，三钱　玄参三钱　甘草一钱五分　大枣劈开，三枚　生姜三片

[**主治**] 素患痨嗽，因外感袭肺，而痨嗽益甚，或兼喘逆，痰涎壅滞者。

[**方论**] 《伤寒论》有桂枝二越婢一汤，治太阳病发热恶寒，热多寒少。《金匮》有越婢汤，治受风水肿。有越婢加半夏汤，治外感袭肺，致肺中痰火壅滞，胀而作喘。今因其人素患痨嗽，外感之邪与肺中蕴蓄之痰，互相胶漆，壅滞肺窍，而痨嗽益甚。故用越婢加半夏汤，以祛外袭之邪。而复加山药、玄参、麦冬、牛蒡子，以治其痨嗽。此内伤外感兼治之方也。(《医学衷中参西录·治伤寒方·加味越婢加半夏汤》)

有其人素有劳疾喘嗽，少受外感即发，此乃内伤外感相并作喘之证也，宜治以拙拟加味越婢加半夏汤（方载三期五卷，系麻黄二钱，生怀山药、生石膏各五钱，寸冬四钱，清半夏、牛蒡子、玄参各三钱，甘草钱半，大枣三枚，生姜三片）。因其内伤外感相并作喘，故所用之药亦内伤外感并用。(《医学衷中参西录·总论喘证治法》)

建瓴汤

[**组成**] 生怀山药一两　怀牛膝一两　生赭石轧细，八钱　生龙骨捣细，六钱　生牡蛎捣细，六钱　生怀地黄六钱　生杭芍四钱　柏子仁四钱

[**主治**] 愚十余年来治愈此证（指脑充血。编者注）颇多，曾酌定建瓴汤一方，服后能使脑中之血如建瓴之水下行，脑充血之证自愈。

[**加减**] 若大便不实者去赭石，加建莲子（去心）三钱。若畏凉者，以熟地易生地。

[**用法**] 磨取铁锈浓水以之煎药。

[**方论**] 方中赭石必一面点点有凸，一面点点有凹，生轧细用之方效。(《医学衷中参西录·论脑充血证可预防及其证误名中风之由》)

健胃温降汤

[**组成**] 生赭石轧细，八钱　生怀山药六钱　白术炒，四钱　干姜三钱　清半夏

温水淘净矾味，三钱　生杭芍二钱　厚朴钱半

[主治] 吐衄证，脉象虚濡迟弱，饮食停滞胃口，不能下行，此因凉而胃气不降也。

[方论] 此方亦载第三期吐衄门中，原名温降汤（干姜、白术、清半夏各三钱，生怀山药六钱，生赭石细末六钱，生杭芍、生姜各二钱，厚朴钱半。编者注），兹则于其分量略有加减也。方中犹用芍药者，防肝中所寄之相火不受干姜之温热也。(《医学衷中参西录·论吐血衄血之原因及治法》)

坎离互根汤

[组成] 生石膏细末三两　玄参一两　生怀山药八钱　甘草三钱　野台参四钱　鲜白茅根洗净切碎，六两　生鸡子黄三枚

[用法] 上共六味，先将茅根煎三四沸去滓，纳余药五味，煎汤三盅，分三次温服，每服一次调入鸡子黄一枚。

[方论] 方中之意，石膏、人参并用，不但能解少阴之实热，并能于邪热炽盛之时立复真阴，辅以茅根更能助肾气上升与心火相济也，至于玄参，性凉多液，其质轻松，原善清浮游之热，而心之烦躁可除，其色黑入肾，又能协同鸡子黄以滋肾补阴，俾少阴之气化壮旺自能逐邪外出也。

[或问] 外感之伏气，恒受于冬日，至春日阳生，随春日之阳而化热，是以温病多有成于伏气化热者，至伤寒约皆在于冬日，何亦有伏气化热者乎？答曰：伏气化热，原有两种化法。伏气冬日受之，伏于三焦脂膜之中，迟至春日随春日之阳生而化热，此伏气化热之常也。乃有伏气受于冬日，其所伏之处，阻塞腹内升降之气化，其气化因阻塞而生热，伏气亦可随之化热，此伏气化热之变也。迨其化热之后，或又微受外感而触发之，其触发之后，又恒因某经素有虚损，乘虚而窜入其经，此所以伤寒病中亦有伏气化热者也。注疏诸家，因不知伤寒中亦有伏气化热，故对于少阴病之热者，而释之终涉影响也。(《医学衷中参西录·少阴病黄连阿胶汤证》)

芍淋汤

[组成] 生山药一两　生芡实三钱　知母三钱　真阿胶不用炒，三钱　生杭芍三钱

［**主治**］劳淋。

［**方论**］劳淋之证，因劳而成。其人或劳力过度，或劳心过度，或房劳过度，皆能暗生内热，耗散真阴。阴亏热炽，熏蒸膀胱，久而成淋，小便不能少忍，便后仍复欲便，常常作疼。故用滋补真阴之药为主，而少以补气之药佐之，又少加利小便之药作向导。然此证得之劳力者易治，得之劳心者难治，得之房劳者尤难治。又有思欲无穷，相火暗动而无所泄，积久而成淋者，宜以黄柏、知母以凉肾，泽泻、滑石以泻肾，其淋自愈。

或问：以上治淋四方中，三方以山药为君，将山药之性与淋证最相宜乎？答曰：阴虚小便不利者，服山药可利小便。气虚小便不摄者，服山药可摄小便。盖山药为滋阴之良药，又为固肾之良药，以治淋证之淋涩频数，诚为有一无二之妙品。再因证而加以他药辅佐之，所以投之辄效也。(《医学衷中参西录·治淋浊方·劳淋汤》)

离中丹

［**组成**］生石膏细末二两　甘草细末六钱　朱砂末一钱半

［**主治**］肺病发热，咳吐脓血，兼治暴发眼疾，红肿作痛，头痛齿痛，一切上焦实热之证。

［**加减**］热甚者，一次可服钱半。咳嗽甚者，方中加川贝五钱。咳血多者，加三七四钱。大便不实者，将石膏去一两，加滑石一两，用生山药面熬粥，送服此丹。若阴虚作喘者，亦宜山药粥送服。至于山药面熬粥自五钱、可至一两。

［**用法**］共和匀，每服一钱，日再服，白水送。(《医学衷中参西录·医话拾零·诊余随笔》)

理冲汤

［**组成**］生黄芪三钱　党参二钱　於术二钱　生山药五钱　天花粉四钱　知母四钱　三棱三钱　莪术三钱　生鸡内金黄者，三钱

［**主治**］妇女经闭不行，或产后恶露不尽，结为癥瘕，以致阴虚作热，阳虚作冷，食少痨嗽，虚证沓来。亦治室女月闭血枯。并治男子痨瘵，一切脏腑癥瘕、积聚、气郁、脾弱、满闷、痞胀、不能饮食。

[加减]服之觉闷者，减去於术。觉气弱者，减三棱、莪术各一钱。泻者，以白芍代知母，於术改用四钱。热者，加生地、天冬各数钱。凉者，知母、花粉各减半，或皆不用。凉甚者，加肉桂（捣细冲服）、乌附子各二钱。瘀血坚甚者，加生水蛭（不用炙）二钱。若其人坚壮无他病，惟用以消癥瘕积聚者，宜去山药。室女与妇人未产育者，若用此方，三棱、莪术宜斟酌少用，减知母之半，加生地黄数钱，以濡血分之枯。若其人血分虽瘀，而未见癥瘕，或月信犹未闭者，虽在已产育之妇人，亦少用三棱、莪术。若病人身体羸弱，脉象虚数者，去三棱、莪术，将鸡内金改用四钱，因此药能化瘀血，又不伤气分也。迨气血渐壮，瘀血未尽消者，再用三棱、莪术未晚。若男子痨瘵，三棱、莪术亦宜少用，或用鸡内金代之亦可。初拟此方时，原专治产后瘀血成癥瘕，后以治室女月闭血枯亦效，又间用以治男子痨瘵亦效验，大有开胃进食，扶羸起衰之功。《内经》有四乌贼骨一藘茹丸，原是男女并治，为调血补虚之良方。此方窃师《内经》之意也。

[用法]用水三盅，煎至将成，加好醋少许，滚数沸服。服此汤十余剂后，虚证自退，三十剂后，瘀血可尽消。

[方论]从来医者调气行血，习用香附而不习用三棱、莪术。盖以其能破癥瘕，遂疑其过于猛烈。而不知能破癥瘕者，三棱、莪术之良能，非二药之性烈于香附也。愚精心考验多年，凡习用之药，皆确知其性情能力。若论耗散气血，香附犹甚于三棱、莪术。若论消磨癥瘕，十倍香附亦不及三棱、莪术也。且此方中，用三棱、莪术以消冲中瘀血，而即用参、芪诸药，以保护气血，则瘀血去而气血不至伤损。且参、芪能补气，得三棱、莪术以流通之，则补而不滞，而元气愈旺。元气既旺，愈能鼓舞三棱、莪术之力以消癥瘕，此其所以效也。（《医学衷中参西录·治女科方·理冲汤》）

女子癥瘕，多因产后恶露未净，凝结于冲任之中，而流走之新血，又日凝滞其上以附益之，遂渐积而为癥瘕矣。癥者，有实可征，在一处不移。瘕者，犹可移动，按之或有或无，若有所假托。由斯而论，癥固甚于瘕矣。此证若在数月以里，其身体犹强壮，所结之癥瘕犹未甚坚，可用《金匮》下瘀血汤下之。然必如《金匮》所载服法，先制为丸，再煎为汤，连渣服之方效。若其病已逾年，或至数年，癥瘕积将满腹，硬如铁石，月信闭塞，饮食减少，浸成痨瘵，病势至此，再投以下瘀血汤，必不能任受；即能任受，亦不能将瘀血通下。

惟治以拙拟理冲汤，补破之药并用，其身形弱者服之，更可转弱为强。即十余年久积之癥瘕，硬如铁石，久久服之，亦可徐徐尽消。

本方后附载有治愈之案若干，可参观也。近在津门，用其方因证加减，治愈癥瘕数人。(《医学衷中参西录·论女子癥瘕治法》)

理血汤

[**组成**] 生山药_{一两} 生龙骨_{捣细，六钱} 生牡蛎_{捣细，六钱} 海螵蛸_{捣细，四钱}
茜草_{二钱} 生杭芍_{三钱} 白头翁_{三钱} 真阿胶_{不用炒，三钱}

[**主治**] 血淋及溺血、大便下血证之由于热者。

[**加减**] 溺血者，加龙胆草三钱。大便下血者，去阿胶，加龙眼肉五钱。

[**方论**] 血淋之证，大抵出之精道也。其人或纵欲太过而失于调摄，则肾脏因虚生热。或欲盛强制而妄言采补，则相火动无所泄，亦能生热。以致血室(男女皆有，男以化精，女以系胞)中血热妄动，与败精混合化为腐浊之物，或红，或白，成丝、成块，溺时堵塞牵引作疼。故用山药、阿胶以补肾脏之虚，白头翁以清肾脏之热，茜草、螵蛸以化其凝滞而兼能固其滑脱，龙骨、牡蛎以固其滑脱而兼能化其凝滞(四药详解在第八卷清带汤下)，芍药以利小便而兼能滋阴清热，所以投之无不效也。此证，间有因劳思过度而心热下降，忿怒过甚而肝火下移以成者，其血必不成块，惟溺时牵引作疼。此或出之溺道，不必出自精道也。投以此汤亦效。(《医学衷中参西录·治淋浊方·理血汤》)

醴泉饮

[**组成**] 生山药_{一两} 大生地_{五钱} 人参_{四钱} 玄参_{四钱} 生赭石_{轧细，四钱}
牛蒡子_{炒，捣，三钱} 天冬_{四钱} 甘草_{二钱}

[**主治**] 虚劳发热，或喘或嗽，脉数而弱。

[**方论**] 劳热之证，大抵责之阴虚。有肺阴虚者，其人因肺中虚热熏蒸，时时痒而作嗽，甚或肺中有所损伤，略一动作，辄发喘促，宜滋补肺阴，兼清火理痰之品，有肾阴虚者，其人因肾虚不能纳气，时时咳逆上气，甚或喘促，宜填补下焦真阴，兼用收降之品。若其脉甚数者，陈修园谓：宜滋养脾阴。盖以脾脉原主和缓，脉数者必是脾阴受伤，宜于滋阴药中，用甘草以引之归脾，更兼用味淡之药，如薏米、石斛之类。特是人身之阴，所盖甚广，

凡周身之湿处皆是也。故阴虚之甚者，其周身血脉津液，皆就枯涸。必用汁浆最多之药，滋脏腑之阴，即以溉周身之液，若方中之山药、地黄是也。然脉之数者，固系阴虚，亦系气分虚弱，有不能支持之象，犹人之任重而体颤也。故用人参以补助气分，与玄参、天冬之凉润者并用，又能补助阴分。且虑其升补之性，与咳嗽上逆者不宜，故又佐以赭石之压力最胜者，可使人参补益之力下行直至涌泉，而上焦之逆气浮火，皆随之顺流而下；更可使下焦真元之气，得人参之峻补而顿旺，自能吸引上焦之逆气浮火下行也。至于牛蒡子与山药并用最善止嗽，甘草与天冬并用最善润肺，此又屡试屡效者也。

(《医学衷中参西录·治阴虚劳热方·醴泉饮》)

宁嗽定喘饮

[组成] 生怀山药两半　甘蔗自然汁一两　酸石榴自然汁六钱　生鸡子黄四个

[主治] 伤寒温病，阳明大热已退，其人或素虚或在老年，至此益形怯弱，或喘，或嗽，或痰涎壅盛，气息似甚不足者。

[用法] 先将山药煎取清汤一大碗，再将余三味调入碗中，分三次温饮下，约两点钟服一次。若药亦凉，再服时须将药碗置开水中温之。然不可过热，恐鸡子黄熟，服之即无效。(《医学衷中参西录·治伤寒温病同用方·宁嗽定喘饮》)

清带汤

[组成] 生山药一两　生龙骨捣细，六钱　生牡蛎捣细，六钱　海螵蛸去净甲，捣，四钱　茜草三钱

[主治] 妇女赤白带下。

[方论] 单赤带，加白芍、苦参各二钱；单白带，加鹿角霜、白术各三钱。鹿角霜系鹿角沉埋地中，日久欲腐，掘地而得者。其性微温，为补督任冲三脉之要药。盖鹿角甚硬，埋久欲腐，服之转与肠胃相宜，而易得其气化也。药房鬻者，多系用鹿角煅透为霜，其性燥，不如出土者。至谓系熬鹿角胶所余之渣者，则非是。

带下为冲任之证。而名谓带者，盖以奇经带脉，原主约束诸脉，冲任有滑脱之疾，责在带脉不能约束，故名为带也。然其病非仅滑脱也，也若滞

下。然滑脱之中，实兼有瘀滞。其所瘀滞者，不外气血，而实有因寒、因热之不同。此方用龙骨、牡蛎以固脱，用茜草、海螵蛸以化滞，更用生山药以滋真阴固元气。至临证时，遇有因寒者，加温热之药，因热者，加寒凉之药，此方中意也。而愚拟此方，则又别有会心也。尝考《神农本草经》龙骨善开癥瘕，牡蛎善消瘰疬，是二药为收涩之品，而兼具开通之力也。又考轩岐《内经》四乌贼骨一藘茹丸，以雀卵鲍鱼汤送下，治伤肝之病，时时前后血。乌贼骨即海螵蛸，茹藘即茜草，是二药为开通之品，而实具收涩之力也。四药汇集成方，其能开通者，兼能收涩，能收涩者，兼能开通，相助为理，相得益彰。此中消息之妙，有非言语所能罄者。(《医学衷中参西录·治女科方·清带汤》)

清降汤

[组成] 生山药一两　清半夏三钱　净萸肉五钱　生赭石轧细，六钱　牛蒡子炒捣，二钱　生杭芍四钱　甘草钱半

[主治] 因吐衄不止，致阴分亏损，不能潜阳而作热，不能纳气而作喘。甚或冲气因虚上干，为呃逆、为眩晕。心血因虚甚不能内荣，为怔忡、为惊悸不寐。或咳逆，或自汗，诸虚证蜂起之候。(《医学衷中参西录·治吐衄方·清降汤》)

清肾汤

[组成] 知母四钱　黄柏四钱　生龙骨捣细，四钱　生牡蛎炒捣，三钱　海螵蛸捣细，三钱　茜草二钱　生杭芍四钱　生山药四钱　泽泻一钱半

[主治] 小便频数疼涩，遗精白浊，脉洪滑有力，确系实热者。

[方论] 或问：龙骨、牡蛎收涩之品也。子治血淋，所拟理血汤中用之，前方治小便频数或兼淋涩用之，此方治小便频数疼涩亦用之，独不虑其收涩之性有碍于疼涩乎？答曰：龙骨、牡蛎敛正气而不敛邪气，凡心气耗散、肺气息贲、肝气浮越、肾气滑脱，用之皆有捷效。即证兼瘀、兼疼或兼外感，放胆用之，毫无妨碍。拙拟补络补管汤(在第二卷)、理郁升陷汤(在第四卷)、从龙汤(在第五卷)、清带汤(在第七卷)，诸方中论之甚详，皆可参观。(《医学衷中参西录·治淋浊方·清肾汤》)

三宝粥

[**组成**]生山药轧细，一两　三七轧细，二钱　鸦胆子去皮，五十粒

[**主治**]痢久，脓血腥臭，肠中欲腐，兼下焦虚惫，气虚滑脱者。

[**用法**]上药三味，先用水四盅，调和山药末煮作粥。煮时，不住以箸搅之，一两沸即熟，约得粥一大碗。即用其粥送服三七末、鸦胆子。(《医学衷中参西录·治痢方·三宝粥》)

山药百布圣方

（方名为编者所加。编者注）

[**用法**]一方生怀山药轧为细末，每用一两，凉水调，入小锅煮作茶汤，送服西药含糖百布圣八分（若百布圣不含糖者宜斟酌少用），日服两次，若取其适口，可少用白糖调之。

[**方论**]方中之意，用山药以补肺、补脾、补肾；恐其多服久服或有滞腻，故佐以百布圣，以运化之，因此药原用猪、牛之胃液制成，是以饶有运化之力也（本方治疗血证。编者注）。(《医学衷中参西录·答张汝伟问其令尊咳嗽治法》

山药贝母末

[**组成**]生怀山药条　川贝细末

[**主治**]肺痨咳嗽，最为难治之证。

[**加减**]若其脾胃消化不良或服后微觉满闷者，可将黄色生鸡内金，轧成细末，每用二三分与川贝同送服。若觉热时，可嚼服天冬。

[**用法**]愚向治此证，惟用生怀山药条（切片者，皆经水泡，不如用条），轧细过罗，每用两许，煮作茶汤，调以糖，令适口，以之送服川贝细末。每日两次，当点心服之。

[**方论**]此方曾治愈肺痨作喘者若干人，且能令人胖壮，能享大年。(《医学衷中参西录·医话拾零·诊余随笔》)

升陷汤

[**组成**]生箭芪六钱　桔梗　柴胡各钱半　升麻一钱　知母三钱

［**主治**］又有痢久清阳下陷者，即胸中大气因痢下陷也。其病情常觉下坠腹疼（此气分下陷迫其下焦腹疼），或痢或泻，多带虚气，呼吸短气，或兼有寒热往来，其脉象迟弱者，宜治以拙拟升陷汤，去知母，加生怀山药六钱，白头翁三钱。

［**方论**］盖原方之义：原用生箭芪以升补胸中大气，而以柴胡、桔梗、升麻之善升清阳者以辅之，更加知母以调剂黄芪之热也。兹因下焦泻痢频频，气化不固，故以白头翁易知母，而更以山药辅之。因知母之性寒而滑，白头翁之性凉而涩，其凉也能解黄芪之热，其涩也能固气化之脱，且为治痢要药，伍以山药，又为止泻之要药也。（《医学衷中参西录·论痢证治法》）

解毒生化丹

［**组成**］金银花一两　生杭芍六钱　粉甘草三钱　三七细末三钱　鸦胆子去皮，六十粒

［**主治**］痢证。

［**加减**］为其虚甚，加生怀山药一两。

［**用法**］先用白糖水送服三七、鸦胆子各一半，再将余四味煎汤服。至煎渣服时，仍先用白糖水送服所余之三七、鸦胆子，再煎服汤药。（《医学衷中参西录·论痢证治法》）

十全育真汤

［**组成**］野台参四钱　生黄芪四钱　生山药四钱　知母四钱　玄参四钱　生龙骨捣细，四钱　生牡蛎捣细，四钱　丹参二钱　三棱钱半　莪术钱半

［**主治**］虚劳，脉弦数细微，肌肤甲错，形体羸瘦，饮食不壮筋力，或自汗，或咳逆，或喘促，或寒热不时，或多梦纷纭，精气不固。

［**加减**］气分虚甚者，去三棱、莪术，加生鸡内金三钱；喘者，倍山药，加牛蒡子三钱；汗多者，以白术易黄芪，倍龙骨、牡蛎，加山萸肉、生白芍各六钱。若其汗过多，服药仍不止者，可但用龙骨、牡蛎、萸肉各一两煎服，不过两剂其汗即止。汗止后再服原方。若先冷后热而汗出者，其脉或更兼微弱不起，多系胸中大气下陷，细阅拙拟升陷汤后跋语，自知治法。

［**方论**］仲景治痨瘵，有大黄䗪虫丸，有百劳丸，皆多用破血之药。诚以

人身经络，皆有血融贯其间，内通脏腑，外溉周身，血一停滞，气化即不能健运，痨瘵恒因之而成。是故痨瘵者肌肤甲错，血不华色，即日食珍馐服参苓，而分毫不能长肌肉、壮筋力。或转消瘦支离，日甚一日，诚以血瘀经络阻塞其气化也。玉田王清任著《医林改错》一书，立活血逐瘀诸汤，按上中下部位，分消瘀血，统治百病，谓瘀血去而诸病自愈。其立言不无偏处，然其大旨则确有主见，是以用其方者，亦多效验。今愚因治痨瘵，故拟十全育真汤，于补药剂中加三棱、莪术以通活气血，窃师仲景之大黄䗪虫丸、百劳丸之意也。且仲景于《金匮》列虚劳一门，特以血痹虚劳四字标为提纲。益知虚劳者必血痹，而血痹之甚，又未有不虚劳者。并知治虚劳必先治血痹，治血痹亦即所以治虚劳也。

　　［或问］治痨瘵兼用破血之药，诚为确当之论，但破血用三棱、莪术，将毋其力过猛乎？答曰：仲景之大黄䗪虫丸，与百劳丸所用破血之药，若大黄、干漆、水蛭，皆猛于三棱、莪术，而方中不用三棱、莪术者，诚以三棱、莪术《本经》不载。至梁陶弘景著《名医别录》于《本经》外增药品三百六十五味，皆南北朝以前，名医所用之药，亦未载三棱、莪术。是当仲景时犹无三棱、莪术，即有之，亦未经试验可知。而愚于破血药中，独喜用三棱、莪术者，诚以其既善破血，尤善调气。补药剂中以为佐使，将有瘀者瘀可徐消，即无瘀者亦可借其流通之力，以行补药之滞，而补药之力愈大也。况后天资生纳谷为宝。无论何病，凡服药后饮食渐增者易治，饮食渐减者难治。三棱、莪术与参、术、芪诸药并用，大能开胃进食，又愚所屡试屡效者也。（《医学衷中参西录·治阴虚劳热方·十全育真汤》）

薯蓣半夏粥

　　［组成］生山药轧细，一两　　清半夏一两

　　［主治］胃气上逆，冲气上冲，以致呕吐不止，闻药气则呕吐益甚，诸药皆不能下咽者。

　　［加减］若上焦有热者，以柿霜代砂糖，凉者用粥送服干姜细末半钱许。

　　［用法］上二味，先将半夏用微温之水淘洗数次，不使分毫有矾味。用做饭小锅（勿用药甑）煎取清汤约两杯半，去渣调入山药细末，再煎两三沸，其粥即成，和白砂糖食之。

［**方论**］吐后口舌干燥，思饮水者，热也。吐后口舌湿润，不思饮水者，凉也。若呕吐既久，伤其津液，虽有凉者亦可作渴，又当细审其脉，滑疾为热，弦迟为凉。滑而无力，为上盛下虚，上则热而下或凉。弦而有力，为冲胃气逆，脉似热却非真热。又当问其所饮食者，消化与否，所呕吐者，改味与否，细心询问体验，自能辨其凉热虚实不误也。

从来呕吐之证，多因胃气冲气并而上逆。半夏为降胃安冲之主药。故《金匮》治呕吐，有大、小半夏汤。特别是呕者，最忌矾味，而今之坊间鬻者，虽清半夏亦有矾，故必将矾味洗净，而后以治呕吐，不至同于抱薪救火也。其多用至一两者，诚以半夏味本辛辣，因坊间治法太过，辣味全消，又经数次淘洗，其力愈减，必额外多用之，始能成降逆止呕之功也。而必与山药作粥者，凡呕吐之人，饮汤则易吐，食粥则借其稠黏留滞之力，可以略存胃腑，以待药力之施行。且山药在上大能补肺生津，则多用半夏不虑其燥，在下大能补肾敛冲，则冲气得养，自安其位。且与半夏皆无药味，故用于呕吐甚剧，不能服药者尤宜也。（《医学衷中参西录·治呕吐方·薯蓣半夏粥》）

薯蓣芣苢汤

［**组成**］生山药轧细，一两　生车前子四钱

［**主治**］阴虚肾燥，小便不利，大便滑泻，兼治虚劳有痰作嗽。

［**用法**］上二味，同煮作稠粥服之，一日连服三次，小便自利，大便自固。

［**方论**］盖山药能固大便，而阴虚小便不利者服之，又能利小便。车前子能利小便，而性兼滋阴，可为补肾药之佐使（五子衍宗丸中用之），又能助山药以止大便。况二药皆汁浆稠黏，同作粥服之，大能留恋肠胃，是以效也。治虚劳痰嗽者，车前宜减半。盖用车前者，以其能利水，即能利痰，且性兼滋阴，于阴虚有痰者尤宜。而仍不敢多用者，恐水道过利，亦能伤阴分也。

按：车前子能利小便，而骤用之亦无显然功效。惟将车前子炒熟（此药须买生者自家经手炒，以微熟为度，过熟则无力），嚼服少许，须臾又服，约六点钟服尽一两，小便必陡然利下，连连不止。此愚实验而得之方也。

又单用车前子两半，煮稠粥，顿服之，治大便滑泻亦甚效验。邻村黄姓媪，大便滑泻，百药不效。或语以此方，一服即愈。然必用生者煮之，始能

成粥，若炒熟者，则不能成粥矣。(《医学衷中参西录·治泄泻方·薯蓣芣苢汤》)

薯蓣鸡子黄粥

[**组成**] 生怀山药轧细过罗，一斤　熟鸡子黄三枚

[**主治**] 泄泻久而肠滑不固者。

[**用法**] 生怀山药一斤，轧细过罗，每服用药七八钱，或至一两。和凉水调入锅内，置炉上，不住以箸搅之，二三沸，即成粥，加熟鸡子黄三枚，捏碎调粥中服之。若小儿服，或少调以白糖亦可。(《医学衷中参西录·治泄泻方·薯蓣鸡子黄粥》)

薯蓣纳气汤

[**组成**] 生山药一两　大熟地五钱　萸肉去净核，五钱　柿霜饼冲服，四钱　生杭芍四钱　牛蒡子炒捣，二钱　苏子炒捣，二钱　甘草蜜炙，二钱　生龙骨捣细，五钱

[**主治**] 阴虚不纳气作喘逆。

[**方论**] 此方乃专治阴虚作喘者也。方书谓肝肾虚者，其人即不能纳气，此言亦近理，然须细为剖析。空气中有氧气，乃养物之生气也。(氧气详解在后补络补管汤下)。人之肺脏下无透窍，而吸入之氧气，实能隔肺胞，息息透过，以下达腹中，充养周身。肝肾居于腹中，其气化收敛，不至膨胀，自能容纳下达之气，且能导引使之归根。有时肾虚气化不摄，则上注其气于冲，以冲下连肾也。夫冲为血海，实亦主气，今因为肾气贯注，则冲气又必上逆于胃，以冲上连胃也。由是，冲气兼挟胃气上逆，并迫肺气亦上逆矣，此喘之所由来也。又《内经》谓肝主疏泄，肾主闭藏。夫肝之疏泄，原以济肾之闭藏，故二便之通行，相火之萌动，皆与肝气有关，方书所以有"肝行肾气"之说。今因肾失其闭藏之性，肝遂不能疏泄肾气使之下行，更迫于肾气之膨胀，转而上逆。由斯，其逆气可由肝系直透膈上，亦能迫肺气上逆矣，此又喘之所由来也。

方中用地黄、山药以补肾，萸肉、龙骨补肝即以敛肾，芍药、甘草甘苦化阴，合之柿霜之凉润多液，均为养阴之妙品；苏子、牛蒡又能清痰降逆，使逆气转而下行，即能引药力速于下达也。至方名薯蓣纳气汤者，因山药补肾兼能补肺，且饶有收敛之力，其治喘之功最弘也。(《医学衷中参西录·治喘息

方·薯蓣纳气汤》)

薯蓣粥

［**组成**］生怀山药轧细过罗，一斤

［**主治**］阴虚劳热，或喘，或嗽，或大便滑泻，小便不利，一切羸弱虚损之证。

［**加减**］此粥多服久服间有发闷者，掺以西药百布圣一瓦同服，则无此弊，且更多进饮食。

［**用法**］上药一味，每服用药七八钱，或至一两。和凉水调入锅内，置炉上，不住以箸搅之，二三沸，即成粥服之。若小儿服，或少调以白糖亦可。

［**方论**］百布圣，乃取吃乳之小猪、小牛胃中津液而制为白粉者也。其性善助胃消化，每食后服二瓦，则化食甚速。然久服之，生脾胃依赖性，与健补脾胃之药同服，则无斯弊。此药东人更以糖制之，名含糖百布圣，以治小儿尤便。(《医学衷中参西录·治泄泻方·薯蓣粥》)

天水涤肠汤

［**组成**］生山药一两　滑石一两　生杭芍六钱　潞党参三钱　白头翁三钱　粉甘草二钱

［**主治**］久痢不愈，肠中浸至腐烂，时时切疼，身体因病久羸弱者。(《医学衷中参西录·治痢方·天水涤肠汤》)

通变白虎加人参汤

［**组成**］生石膏（捣细）二两、生杭芍八钱、生山药六钱、人参（用野党参按此分量，若辽东真野参宜减半，至高丽参则断不可用）五钱、甘草二钱。

［**主治**］下痢，或赤，或白，或赤白参半，下重腹疼，周身发热，服凉药而热不休，脉象确有实热者。

［**用法**］上五味，用水四盅，煎取清汤两盅，分二次温饮之。

［**方论**］此方即《伤寒论》白虎加人参汤，以芍药代知母、山药代粳米也。痢疾身热不休，服清火药而热亦不休者，方书多诿为不治。夫治果对证，其

热焉有不休之理？此乃因痢证夹杂外感，其外感之热邪，随痢深陷，永无出路，以致痢为热邪所助，日甚一日而永无愈期。惟治以此汤，以人参助石膏，能使深陷之邪，徐徐上升外散，消解无余。加以芍药、甘草以理下重腹疼，山药以滋阴固下，连服数剂，无不热退而痢愈者。

　　按：外感之热已入阳明胃腑，当治以苦寒，若白虎汤、承气汤是也。若治以甘寒，其病亦可暂愈，而恒将余邪锢留胃中，变为骨蒸劳热，永久不愈（《世补斋医书》论之甚详）。石膏虽非苦寒，其性寒而能散（若煅用之则敛矣，故石膏不可煅用）且无汁浆，迥与甘寒黏泥者不同。而白虎汤中，又必佐以苦寒之知母，即此汤中，亦必佐以芍药，芍药亦味苦（《本经》）微寒之品，且能通利小便。故以佐石膏，可以消解阳明之热而无余也。（《医学衷中参西录·治痢方·通变白虎加人参汤》）

　　又有下痢或赤，或白，或赤白参半，后重腹疼，表里俱觉发热，服凉药而热不退，痢亦不愈，其脉确有实热者。此等痢证原兼有外感之热，其热又实在阳明之腑，非少阴篇之桃花汤所能愈，亦非厥阴篇之白头翁汤所能愈也。惟治以拙拟通变白虎加人参汤则随手奏效（方载三期痢疾门，系生石膏二两、生杭芍八钱、生山药六钱、野台参五钱、甘草二钱。煎汤两盅，分三次温饮下）。痢证身热不休，服清火药而热亦不休者，方书多诿为不治。然治果对证，其热焉有不休之理？此诚因外感之热邪随痢深陷，永无出路，以致痢为热邪所助，日甚一日，而永无愈期。治以此汤，以人参助石膏，能使深陷之热邪徐徐上升外散，消解无余，加以芍药、甘草以理后重腹疼，生山药以滋阴固下，连服数剂，热退而痢亦遂愈。方中之药原以芍药代知母，生山药代粳米，与白虎加人参汤之原方犹相仿佛，故曰通变白虎加人参汤也。愚生平用此方治愈此等痢证甚多，第三期本方后载有数案可参观也。（《医学衷中参西录·论痢证治法》）

通变白头翁汤

　　[组成] 生山药一两　白头翁四钱　秦皮三钱　生地榆三钱　生杭芍四钱　甘草二钱　旱三七轧细，三钱　鸦胆子去皮拣成实者，六十粒

　　[主治] 热痢下重腹疼，及患痢之人，从前曾有鸦片之嗜好者。

　　[用法] 上药共八味，先将三七、鸦胆子，用白蔗糖水送服一半，再将

余煎汤服。其相去之时间，宜至点半钟。所余一半，至煎汤药渣时，仍如此服法。

[**方论**]《伤寒论》治厥阴热痢下重者，有白头翁汤。其方以白头翁为主，而以秦皮、黄连、黄柏佐之。

陈古愚解曰：厥阴标阴病则为寒下，厥阴中见（中见少阳）病则为下利下重者，经所谓"暴注"是也。白头翁临风偏静，特立不挠，用以为君者，欲平走窍之火，必先定动摇之风也。秦皮浸水青蓝色，得厥阴风木之化，而性凉能泻肝家之热，故用以为臣。以黄连、黄柏为使者，其性寒能除热，其味苦又能坚肠也。总使风木遂其上行之性，则热痢下重自除。风火不相煽而燎原，则热渴饮水自止也。

唐容川解曰：白头翁一茎直上，四面细叶，茎高尺许，通体白芒，其叶上下亦皆白芒，花微香，味微苦，乃草中秉金性者。能无风动摇，以其得木气之和也；有风不动，以其秉金性之刚也。故用以平木息风。又其一茎直上，故治下重，使风上达，而不迫注也。

愚用此方，而又为之通变者，因其方中尽却病之药，而无扶正之药，于证之兼虚者不宜。且连、柏并用，恐其苦寒之性妨碍脾胃，过侵下焦也。矧《伤寒论》白头翁汤，原治时气中初得之痢，如此通变之，至痢久而肠中腐烂者，服之亦可旋愈也。

唐氏论白头翁详矣，而犹有剩义，拙拟理血汤（在第三卷）下，于白头翁另有发明，可与唐氏之论参观。再者白头翁入药，宜用其根，且宜用其全根，至根上端之白茸，则用不用皆可也。乃关外东三省药房中所鬻之白头翁，但根端白茸下带根之上端少许，亦有不带根者。问其根作何用，乃谓其根系漏芦，卖时作漏芦，不作白头翁也。愚闻之不禁哑然失笑。夫漏芦与白头翁迥异，而竟以白头翁充之耶。于是在东三省诊病，欲用白头翁处方时，即开漏芦。然医药所关非轻，愚愿东三省之业医者咸知之，欲用白头翁时，勿为药房所误。（《医学衷中参西录·治痢方·通变白头翁汤》）

温病遗方

[**组成**]生地黄—两　生怀山药—两　玄参—两　大甘枸杞—两　生净萸肉六钱　柏子仁六钱　生枣仁捣碎，六钱　甘草三钱

[**用法**] 上药八味，水煎一大碗，候五分钟，调入生鸡子黄二枚，徐徐温饮之，饮完一剂再煎一剂，使昼夜药力相继不断，三剂之后，当能自汗。若至其时，汗仍不出者，其脉不似从前之数细，可仍煎此药送服西药阿司匹林一瓦，其汗即出矣。

[**方论**] 有温病多日，六经已周，脉象浮数而细，关前之浮尤甚，其头目昏沉，恒作语，四肢且有扰动不安之意，此乃外感重还太阳欲作汗也。其所欲汗而不汗者，因阴分太亏，不能上济以应阳也。此证若因脉浮而强发其汗，必凶危立见，宜用大滋真阴之品，连服数剂，俾脉之数者渐缓，脉之细者渐大，迫阴气充长，能上升以应其阳，则汗自出矣。(《医学衷中参西录·附温病遗方》)

温冲汤

[**组成**] 生山药八钱　当归身四钱　乌附子二钱　肉桂去粗皮后入，二钱　补骨脂炒捣，三钱　小茴香炒，二钱　核桃仁二钱　紫石英煅研，八钱　真鹿角胶二钱另炖，同服，若恐其伪可代以鹿角霜三钱

[**主治**] 妇人血海虚寒不育。

[**方论**] 人之血海，其名曰冲。在血室之两旁，与血室相通。上隶于胃阳明经，下连于肾少阴经。有任脉以为之担任，督脉为之督摄，带脉为之约束。阳维、阴维、阳跷、阴跷，为之拥护，共为奇经八脉。此八脉与血室，男女皆有。在男子则冲与血室为化精之所，在女子则冲与血室实为受胎之处。《内经·上古天真论》所谓"太冲脉盛，月事以时下，故有子"者是也。是以女子不育，多责之冲脉。郁者理之，虚者补之，风袭者祛之，湿胜者渗之，气化不固者固摄之，阴阳偏胜者调剂之。冲脉无病，未有不生育者。而愚临证实验以来，凡其人素无他病，而竟不育者，大抵因相火虚衰，以致冲不温暖者居多。因为制温冲汤一方。其人若平素畏坐凉处，畏食凉物，经脉调和，而艰于生育者，即与以此汤服之。或十剂，或数十剂，遂能生育者多矣。(《医学衷中参西录·治女科方·温冲汤》)

温降汤

[**组成**] 白术三钱　清半夏三钱　生山药六钱　干姜三钱　生赭石轧细，六钱

生杭芍二钱　川厚朴钱半　生姜二钱

[**主治**] 吐衄，脉虚濡而迟，饮食停滞胃口不能消化，此因凉而胃气不降也，以温补开通之药，降其胃气，则血止矣。（《医学衷中参西录·治吐衄方·温降汤》）

[**方论**] 证在疑是之间，即名医亦未必审证无差，至疏方投之仍无甚闪失者，实赖方中用意周密、佐伍得宜也。如此因寒吐衄之证，若果审证不差，上列三方服之皆可奏效。若或审证有误，服拙拟之温降汤方，虽不能愈，吐衄犹或不至加剧。若服彼二方，即难免于危险矣。愚非自矜制方之善，因此事于行医之道甚有关系，则疏方之始不得不深思熟虑也。（《医学衷中参西录·论吐血衄血证间有因寒者》）

吐衄之证因凉者极少，愚临证四十余年，仅遇两童子，一因凉致胃气不降吐血，一因凉致胃气不降衄血，皆用温降汤治愈，其详案皆载原方之后，可参观。（《医学衷中参西录·论吐血衄血之原因及治法》）

沃雪汤

[**组成**] 生山药一两半　牛蒡子炒捣，四钱　柿霜饼冲服，六钱

[**主治**] 同前证（治脾肺阴分亏损，饮食懒进，虚热痨嗽，并治一切阴虚之证。编者注），更兼肾不纳气作喘者。（《医学衷中参西录·治阴虚劳热方·沃雪汤》）

消带汤

[**组成**] 生山药一两　生龙骨　生牡蛎各六钱　海螵蛸去甲四钱　茜草二钱

[**加减**] 证偏热者，加生杭芍、生地黄；热甚者，加苦参、黄柏，或兼用防腐之药，若金银花、旱三七、鸦胆子仁皆可酌用。证偏凉者，加白术、鹿角胶；凉甚者加干姜、桂、附、小茴香。（《医学衷中参西录·论带证治法》）

小青龙汤

[**组成**] 麻黄二钱　桂枝尖二钱　清半夏二钱　生杭芍三钱　甘草钱半　五味子钱半　干姜一钱　细辛一钱

[**加减**] 喘者原去麻黄，加杏仁。愚于喘证之证脉俱实者，又恒加杏仁三

钱，而仍用麻黄一钱，则其效更捷，若证虽实而脉象虚弱者，麻黄即不宜用，或只用五分，再加生山药三钱以佐之亦可。惟方中若加生石膏者，仍可用麻黄一钱，为石膏能监制麻黄也。

[方论] 小青龙汤后世所用分量……此后世方书所载小青龙汤分量，而愚略为加减也。

《伤寒论》用小青龙汤无加石膏之例。而《金匮》有小青龙加石膏汤，治肺胀，咳而上气，烦躁而喘，脉浮者，心下有水。是以愚治外感痰喘之挟热者，必遵《金匮》之例，酌加生石膏数钱，其热甚者又常用至两余。(《医学衷中参西录·用小青龙汤治外感痰喘之经过及变通之法》)

燮理汤

[组成] 生山药八钱　金银花五钱　生杭芍六钱　牛蒡子炒捣，二钱　甘草二钱　黄连钱半　肉桂去粗皮将药煎至数十沸再入，钱半

[主治] 下痢服前药未痊愈者。若下痢已数日，亦可径服此汤。又治噤口痢。

[加减] 单赤痢加生地榆二钱，单白痢加生姜二钱，血痢加鸦胆子二十粒（去皮），药汁送服。

[方论] 痢证古称滞下，所谓滞下者，诚以寒火凝结下焦，瘀为脓血，留滞不下，而寒火交战之力又逼迫之，以使之下也。故方中黄连以治其火，肉桂以治其寒，二药等份并用，阴阳燮理于顷刻矣。用白芍者，《伤寒论》诸方，腹疼必加芍药协同甘草，亦燮理阴阳之妙品。且痢证之噤口不食者，必是胆火逆冲胃口，后重里急者，必是肝火下迫大肠，白芍能泻肝胆之火，故能治之。矧肝主藏血，肝胆火戢，则脓血自敛也。用山药者，滞下久则阴分必亏，山药之多液，可滋脏腑之真阴。且滞下久，则气化不固，山药之收涩，更能固下焦之气化也。又白芍善利小便，自小便以泻寒火之凝结。牛蒡能通大便，自大便以泻寒火之凝结。金银花与甘草同用，善解热毒，可预防肠中之溃烂。单白痢则病在气分，故加生姜以行气。单赤痢则病在血分，故加生地榆以凉血。至痢中多带鲜血，其血分为尤热矣，故加鸦胆子，以大清血分之热。拙拟此方以来，岁遇患痢者不知凡几，投以此汤，即至剧者，连服数剂亦必见效。

痢证，多因先有积热，后又感凉而得。或饮食贪凉，或寝处贪凉，热为

凉迫，热转不散。迨历日既多，又浸至有热无凉，犹伤于寒者之转病热也。所以此方虽黄连、肉桂等份并用，而肉桂之热，究不敌黄连之寒。况重用白芍，以为黄连之佐使，是此汤为爕理阴阳之剂，而实则清火之剂也。

或问：以此汤治痢，虽在数日之后，或服化滞汤之后，而此时痢邪犹盛，遽重用山药补之，独无留邪之患乎？答曰：山药虽饶有补力，而性略迟钝，与参、芪之迅速者不同。在此方中，虽与诸药同服，约必俟诸药之凉者、热者、通者、利者，将痢邪消融殆尽，而后大发其补性，以从容培养于诸药之后，俾邪去而正已复，此乃完全之策，又何至留邪乎？且山药与芍药并用，大能泻上焦之虚热，与痢之噤口者尤宜。是以愚用此汤，遇痢之挟虚与年迈者，山药恒用至一两，或至一两强也。

或问：地榆方书多炒炭用之，取其黑能胜红，以制血之妄行。此方治单赤痢加地榆，何以独生用乎？答曰：地榆之性，凉而且涩，能凉血兼能止血，若炒之则无斯效矣，此方治赤痢所以必加生地榆也。且赤痢之证，其剧者，或因肠中溃烂。林屋山人治汤火伤，皮肤溃烂，用生地榆末和香油敷之甚效。夫外敷能治皮肤因热溃烂，而内服亦当有此效可知也。鸦胆子，苦参所结之子也。不但善治血痢，凡诸痢证皆可用之。即纯白之痢，用之亦有效验，而以治噤口痢、烟后痢尤多奇效，并治大小便因热下血。其方单用鸦胆子（去皮），择成实者五六十粒，白砂糖化水送服，日两次，大有奇效。若下血因凉者，亦可与温补之药同用。其善清血热，而性非寒凉，善化瘀滞，而力非开破，有祛邪之能，兼有补正之功，诚良药也。坊间将鸦胆子去皮，用益元散为衣，治二便下血如神，名曰菩提丹，赞有其神灵之功也。（《医学衷中参西录·治痢方·爕理汤》）

痢之初得也，时时下利脓血，后重，肠疼，而所下脓则甚稠，血则甚鲜，腹疼亦不甚剧，脉之滑实者，可用小承气汤加生杭芍四钱，甘草二钱下之。盖方中朴、实原可开肺；大黄、芍药又善清肝；且厚朴温而黄、芍凉，更可交平其寒热，以成涤肠荡滞之功；加甘草者，取其能调胃兼能缓肝，即以缓承气下降之力也。

其脉按之不实者，可治以拙拟化滞汤（方载三期痢疾门，系生杭芍一两，当归、山楂各六钱，莱菔子五钱，甘草、生姜各二钱）。方中之义用芍药以泄肝之热；甘草以缓肝之急；莱菔子以开气分之滞；当归、山楂以化血分之滞；生姜与芍药并用又善调寒热之互相凝滞；且当归之汁液最滑，痢患滞下而以当归滑之，其滞下愈而痢自愈也。

若当此期不治，或治以前方而仍不愈，或迁延数旬或至累月，其腹疼浸剧，所下者虽未甚改色，而间杂以脂膜，其脉或略数或微虚，宜治以拙拟燮理汤。方中之义，黄连、肉桂（煎时后入）等份并用，能交阴阳于顷刻，以化其互争，实为燮理阴阳之主药，即为解寒火凝滞之要品，况肉桂原善平肝，黄连原善厚肠，二药相助为理，则平肝不失于热，厚肠不失于凉；又佐以芍药、甘草，善愈腹疼，亦即善解寒火凝滞也，用山药者，下痢久则阴分必亏，山药之多液，可滋脏腑之真阴，且下痢久则气化不固，山药之益气，更能固下焦之气化也；用金银花、牛蒡子者，因所下者杂以脂膜，肠中似将腐烂，二药善解疮疡热毒即可预防肠中腐烂也。其脉象若有实热，或更兼懒进饮食者，宜用此药汤送服去皮鸦胆子三十粒。

痢证虽因先有积热后为凉迫而得，迨其日久，又恒有热无凉，犹伤于寒者之转病热也。所以此方虽黄连、肉桂等份并用，而肉桂之热究不敌黄连之凉。况重用白芍以为黄连之佐使，见其脉象有热者，又以之送服鸦胆子仁，是此汤为燮理阴阳之剂，而实则清火之剂也。愚生平用此方治愈之人甚多，无论新痢、久痢皆可用。(《医学衷中参西录·论痢证治法》)

一味薯蓣饮

[组成] 生怀山药切片，四两

[主治] 痨瘵发热，或喘或嗽，或自汗，或心中怔忡，或因小便不利，致大便滑泻，及一切阴分亏损之证。

[用法] 上一味煮汁两大碗，以之当茶，徐徐温饮之。

[方论] 山药之性，能滋阴又能利湿，能滑润又能收涩。是以能补肺补肾兼补脾胃。且其含蛋白质最多，在滋补药中诚为无上之品，特性甚和平，宜多服常服耳。

陈修园谓：山药为寻常服食之物，不能治大病，非也。若果不治大病，何以《金匮》治痨瘵有薯蓣丸。(《医学衷中参西录·治阴虚劳热方·一味薯蓣饮》)

玉液汤

[组成] 生山药一两　生黄芪五钱　知母六钱　生鸡内金捣细，二钱　葛根钱半

五味子三钱　天花粉三钱

　　[**主治**]消渴。

　　[**方论**]消渴，即西医所谓糖尿病，忌食甜物。

　　消渴之证，多由于元气不升，此方乃升元气以止渴者也。方中以黄芪为主，得葛根能升元气。而又佐以山药、知母、花粉以大滋真阴。使之阳升而阴应，自有云行雨施之妙也。用鸡内金者，因此证尿中皆含有糖质，用之以助脾胃强健，化饮食中糖质为津液也。用五味者，取其酸收之性，大能封固肾关，不使水饮急于下趋也。(《医学衷中参西录·治消渴方·玉液汤》)

镇冲降胃汤

　　[**组成**]生赭石轧细，一两　生怀山药一两　生龙骨捣细，八钱　生牡蛎捣细，八钱　生杭芍三钱　甘草二钱　广三七细末，分两次用头煎二煎之汤送服，二钱

　　[**主治**]吐衄证，右脉弦长有力，时觉有气起在下焦，上冲胃腑，饮食停滞不下，或频作呃逆，此冲气上冲，以致胃不降而吐衄也。

　　[**方论**]方中龙骨、牡蛎，不但取其能敛冲，且又能镇肝，因冲气上冲之由，恒与肝气有关系也。(《医学衷中参西录·论吐血衄血之原因及治法》)

镇摄汤

　　[**组成**]野台参五钱　生赭石轧细，五钱　生芡实五钱　生山药五钱　萸肉去净核，五钱　清半夏二钱　茯苓二钱

　　[**主治**]胸膈满闷，其脉大而弦，按之似有力，非真有力，此脾胃真气外泄，冲脉逆气上干之证，慎勿作实证治之。若用开通之药，凶危立见。

　　[**加减**]服药数剂后，满闷见轻，去芡实加白术二钱。

　　[**方论**]服此汤数剂后脉见柔和，即病有转机，多服自愈。

　　脉之真有力者，皆有洪滑之象。洪者如波涛叠涌，势作起伏；滑者指下滑润，累累如贯珠。此脉象弦直，既无起伏之势，又无贯珠之形，虽大而有力，实非真有力之象。

　　和缓者脾胃之正脉，弦长者肝胆之正脉。然脾胃属土，其脉象原宜包括金、木、水、火诸脏腑，故六部之脉皆有和缓，乃为正象。今其脉弦而有力，乃肝木横恣，侵侮脾土之象，故知其脾胃虚也。

冲脉上隶阳明，故冲气与胃气原相贯通。今因胃气虚而不降，冲气即易于上干。此时脾胃气化不固，既有外越之势，冲气复上干而排挤之，而其势愈外越，故其脉又兼大也。（《医学衷中参西录·治阴虚劳热方·镇摄汤》）

滋阴清燥汤

（方名为编者所加。编者注）

[**组成**]生怀山药一两 滑石八钱 生杭芍六钱 甘草三钱

[**用法**]煎汤一大盅，分三次温饮下。一剂病减，再剂痊愈矣。

[**方论**]小儿少阳之体，不堪暑热，恒喜食凉饮冷以解暑，饮食失宜，遂多泄泻，泻多亡阴，益至燥渴多饮，而阴分虚损者，其小溲恒不利，所饮之水亦遂尽归大肠，因之泄泻愈甚，此小儿暑天水泻所以难治也。而所拟之方，若能与证吻合，则治之亦非难事。

方中之意：山药滋真阴，兼固其气；滑石泻暑热，兼利其水，甘草能和胃，兼能缓大便，芍药能调肝，又善利小便；肝胃调和其泄泻尤易愈也。此方即拙拟滋阴清燥汤（滑石一两、甘草三钱、生杭白芍四钱、生山药一两。主治感冒久在太阳，致热蓄膀胱，小便赤涩，或因小便秘而大便滑泻。或温病，太阳未解，渐入阳明。其人胃阴素亏，阳明腑证未实，已燥渴多饮。饮水过多，不能运化，遂成滑泻，而燥渴益甚。或喘，或自汗，或小便秘。温疹中多有类此证者，尤属危险之候，用此汤亦宜。此乃胃腑与膀胱同热，又兼虚热之证也。或外表已解，其人或不滑泻，或兼喘息，或兼咳嗽，频吐痰涎，确有外感实热，而脉象虚数者。滑石性近石膏，能清胃腑之热，淡渗利窍，能清膀胱之热，同甘草生天一之水，又能清阴虚之热，一药而三善备，故以之为君。而重用山药之大滋真阴，大固元气者，以为之佐使。且山药生用，则汁浆稠黏，同甘草之甘缓者，能逗留滑石于胃中，使之由胃输脾，由脾达肺，水精四布，循三焦而下通膀胱，则烦热除，小便利，而滑泻止矣。编者注）。原治寒温之证，深入阳明之腑，上焦燥热，下焦滑泻。而小儿暑天水泻，其上焦亦必燥热，是以宜之。至于由泻变痢，由疟转痢者，治以此方，亦能随手奏效。何者？暑天热痢，最宜用天水散；方中滑石，甘草同用，固河间之天水散也。又可治以芍药甘草汤；方中白芍、甘草同用，即仲景之芍药甘草汤也。且由泻变痢、由疟转痢者，其真阴必然亏损，气化必不固摄，而又重用生山药为之滋阴固气化，是以无论由泻变痢、由疟转痢者皆宜。若服此药间有不效者，可加白头翁三钱，因白头翁原为治热痢之要药也。(《医学衷中参西录·答胡天宗问小儿暑天水泻及由泻变痢由疟转痢之治法》)

珠玉二宝粥

[**组成**] 生山药二两　生薏米二两　柿霜饼八钱

[**主治**] 脾肺阴分亏损，饮食懒进，虚热痨嗽，并治一切阴虚之证。

[**用法**] 上三味，先将山药、薏米捣成粗渣，煮至烂熟，再将柿霜饼切碎，调入融化，随意服之。

[**方论**] 山药、薏米皆清补脾肺之药。然单用山药，久则失于黏腻；单用薏米，久则失于淡渗，惟等份并用，乃可久服无弊。又用柿霜之凉可润肺、甘能归脾者，以为之佐使。病人服之不但疗病，并可充饥，不但充饥，更可适口。用之对证，病自渐愈，即不对证，亦无他患。诚为至稳善之方也。薏米若购自药房多系陈者，或间有虫粪，宜水淘数次，然后可用。柿霜饼，即柿霜熬成者，为柿霜白而净者甚少，故用其熬成饼者。然熬此饼时恒有掺以薄荷水者，其性即不纯良。遇阴虚汗多之证用之即有不宜，若果有白净柿霜尤胜于饼。(《医学衷中参西录·治阴虚劳热方·珠玉二宝粥》)

资生汤

[**组成**] 生山药一两　玄参五钱　於术三钱　生鸡内金捣碎,二钱　牛蒡子炒,捣,三钱

[**主治**] 痨瘵羸弱已甚，饮食减少，喘促咳嗽，身热脉虚数者。亦治女子血枯不月。

[**加减**] 热甚者，加生地黄五六钱。

[**方论**]《易》有之"至哉坤元，万物资生"，言土德能生万物也。人之脾胃属土，即一身之坤也，故亦能资生一身。脾胃健壮，多能消化饮食，则全身自然健壮，何曾见有多饮多食，而病痨瘵者哉？《内经·阴阳别论》曰："二阳之病发心脾，有不得隐曲，在女子为不月，其传为风消，其传为息贲者，死不治。夫病至于风消、息贲，痨瘵之病成矣。而名为二阳之病者，以其先不过阳明胃腑不能多纳饮食也，而原其饮食减少之故。曰发于心脾，原其发于心脾之故。曰有不得隐曲者何居？盖心为神明之府，有时心有隐曲，思想

不得自遂，则心神拂郁，心血亦遂不能濡润脾土，以成过思伤脾之病。脾伤不能助胃消食，变化精液，以溉五脏，在男子已隐受其病，而尚无显征；在女子则显然有不月之病。此乃即女以征男也。至于传为风消，传为息贲，无论男女病证至此，人人共见，痨瘵已成，挽回实难，故曰不治。然医者以活人为心，病证之危险，虽至极点，犹当于无可挽回之中，尽心设法以挽回之。而其挽回之法，仍当遵二阳之病发心脾之旨。戒病者淡泊寡欲，以养其心，而复善于补助其脾胃，使饮食渐渐加多，其身体自渐渐复原。如此汤用於术以健脾之阳，脾土健壮，自能助胃。山药以滋胃之阴，胃汁充足，自能纳食（胃化食赖有酸汁）。特是脾为统血之脏，《内经》谓"血生脾"，盖谓脾系血液结成，故中多函血。西人亦谓脾中多回血管（详第二卷补络补管汤下），为血汇萃之所。此证因心思拂郁，心血不能调畅，脾中血管遂多闭塞，或如烂炙，或成丝膜，此脾病之由。而脾与胃相助为理，一气贯通，脏病不能助腑，亦即胃不能纳食之由也。鸡内金为鸡之脾胃，中有瓷、石、铜、铁，皆能消化，其善化有形郁积可知。且其性甚和平，兼有以脾胃补脾胃之妙。故能助健补脾胃之药，特立奇功，迥非他药所能及也。方中以此三味为不可挪移之品。玄参《神农本草经》谓其微寒，善治女子产乳余疾，且其味甘胜于苦，不至寒凉伤脾胃可知，故用之以去上焦之浮热，即以退周身之烧热；且其色黑多液，《神农本草经》又谓能补肾气，故以治痨瘵之阴虚者尤宜也。牛蒡子体滑气香，能润肺又能利肺，与山药、玄参并用，大能止嗽定喘，以成安肺之功，故加之以为佐使也。

地黄生用，其凉血退热之功，诚优于玄参。西人谓其中函铁质，人之血中，又实有铁锈。地黄之善退热者，不但以其能凉血滋阴，实有以铁补铁之妙，使血液充足，而蒸热自退也。又痨瘵之热，大抵因真阴亏损，相火不能潜藏。……地黄……善引相火下行，安其故宅。《神农本草经》列之上品，洵良药也。然必烧热过甚而始加之者，以此方原以健补脾胃为主，地黄虽系生用，经水火煎熬，其汁浆仍然黏泥，恐于脾胃有不宜也。至热甚者，其脾胃必不思饮食，用地黄退其热，则饮食可进，而转有辅助脾胃之效。

生山药，即坊间所鬻之干山药，而未经火炒者也。……此方若用炒熟山药，则分毫无效（理详后一味薯蓣饮下）。

於术色黄气香，乃浙江於潜所产之白术也。色黄则属土，气香则醒脾，其健补脾胃之功，迥异于寻常白术。……未必出于於潜。而但观其色黄气香，

用之亦有殊效，此以色、味为重，不以地道为重也。(《医学衷中参西录·治阴虚劳热方·资生汤》)

而愚苦心思索，拟得资生汤一方，救人多矣。医界同人用此方救人而寄函相告者亦多矣。夫医者以活人为主，苟其方能活人，即与经旨少有差池，犹当曲谅，况与经旨未必有差池乎。且愚因才识庸碌，生平不敢讲薄前人，故方后自注有云，吾不敢谓从前解者皆谬，然由拙解以释经文，自觉经文别有意味，且有实用也，云云。此欿然不满之心，不敢自居于必是也。先生阅拙著至此数语，亦可宽愚妄论之罪矣。(《医学衷中参西录·答葛介人相质一则》)

资生通脉汤

[**组成**] 白术炒，三钱　生怀山药一两　生鸡内金黄色的，二钱　龙眼肉六钱　山萸肉去净核，四钱　枸杞果四钱　玄参三钱　生杭芍三钱　桃仁二钱　红花钱半　甘草二钱

[**主治**] 室女月闭血枯，饮食减少，灼热咳嗽。

[**加减**] 灼热不退者，加生地黄六钱或至一两。咳嗽者，加川贝母三钱，米壳二钱（嗽止去之）。泄泻者，去玄参，加熟地黄一两，云苓片二钱，或更酌将白术加重。服后泻仍不止者，可于服药之外，用生怀山药细末煮粥，搀入捻碎熟鸡子黄数枚，用作点心，日服两次，泻止后停服。大便干燥者，加当归、阿胶各数钱。小便不利者，加生车前子三钱（袋装），地肤子二钱或将芍药（善治阴虚小便不利）加重。肝气郁者，加生麦芽三钱，川芎、莪术各一钱。汗多者，将萸肉改用六钱，再加生龙骨、生牡蛎各六钱。

[**方论**] 室女月闭血枯，服药愈者甚少，非其病难治，实因治之不得其法也。《内经》谓："二阳之病发心脾，有不得隐曲，在女子为不月。"夫二阳者，阳明胃腑也。胃腑有病，不能消化饮食，推其病之所发，在于心脾。又推其心脾病之所发，在于有不得隐曲（凡不能自如者，皆为不得隐曲）。盖心主神，脾主思，人有不得隐曲，其神思郁结，胃腑必减少酸汁（化食赖酸汁，欢喜则酸汁生者多，忧思则酸汁生者少），不能消化饮食，以生血液，所以在女子为不月也。夫女子不月，既由于胃腑有病，不能消化饮食。治之者，自当调其脾胃，使之多进饮食，以为生血之根本。故方中用白术以健胃之阳，使之瞤动有力（饮食之消亦仗胃有瞤动）。山药、龙眼肉以滋胃之阴，俾其酸汁多

生。鸡内金原含有酸汁，且能运化诸补药之力，使之补而不滞。血虚者必多灼热，故用玄参、芍药以退热。又血虚者，其肝肾必虚，故用萸肉、枸杞以补其肝肾。甘草为补脾胃之正药，与方中萸肉并用，更有酸甘化阴之妙。桃仁、红花为破血之要品，方中少用之，非取其破血，欲藉之以活血脉通经络也。至方后附载因证加减诸药，不过粗陈梗概，至于证之变更多端，尤贵临证者，因时制宜耳。(《医学衷中参西录·治女科方·资生通脉汤》)

滋脺饮

[组成] 生箭芪五钱　大生地一两　生怀山药一两　净萸肉五钱　生猪胰子切碎，三钱

[主治] 消渴。

[加减] 若遇中、上二焦积有实热，脉象洪实者，可先服白虎加人参汤数剂，将实热消去强半，再服此汤，亦能奏效。

[用法] 上五味，将前四味煎汤，送服猪胰子一半，至煎渣时，再送服余一半。

[方论] 消渴一证，古有上中下之分，谓其证皆起于中焦而极于上、下。究之无论上消、中消、下消，约皆渴而多饮多尿，其尿有甜味。是以《圣济总录》论消渴谓："渴而饮水多，小便中有脂，似麸而甘。"至谓其证起于中焦，是诚有理，因中焦脺病而累及于脾也。盖脺为脾之副脏，在中医书中，名为"散膏"，即扁鹊《难经》所谓脾有散膏半斤也（脺尾衔接于脾门，其全体之动脉又自脾脉分支而来，故与脾有密切之关系）。有时脺脏发酵，多酿甜味，由水道下陷，其人小便遂含有糖质。迨至脺病累及于脾，致脾气不能散精达肺（《内经》谓脾气散精上达于肺）则津液少，不能通调水道（《内经》谓通调水道下归膀胱）则小便无节，是以渴而多饮多溲也。尝阅《申报》有胡适之者，因病消渴，……延中医治疗，服药竟愈也。所用方中，以黄芪为主药，为其能助脾气上升，还其散精达肺之旧也。《金匮》有肾气丸，善治消渴。其方以干地黄（即生地黄）为主，取其能助肾中之真阴，上潮以润肺，又能协同山萸肉以封固肾关也。又向因治消渴，曾拟有玉液汤，方中以生怀山药为主，屡试有效。近阅医报且有单服山药以治消渴而愈者。以其能补脾固肾，以止小便频数，而所含之蛋白质，又能滋补脺脏，使其散膏充足，且又色白入肺，能润

肺生水，即以止渴也。又俗传治消渴方，单服生猪胰子可愈。盖猪胰子即猪之膵，是人之膵病，而可补以物之膵也。此亦犹鸡内金，诸家本草皆谓其能治消渴之理也。鸡内金与猪胰子，同为化食之物也。愚因集诸药，合为一方，以治消渴，屡次见效。因敢笔之于书，以公诸医界。(《医学衷中参西录·治消渴方·滋膵饮》)

滋培汤

［**组成**］生山药一两　於术炒，三钱　广陈皮二钱　牛蒡子炒捣，二钱　生杭芍三钱　玄参三钱　生赭石轧细，三钱　炙甘草二钱

［**主治**］虚劳喘逆，饮食减少，或兼咳嗽，并治一切阴虚羸弱诸证。

［**方论**］痰郁肺窍则作喘，肾虚不纳气亦作喘。是以论喘者恒责之肺、肾二脏，未有责之于脾、胃者。不知胃气宜息息下行，有时不下行而转上逆，并迫肺气亦上逆即可作喘。脾体中空，能容纳诸回血管之血，运化中焦之气，以为气血宽闲之地，有时失其中空之体，或变为紧缩，或变为胀大，以致壅激气血上逆迫肺，亦可作喘。且脾脉缓大，为太阴湿土之征象，虚劳喘嗽者，脉多弦数，与缓大之脉反对，乃脾土之病脉也。故重用山药以滋脾之阴，佐以於术以理脾之阳，脾脏之阴阳调和，自无或紧缩或涨大之虞。特是，脾与胃脏腑相依，凡补脾之药皆能补胃。而究之脏腑异用，脾以健运磨积，宣通津液为主；胃以熟腐水谷，传送糟粕为主。若但服补药，壅滞其传送下行之机，胃气或易于上逆，故又宜以降胃之药佐之，方中之赭石、陈皮、牛蒡是也。且此数药之性，皆能清痰涎、利肺气，与山药、玄参并用，又为养肺止嗽之要品也。用甘草、白芍者，取其甘苦化合，大有益于脾胃，兼能滋补阴分也。并治一切虚劳诸证者，诚以脾胃健壮，饮食增多，自能运化精微以培养气血也。(《医学衷中参西录·治喘息方·滋培汤》)

滋阴固下汤

［**组成**］生山药两半　怀熟地两半　野台参八钱　滑石五钱　生杭芍五钱　甘草二钱　酸石榴连皮捣烂，一个

［**主治**］前证服药后，外感之火已消，而渴与泻仍未痊愈，或因服开破之药伤其气分，致滑泻不止；其人或兼喘逆，或兼咳嗽，或自汗，或心中怔忡

者，皆宜急服此汤。

[加减]若无酸石榴，可用牡蛎（煅研）一两代之。汗多者，加山萸肉（去净核）六钱。

[用法]上药七味，用水五盅，先煎酸石榴十余沸，去滓再入诸药，煎汤两盅，分二次温饮下。

[方论]寒温诸证，最忌误用破气之药。若心下或胸胁疼痛，加乳香、没药、川楝子、丹参诸药，腹疼者加芍药，皆可止疼。若因表不解，束其郁热作疼者，解表清热，其疼自止。若误服槟榔、青皮、郁金、枳壳诸破气之品，损其胸中大气，则风寒乘虚内陷，变成结胸者多矣。即使传经已深，而肠胃未至大实，可降下者，则开破与寒凉并用，亦易使大便滑泻，致变证百出。愚屡见此等医者误人，心甚恻怛。故与服破气药而结胸者，制荡胸汤以救其误。服破气药而滑泻者，制此汤以救其误。究之，误之轻者可救，误之重者实难挽回于垂危之际也。志在活人者，可不知其所戒哉。（《医学衷中参西录·治温病方·滋阴固下汤》）

滋阴清降汤

[组成]生赭石轧细，八钱　生怀山药一两　生地黄八钱　生龙骨捣细，六钱　生牡蛎捣细，六钱　生杭芍四钱　甘草二钱　广三七细末，分两次用头煎二煎之汤送服，二钱

[主治]吐衄证，失血过多，阴分亏损，不能潜阳而作热，不能纳气而作喘，甚或冲气因虚上干，为呃逆、眩晕、咳嗽，心血因不能内荣，为怔忡、惊悸、不寐，脉象浮数重按无力者。

[方论]此方即三期吐衄门中清降汤，加龙骨、牡蛎、地黄、三七也。原方所主之病，原与此方无异，而加此数味治此病尤有把握。此因临证既多，屡次用之皆验，故于原方有所增加也。（《医学衷中参西录·论吐血衄血之原因及治法》）

滋阴清胃汤

[组成]玄参两半　当归三钱　生杭芍四钱　甘草钱半　茅根二钱

[主治]产后温病，阳明腑实，表里俱热者。

［**用法**］上药五味，煎汤两盅，分二次温服，一次即愈者，停后服。

［**方论**］产后忌用寒凉，而温热入阳明腑后，又必用寒凉方解，因此医者恒多束手。不知石膏、玄参《本经》皆明载治产乳。是以热入阳明之重者，可用白虎加人参以山药代粳米汤（在第六卷），更以玄参代知母（方后有案）。其稍轻者，治以此汤，皆可随手奏效。愚用此两方，救人多矣。临证者当笃信《本经》，不可畏石膏、玄参之寒凉也。况石膏、玄参，《本经》原皆谓其微寒，并非甚寒凉之药也。（《医学衷中参西录·治女科方·滋阴清胃汤》）

滋阴宣解汤

［**组成**］其方即宣解汤（滑石一两、甘草二钱、连翘三钱、蝉蜕三钱、生杭芍四钱。编者注）加生山药一两，甘草改用三钱。

［**主治**］温病，太阳未解，渐入阳明。其人胃阴素亏，阳明腑证未实，已燥渴多饮，饮水过多，不能运化，遂成滑泻，而燥渴益甚。或喘，或自汗，或小便秘。温疹中多有类此证者，尤属危险之候，用此汤亦宜。

［**方论**］此乃胃腑与膀胱同热，又兼虚热之证也。滑石性近石膏，能清胃腑之热，淡渗利窍，能清膀胱之热，同甘草生天一之水，又能清阴虚之热，一药而三善备，故以之为君。而重用山药之大滋真阴，大固元气者，以为之佐使。且山药生用，则汁浆稠黏，同甘草之甘缓者，能逗留滑石于胃中，使之由胃输脾，由脾达肺，水精四布。循三焦而下通膀胱，则烦热除，小便利，而滑泻止矣。又兼用连翘、蝉蜕之善达表者，以解未罢之太阳，使膀胱蓄热，不为外感所束，则热更易于消散。且蝉之性，饮而不食，有小便无大便，故其蜕，又能利小便，而止大便也。愚自临证以来，遇此等证，不知凡几。医者率多束手，而投以此汤，无不愈者。若用于温疹兼此证者，尤为妥善，以连翘、蝉蜕，实又表散温疹之妙药也。（《医学衷中参西录·治温病方·滋阴宣解汤》）

第三章 医 案

第一节 内科医案

感 冒

○ 一叟年六旬余。素吸鸦片，羸弱多病，于孟冬感冒风寒，其脉微弱而浮。愚用生黄芪数钱，同表散之药治之，得汗而愈。间日，因有紧务事，冒寒出门，汗后重感，比前较剧。病卧旅邸，不能旋里。因延彼处医者诊治，时身热饮水，病在阳明之腑。医者因其脉微弱，转进温补，病益进。更延他医，以为上有浮热，下有实寒，用附子、吴茱萸，加黄连治之。服后，齿龈尽肿，且甚疼痛，时觉烦躁，频频饮水，不能解渴。不得已复来迎愚。至诊其脉细而数，按之略实。遂投以此汤[白虎加人参以山药代粳米汤：生石膏(捣细)三两、知母一两、人参六钱、生山药六钱、粉甘草三钱。上五味，用水五盅，煎取清汁三盅，先温服一盅，病愈者，停后服。若未痊愈者，过两点钟，再服一盅。主治寒温实热已入阳明之腑，燥渴嗜饮凉水，脉象细数者。编者注]，加玄参六钱，以散其浮游之热。一剂牙疼即愈，烦躁与渴亦见轻。翌日用原方去玄参，将药煎成，调入生鸡子黄三枚，作三次温饮下，大便得通而愈。(《医学衷中参西录·治伤寒温病同用方·白虎加人参以山药代粳米汤》)

○ 又尝治一少年，于季冬得伤寒证，其人阴分素亏，脉近六至，且甚弦细，身冷恶寒，舌苔淡白。延医诊视，医者谓脉数而弱，伤寒虽在初得，恐不可用麻黄强发其汗。此时愚应其近邻之聘，因邀愚至其家，与所延之医相商。愚曰："麻黄发汗之力虽猛，然少用则无妨，再辅以补正之品，自能稳妥奏功矣。"遂为疏方麻黄钱半，桂枝尖一钱，杏仁、甘草各钱半，又为加生怀山药、北沙参各六钱。嘱其煎汤服后，若至两点钟不出汗，宜服西药阿司匹林二分许，以助其出汗。后果如法服之，周身得汗而愈矣。(《医学衷中参西录·太阳麻黄汤证》中也录有本案。编者注)(《医学衷中参西录·论伤寒脉紧及用麻黄汤之变通法》)

○ 又治一人，年近三旬，因长途劳役，感冒甚重，匆匆归家，卧床不起。经医诊治，半月病益加剧。及愚视之，见其精神昏愦，谵语不休，肢体有时惕动不安，其两目直视，似无所见，其周身微热，而间有发潮热之时，心中如何，询之不能自言，其大便每日下行皆系溏粪，其脉左右皆弦细而浮，数逾六至，重按即无。其父泣而问曰：延医数位，皆不为出方，因此后事皆备，不知犹可救否？余生平只此一子，深望先生垂怜也。愚悯其言词恳切，慨然许为救愈。时有其同村医者在座，疑而问曰：此证之危险已至极点，人所共见，先生独慨然谓其可治，然不知此证所系何病，且用何方药治之？答曰：此《伤寒论》少阳篇所谓三阳合病，然《伤寒论》中所言者，是三阳合病之实证，而此证乃三阳合病之虚证，且为极虚之证。凡三阳合病以病已还表，原当由汗而解，此病虽虚，亦当由汗而解也。医者闻愚言，若深讶异曰：病虚若此，犹可发汗乎？且据何见解而知谓为三阳合病乎？答曰：此证为三阳合病，确有征据。此证之肢体惕动，两目直视，且间发潮热者，少阳也；精神昏愦、谵语不休者，阳明也；其脉弦而甚浮者，乃自少阳还太阳也，是以谓之三阳合病也。夫病已还表，原欲作汗，待以脉数无根；真阴大亏，阳升而阴不能应，是以不能化合而为汗耳。治此证者，当先置外感于不问，而以滋培其真阴为主，连服数剂，俾阴分充足，自能与阳气化合而为汗，汗出而病即愈矣。若但知病须汗解，当其脉数无根之时，即用药强发其汗，无论其汗不易出也，即服后将汗发出，其人几何不虚脱也。医者闻之甚悦服曰：先生明论，迥异寻常，可急为疏方以救此垂绝之命哉。愚遂为开生地黄、熟地黄、生山药、大枸杞各一两，玄参、沙参、净萸肉各五钱，煎汤一大碗，分两次温饮下。此药一日夜间连进两剂。翌晨再诊其脉，不足六至，精神亦见明了，自服药后大便未行，遂于原方中去萸肉，加青连翘二钱，服后周身得汗，病若失。(《医学衷中参西录·少阳篇三阳合病之治法》)

伤　寒

○ 曾治一媪，年七十余，季冬得伤寒证，七八日间，延愚诊视。其脉洪长有力，表里俱热，烦渴异常，大便自病后未行。投以白虎加人参汤二剂，大便遂通，一日降下三次，病稍见愈，而脉仍洪长。细审病情，当有结粪未下，遂单用大黄三钱，煮数沸服之，下结粪四五枚，病遂见愈，仍非脉净身凉，又用拙拟白虎加人参以山药代粳米汤（在后），服未尽剂而愈。然此乃百中之一二也。临证者，不可因此生平仅遇之证，遂执为成法，轻视白虎，而重视承气也。

又按：石膏用于外感之阳证，虽不当其时，亦无大患。惟用于阴盛格阳，真寒假热证，则危不旋踵。然此等证，即误用他凉药，其害亦同。此非石膏之过，而医者审证不确之过也。今录古人治此等证验案数则于下，以备参观。庶不至误用寒凉之药，以治阴证也。（《医学衷中参西录·治伤寒温病同用方·仙露汤》）

○ 李儒斋，天津山东省银行理事，年三十二岁，于夏季得伤寒证。

[病因] 午间恣食瓜果，因夜间失眠，遂食余酣睡，值东风骤至，天气忽变寒凉，因而冻醒，其未醒之时又复梦中遗精，醒后遂觉周身寒凉抖战，腹中又复隐隐作疼，惧甚，遂急延为诊视。

[证候] 迨愚至为诊视时，其寒战腹疼益甚，其脉六部皆微细欲无，知其已成直中少阴之伤寒也。

[诊断] 直中少阴伤寒为麻黄附子细辛汤证，而因在梦遗之后，腹中作疼，则寒凉之内侵者益深入也，是宜于麻黄附子细辛汤中再加温暖补益之品。

[处方] 麻黄二钱、乌附子三钱、细辛一钱、熟地黄一两、生怀山药五钱、净萸肉五钱、干姜三钱、公丁香十粒。

煎汤一大盅，温服，温覆取汗，勿令过度。

[效果] 将药服后，过一点钟，周身微汗，寒战与腹疼皆愈。

[或问] 麻黄附子细辛汤证，伤寒始得发热脉沉也，今斯证寒战脉沉细，夫寒战与发热迥异矣，何以亦用麻黄附子细辛汤乎？答曰：麻黄附子细辛汤证，是由太阳传少阴也，为其病传少阴是以脉沉，为其自太阳传少阴是以太阳有反应之力而发热。此证昼眠冻醒，是自太阳传少阴，又因恣食寒凉继而昼寝梦遗，其寒凉又直中少阴，内外寒凉夹攻，是以外寒战而内腹疼，太阳虽为表阳亦无反应之力也。方中用麻黄以逐表寒，用附子以解里寒，用细辛以通融表里，使表里之寒尽化；又因其少阴新虚，加熟地黄、萸肉、山药以补之，养正即以除邪也，又因其腹疼知寒侵太深，又加干姜、丁香助附子、

细辛以除之，寒邪自无遁藏也。方中用意周匝，是以服之即效。至于麻黄发汗只二钱者，因当夏令也，若当冬令则此证必须用四钱方能出汗，此用药因时令而有异也。至若在南方虽当冬令用麻黄二钱亦能发汗，且南方又有麻黄不过钱之说，此又用药因地点而有异也。(《医学衷中参西录·伤寒门·少阴伤寒》)

○ 李淑颜，盐山城西八里庄人，年六旬，蒙塾教员，于季冬患伤寒兼脑膜生炎。

[病因] 素有头昏证，每逢上焦有热，精神即不清爽，腊底偶冒风寒，病传阳明，邪热内炽，则脑膜生炎，累及神明失其知觉。

[证候] 从前医者治不如法，初得时未能解表，遂致伤寒传里，阳明腑实，舌苔黄而带黑，其干如错，不能外伸，谵语不休，分毫不省人事，两目直视不瞬。诊其脉两手筋惕不安，脉象似有力而不实，一息五至，大便四日未行，小便则溺时不知。

[诊断] 此乃病实脉虚之证，其气血亏损难抗外邪，是以有种种危险之象。其舌苔黑而干者，阳明热实津液不上潮也；其两目直视不瞬者，肝火上冲而目发胀也；其两手筋惕不安者，肝热血耗而内风将动也；其谵语不省人事者，固有外感之邪热过盛，昏其神明，实亦由外感之邪热上蒸，致脑膜生炎，累及脑髓神经也。拟用白虎加人参汤，更辅以滋补真阴之品，庶可治愈。

[处方] 生石膏(捣细)五两，生怀地黄二两、野台参八钱、天花粉八钱、北沙参八钱、知母六钱、生杭芍六钱、生怀山药六钱、甘草四钱、荷叶边一钱。

共煎汤三盅，分三次温服下，每服一盅调入生鸡子黄两枚。方中不用粳米者，以生山药可代粳米和胃也；用生鸡子黄者，以其善息肝风之内动也；用荷叶者，……善引诸凉药之力直达脑中以清脑膜之炎也。

再诊 将药如法煎服，翌晨下大便一次，舌苔干较愈，而仍无津液，精神较前明了而仍有谵语之时，其目已不直视而能瞬，诊其脉筋惕已愈强半，至数较前稍缓，其浮分不若从前有力，而重按却比从前有根柢，此皆佳兆也。拟即前方略为加减，清其余热即以复其真阴，庶可痊愈。

[处方] 生石膏(捣细)四两，生怀地黄二钱、野台参八钱、大甘枸杞一两、生怀山药一两、天花粉八钱、北沙参八钱、知母六钱、生杭芍六钱、甘草四钱。

共煎汤三盅。为其大便已通，俾分多次徐徐温饮下，一次只饮一大口。

[效果] 阅十点钟将药服完，精神清爽，诸病皆愈。

[说明] 治脑膜炎证，羚羊角最佳，而以治筋惕不安亦羚羊角最效，以其上可清头脑，下可息肝风之萌动也。然此药价太昂，僻处药局又鲜真者，是以方中未用，且此证虽兼有脑膜炎病，实因脏腑之邪热上蒸，清其邪热则脑膜炎自愈，原不必注重于清脑也。

[或问] 筋惕之病，西人谓脑髓神经失其常度而妄行，是以脑膜炎症，恒有痉搐拘挛，角弓反张诸病，此皆筋惕之类，诚以脑膜生炎而累及神经也。今则谓肝经血虚有热使然，将勿西人之说不足信欤？答曰：此二说原可相通，……脑髓神经与肝有至切之关系，肝有所伤，脑髓神经恒失其常，度西医所谓脑髓神经病，多系方书中谓肝经病也。况方中用荷叶边作引，原能引诸凉药上行以清其脑部乎。(《医学衷中参西录·伤寒门·伤寒兼脑膜炎》)

○ 李仟斋山东银行执事，夏日得少阴伤寒，用麻黄附子细辛汤，加生山药、大熟地二味治愈。(《医学衷中参西录·治愈笔记》)

○ 一人，年二十余。伤寒六七日，头疼恶寒，心中发热，咳吐黏涎。至暮尤寒热交作，兼眩晕，心中之热亦甚。其脉浮弦，重按有力，大便五日未行。投以此汤 (薄荷叶四钱、蝉蜕三钱、生石膏六钱、甘草一钱五分。主治温病初得，头疼，周身骨节酸疼，肌肤壮热，背微恶寒无汗，脉浮滑者。编者注)，加生石膏六钱，芒硝四钱，下大便二次。上半身微见汗，诸病皆见轻，惟心中犹觉发热，脉象不若从浮弦，而重按仍有力。拟投以白虎加人参汤，恐当下后，易作滑泻，遂以生山药代粳米，连服两剂痊愈。(《医学衷中参西录·治温病方·清解汤》)

○ 一叟年近六旬。素羸弱痨嗽，得伤寒证三日，昏愦不知人。诊其脉甚虚数，而肌肤烙手，确有实热。知其脉虚证实，邪火横恣，元气又不能支持，故传经犹未深入，而即昏愦若斯也。踌躇再四，乃放胆投以此汤 [白虎加人参以山药代粳米汤：生石膏（捣细）三两、知母一两、人参六钱、生山药六钱、粉甘草三钱。上五味，用水五盅，煎取清汁三盅，先温服一盅，病愈者，停后服。若未痊愈者，过两点钟，再服一盅。主治寒温实热已入阳明之腑，燥渴嗜饮凉水，脉象细数者。编者注]。将药煎成，乘热徐徐灌之，一次只灌下两茶匙。阅三点钟，灌

药两盅，豁然顿醒。再尽其余，而病愈矣。(《医学衷中参西录·治伤寒温病同用方·白虎加人参以山药代粳米汤》)

○ 一叟年六旬。素亦羸弱多病，得伤寒证，绵延十余日。舌苔黄厚而干，心中热渴，时觉烦躁。其不烦躁之时，即昏昏似睡，呼之，眼微开，精神之衰惫可知。脉象细数，按之无力。投以凉润之剂，因其脉虚，又加野台参佐之。大便忽滑泻，日下数次。因思此证，略用清火之药即滑泻者，必其下焦之气化不固。先用药固其下焦，再清其上焦、中焦未晚也。遂用熟地黄二两，酸石榴一个，连皮捣烂，同煎汤一大碗。分三次温饮下，大便遂固。间日投以此方（白虎加人参以山药代粳米汤。编者注），将山药改用一两，以生地黄代知母，煎汤成，徐徐温饮下，一次只饮药一大口。阅八点钟，始尽剂，病愈强半。翌日又按原方，如法煎服，病又愈强半。第三日又按其方服之，尽剂而愈。

按：熟地黄原非治寒温之药，而病至极危时，不妨用之，以救一时之急。故仲景治脉结代，有炙甘草汤，亦用干地黄（即今生地），结代亦险脉也。如无酸石榴时，可用龙骨(煅捣)、牡蛎（煅捣）各五钱代之。(《医学衷中参西录·治伤寒温病同用方·白虎加人参以山药代粳米汤》)

○ 又寒温证表里皆虚，汗出淋漓，阳明胃腑仍有实热者，用此汤时，宜加龙骨、牡蛎。

一童子年十六，于季冬得伤寒证。因医者用发表药太过，周身时时出汗，仍表里大热，心中怔忡，精神恍惚。脉象洪数，按之无力。遂用此汤（白虎加人参以山药代粳米汤。编者注）时，宜加龙骨、牡蛎（皆不煅）各一两，煎汁一大碗，分数次温饮下，尽剂而愈。(《医学衷中参西录·治伤寒温病同用方·白虎加人参以山药代粳米汤》)

○ 又仲景治伤寒脉结代者，用炙甘草汤，诚佳方也。愚治寒温，若其外感之热不盛，遇此等脉，即遵仲景之法。若其脉虽结代，而外感之火甚实者，亦用白虎加人参以山药代粳米汤。

一叟年六旬余。于孟冬得伤寒证，五六日间，延愚诊视。其脉洪滑，按之亦似有力。表里俱觉发热，间作呻吟，又兼喘逆，然不甚剧。投以白虎汤，一剂大热稍减。再诊其脉，或七八动一止，或十余动一止，两手皆然，而重按无力。遂于原方中加人参八钱，兼师炙甘草汤中用干地黄之意，以生地代知母。煎汁两盅，分二次温饮下，脉即调匀，且较前有力，而热仍如故。从前方中生石膏二两遂加倍为四两，煎汁一大碗，俾徐徐温饮下，尽剂而愈。

按：治此证时，愚习用白虎汤，而犹未习用白虎汤加参也。自此以后，凡年过六旬之人，即脉甚洪实，用白虎汤时，亦必少加人参二三钱。(《医学衷中参西录·治伤寒温病同用方·白虎加人参以山药代粳米汤》)

○ 至其人阳分、阴分俱虚，又宜并补其阴阳以助之出汗。

张景岳曾治一叟得伤寒证，战而不汗。于其翌日发战之时，投以大剂八味地黄汤，须臾战而得汗。继因汗多亡阳，身冷汗犹不止，仍投以原汤，汗止病亦遂愈。用其药发汗，即用其药止汗，是能运用古方入于化境者也。(本案为他人所治。编者注)(《医学衷中参西录·伤寒风温始终皆宜汗解说》)

温　病

○ 白虎汤加人参，又以山药代粳米，既能补助气分托邪外出，更能生津止渴，滋阴退热，洵为完善之方。间有真阴太虚，又必重用滋阴之药以辅冀之，始能成功者。

一媪，年过七旬，于孟夏得温证，五六日间，身热燥渴，精神昏愦，舌似无苔，而舌皮数处作黑色，干而且缩。脉细数，按之无力。当此高年，审证论脉，似在不治。而愚生平临证，明明见不可治之证，亦必苦心研究而设法治之，此诚热肠所迫，不能自已，然亦往往多有能救者。踌躇再四，为疏两方。一方即白虎加人参以山药代粳米汤，一方用熟地黄二两，生山药、枸杞各一两，真阿胶（不炒）五钱，煎汤后，调入生鸡子黄四枚。二方各煎汁一大碗，徐徐轮流温服，阅十点钟，尽剂而愈。自言从前服药，皆不知觉，此时则犹如梦醒。视其舌上犹干黑，然不缩矣。其脉至数仍数，似有余热。又用玄参二两、潞参一两，煎汤一大碗，徐徐温服，一日一剂，两日大便得通。再视其舌，津液满布，黑皮有脱去者矣(《医学衷中参西录·地黄解》中也录有本案。编者注)。(《医学衷中参西录·治伤寒温病同用方·白虎加人参以山药代粳米汤》)

○ 隔数日，其夫年与相等，亦受温病。四五日间，烦热燥渴。遣人于八十里外致冰一担，日夜食之，烦渴如故。复迎愚诊治，其脉洪滑而长，重按有力，舌苔白厚，中心微黄。知其年虽高而火甚实也。遂投以白虎加人参以山药代粳米汤，将方中石膏改用四两，连进两剂，而热渴俱愈。其家人疑而问曰：此证从前日食冰若干，热渴分毫不退，今方中用生石膏数两，连进两剂而热渴俱愈，是石膏之性凉于冰远矣。愚曰：非也。石膏原不甚凉，然尽量食冰不愈而重用生石膏即愈者，因石膏生用能使寒温之热有出路也。西人不善治寒温，故遇寒温实热证最喜用冰，然多有不愈者。至石膏生用，性能发汗，其热可由汗解。即使服后无汗，亦可宣通内蕴之热，由腠理毛孔息息达出，人自不觉耳。

按：此证与前证，年岁同，受病之时亦同。而一则辅以熟地、枸杞之类，以滋真阴；一则重加生石膏，以清大热。此乃随病、脉之虚实，活泼加减，所以投之辄效也（本案患者年过七旬，其妻前几日患温病，张氏用白虎加人参以山药代粳米汤配熟地黄、生山药、枸杞子、阿胶、生鸡子黄治愈；是否由其妻传染有待探讨。编者注）。（《医学衷中参西录·治伤寒温病同用方·白虎加人参以山药代粳米汤》）

○ 表弟刘爽园，二十五岁，业农，于季春得温病。

[病因] 自正二月间，心中恒觉发热，懒于饮食，喜坐房阴乘凉，薄受外感，遂成温病。

[证候] 因相距四十余里，初得病时，延近处医者诊治，阅七八日病势益剧，精神昏愦，闭目蜷卧，似睡非睡，懒于言语，咽喉微疼，口唇干裂，舌干而缩，薄有黄苔欲黑，频频饮水不少濡润，饮食懒进，一日之间，惟强饮米汤瓯许，自言心中热而且干，周身酸软无力，抚其肌肤不甚发热，体温三十七度八分，其脉六部皆微弱而沉，左部又兼细，至数如常，大便四日未行，小便短少赤涩。

[诊断] 此伏气触发于外，感而成温，因肾脏虚损而窜入少阴也。《内经》谓："冬伤于寒，春必病温"，此言冬时所受之寒甚轻，不能即时成为伤寒，恒伏于三焦脂膜之中，阻塞气化之升降，暗生内热，至春阳萌动之时，其所生之热恒激发于春阳而成温。然此等温病未必入少阴也。《内经》又谓："冬不藏精，春必病温"，此言冬不藏精之人，因阴虚多生内热，至春令阳回其内热必益加增，略为外感激发，即可成温病。而此等温病亦未必入少阴也。惟其人冬伤于寒又兼冬不藏精，其所伤之寒伏于三焦，随春阳而化热，恒因其

素不藏精乘虚而窜入少阴，此等证若未至春令即化热窜入少阴，则为少阴伤寒，即伤寒少阴证二三日以上，宜用黄连阿胶汤者也。若已至春令始化热窜入少阴，当可名为少阴温病，即温病中内有实热，脉转微细者也。诚以脉生于心，必肾阴上潮与心阳相济，而后其跳动始有力。此所谓一阴一阳互为之根也。盖此证因温邪窜入少阴，俾心肾不能相济，是以内虽蕴有实热，而脉转微细，其咽喉疼者，因少阴之脉上通咽喉，其热邪循经上逆也。其唇裂舌干而缩者，肾中真阴为邪热遏抑不能上潮，而心中之亢阳益妄动上升以烁耗其津液也。至于心中发热且发干，以及大便燥结，小便赤涩，亦无非阴亏阳亢之所致。为其肾阴心阳不能相济为功，是以精神昏愦，闭目蜷卧，烦人言语，此乃热邪深陷气化隔阂之候，在温病中最为险证。正不可因其脉象无火，身不甚热，而视为易治之证也。愚向拟有坎离互根汤（在五期六卷）可为治此病的方，今将其方略为加减，俾与病候相宜。

［处方］生石膏（轧细）三两、野台参四钱、生怀地黄一两、生怀山药八钱、玄参五钱、辽沙参五钱、甘草三钱、鲜茅根五钱。

药共八味，先将前七味煎十余沸，再入鲜茅根，煎七八沸其汤即成。取清汤三盅，分三次温服下，每服一次调入生鸡子黄一枚。此方若无鲜茅根，可用干茅根两半，水煮数沸，取其汤代水煎药。

［方解］温病之实热，非生石膏莫解，辅以人参并能解邪实正虚之热，再辅以地黄、山药诸滋阴之品，更能解肾亏阴虚之热。且人参与滋阴之品同用，又能助肾阴上潮以解上焦之燥热。用鸡子黄者，化学家谓鸡子黄中含有副肾髓质之分泌素，为滋补肾脏最要之品也。用茅根者，以其禀少阳初生之气（春日发生最早），其质中空凉而能散，用之作引，能使深入下陷之邪热上出外散以消解无余也。

复诊 将药三次服完，周身之热度增高，脉象较前有力，似近洪滑，诸病皆见轻减，精神已振。惟心中仍觉有余热，大便犹未通下，宜再以大剂凉润之药清之，而少佐以补气之品。

［处方］生石膏（轧细）一两、大潞参三钱、生怀地黄一两、玄参八钱、辽沙参八钱、大甘枸杞六钱、甘草二钱、鲜茅根四钱。

药共八味，先将前七味煎十余沸，再入茅根，煎七八沸其汤即成。取清汤两大盅，分两次温服下，每服一次调入生鸡子黄一枚。

［效果］将药连服两剂，大便通下，病遂痊愈。

［说明］此证之脉象沉细，是肾气不能上潮于心，而心肾不交也。迨服药之后，脉近洪滑，是肾气已能上潮于心而心肾相交也。为其心肾相交，是以诸病皆见轻减，非若寻常温病其脉洪大为增剧也。如谓如此以论脉跳动，终属理想之谈者，可更进征诸西人之实验，夫西人原谓肾司漉水，以外别无他用者也。今因其实验益精，已渐悟心肾相济之理，曾于所出之新药发明之。近今德国所出之药，有苏泼拉宁为强心要药。药后附以说明，谓人肾脏之旁有小核名副肾，其汁周流身中调剂血脉，经医家发明副肾之汁有收束血管，增进血压及强心止血之力。然此汁在于人身者不能取，遂由法普唯耳坑厂，用化学方法造成精制副肾液粉子（苏发拉来宁），尤比天然副肾液之功力为佳，乃强心、强脉、止血、敛津、增长血压之要药也。夫医家之论肾，原取广义，凡督脉、任脉、冲脉及胞室与肾相连之处皆可为副肾，彼所谓副肾约不外此类。详观西人之所云云，不亦确知心肾可以相济乎。所有异者，中医由理想而得，故所言者肾之气化，西人由实验而得，故所言者肾之形迹。究之人之先天原由气化以生形迹，至后天更可由形迹以生气化，形迹与气化实乃无所区别也。（《医学衷中参西录·温病门·温病少阴证》）

○ 卢姓，盐山人，在天津包修房屋。

［原因］孟秋天气犹热，开窗夜寝受风，初似觉凉，翌日即大热成温病。

［病候］初次延医服药，竟投以麻、桂、干姜、细辛大热之剂。服后心如火焚，知误服药，以箸探喉，不能吐。热极在床上乱滚，证甚危急。急来迎愚，及至言才饮凉水若干，病热稍愈。然犹呻吟连声，不能安卧。诊其脉近七至，洪大无伦，右部尤甚。舌苔黄厚，大便三日未行。

［诊断］此乃阳明胃腑之热已实，又误服大热之剂，何异火上添油，若不急用药解救，有危在目前之虞。幸所携药囊中有自制离中丹（系用生石膏一两、朱砂二分制成），先与以五钱，俾用温开水送下，过半点钟，心中之热少解，可以安卧。俾再用五钱送服，须臾呻吟亦止。再诊其脉，较前和平。此时可容取药，宜再治以汤剂以期痊愈。

［处方］生石膏三两、知母一两、生山药六钱、玄参一两、甘草三钱。

煎汤三盅，分三次温饮下。

［效果］当日将药服完，翌日则脉静身凉，大便亦通下矣。（《医学衷中参西录·临证随笔》）

○ 王竹荪，年四十九岁。

[**病名**] 温病兼泄泻。

[**病因**] 丙寅仲春，避乱来津。其人素吸鸦片，立志蠲除，因致身弱。于仲夏晚间，乘凉稍过，遂得温病，且兼泄泻。

[**病候**] 表里俱壮热。舌苔边黄、中黑，甚干。精神昏愦，时作谵语。小便短涩，大便一日夜四五次，带有黏滞。其臭异常，且含有灼热之气，其脉左右皆洪长。重诊欠实，至数略数，两呼吸间可九至。

[**诊断**] 此纯系温病之热，阳明与少阳合病也。为其病在阳明，故脉象洪长；为其兼入少阳，故小便短少，致水归大便而滑泻；为其身形素弱，故脉中虽挟有外感之实热，而仍重按不实也。

[**疗法**] 当泻热兼补其正，又大剂徐徐服之，方与滑泻无碍也。

[**处方**] 生石膏细末三两、生山药一两、大生地两半，生杭芍八钱、甘草三钱、野台参五钱。

煎汤三大盅，徐徐温饮下。一次只饮一大口，时为早六点钟，限至晚八点时服完。此方即白虎加人参汤，以生山药代粳米，以生地代知母，而又加白芍也。以白虎汤清阳明之热，为其脉不实故加人参，为其滑泻故以生山药代粳米，生地代知母，为其少阳之腑有热，致小便不利而滑泻，所以又加白芍以清少阳之热，即以利小便也。

[**效果**] 所备之药，如法服完。翌晨精神顿爽，大热已退，滑泻亦见愈，脉象已近平和。因泻仍不止，又为疏方，用生山药一两、滑石一两、生杭芍五钱、玄参五钱、甘草三钱（此即拙拟之滋阴清燥汤加玄参也）（滑石一两、甘草三钱、生杭白芍四钱、生山药一两。主治感冒久在太阳，致热蓄膀胱，小便赤涩，或因小便秘而大便滑泻。或温病，太阳未解，渐入阳明。其人胃阴素亏，阳明腑证未实，已燥渴多饮。饮水过多，不能运化，遂成滑泻，而燥渴益甚。或喘，或自汗，或小便秘。温疹中多有类此证者，尤属危险之候，用此汤亦宜。此乃胃腑与膀胱同热，又兼虚热之证也。或外表已解，其人或不滑泻，或兼喘息，或兼咳嗽，频吐痰涎，确有外感实热，而脉象甚虚数者。滑石性近石膏，能清胃腑之热，淡渗利窍，能清膀胱之热，同甘草生天一之水，又能消阴虚之热，一药而三善备，故以之为君。而重用山药之大滋真阴，大固元气者，以为之佐使。且山药生用，则汁浆稠黏，同甘草之甘缓者，能逗留滑石于胃中，使之由胃输脾，由脾达肺，水精四布，循三焦而下通膀胱，则烦热除，小便利，而滑泻止矣。编者注）。一剂泻止，脉静身凉，脱然痊

愈。(《医学衷中参西录·临证随笔》)

○ 沧州大西门外，吴姓媪，年过七旬，偶得温病兼患吐血。

[病因] 年岁虽高，家庭事务仍自操劳，因劳心过度，心常发热，时当季春，有汗受风，遂得温病，且兼吐血。

[证候] 三四日间表里俱壮热，心中热极之时恒吐血一两口，急饮新汲井泉水，其血即止。舌苔白厚欲黄，大便三日未行。脉象左部弦长，右部洪长，一息五至。

[诊断] 此证因家务劳心过度，心肝先有蕴热，又兼外感之热传入阳明之腑。两热相并，逼血妄行，所以吐血。然其脉象火热虽盛，而正犹不虚，虽在高年，知犹可治。其治法当以清胃腑之热为主，而兼清其心肝之热，俾内伤外感之热俱清，血自不吐矣。

[处方] 生石膏（轧细）三两、生怀地黄一两五钱、生怀山药一两、生杭芍一两、知母三钱、甘草三钱、乌犀角一钱五分、广三七二钱。

药共八味，将前六味煎汤三盅，犀角另煎汤半盅，和匀，分三次温服下。每服药一次，即送服三七末三分之一。

[效果] 将药三次服完，血止热退，脉亦平和，大便犹未通下，俾煎渣再服，犀角亦煎渣取汤，和于汤药中服之，大便通下痊愈。

[说明] 愚平素用白虎汤，凡年过六旬者必加人参，此证年过七旬而不加人参者，以其证兼吐血也。为不用人参，所以重用生山药一两，取其既能代粳米和胃，又可代人参稍补益其正气也。(《医学衷中参西录·温病门·温病兼吐血》)

○ 地黄之性，入血分不入气分，而冯楚瞻谓其大补肾中元气，论者多訾其说，然亦未可厚非也。

癸巳秋，应试都门，曾在一部郎家饮酒，其家有女仆年三十许，得温病十余日，势至垂危，将昇于外。同坐贾佩卿谓愚知医，主家延为诊视。其证昼夜泄泻，昏不知人，呼之不应，其脉数至七至，按之即无。遂用熟地黄二两，生山药、生杭芍各一两，甘草三钱，煎汤一大碗，趁温徐徐灌之，尽剂而愈。(《医学衷中参西录·地黄解》)

○ 奉天南关马姓幼女，于端午节前得温病，医治旬日病益增剧，周身灼热，精神恍惚，烦躁不安，形势危殆，其脉确有实热，而至数嫌其过数。盖因久经外感灼热而阴分亏损也。遂用生石膏两半、生山药一两（单用此二味，取其易服），煮浓汁两茶盅，徐徐与之。连进两剂，灼热已退，从前两日未大便，至此大便亦通，而仍有烦躁不安之意，遂用阿司匹林二分，同白糖钱许，开水冲化服之，周身微汗，透出白痧满身而愈。

或问：外感之证，在表者当解其表，由表而传里者当清其里。今此证先清其里，后复解其表者何也？答曰：子所论者治伤寒则然也。而温病恒表里毗连，因此表里之界线不清。其证有当日得之者，有表未罢而即传于里者，有传里多日而表证仍未罢者。究其所以然之故，多因此证内有伏气，又薄受外感，伏气因感而发。一则自内而外，一则自外而内，以致表里混淆。后世治温者，恒不以六经立论，而以三焦立论，彼亦非尽无见也。是以愚对于此证有重在解表，而兼用清里之药者，有重在清里而兼用解表之药者，有其证似犹可解表，因脉数烦躁，遂变通其方，先清其里而后解其表者。如此则服药不至瞑眩，而其病亦易愈也。上所治之案，盖准此义。试观解表于清里之后，而白痧又可表出，是知临证者，原可变通因心，不必拘于一端也。（《医学衷中参西录·临证随笔》）

○ 奉天宪兵营陈连长夫人，年二十余，于季春得温病，四五日间延为诊治。其证表里俱热，脉象左右皆洪实，腹中时时切疼，大便日下两三次，舌苔厚而微黄，知外感邪热已入阳明之腑，而肝胆乘时令木气之旺，又挟实热以侮克中土，故腹疼而又大便勤也。亦投以前方（生杭芍、生怀山药、滑石、玄参各一两，甘草、连翘各三钱。编者注），加鲜茅根三钱，一剂腹疼便泻即止，又服一剂痊愈。

观此二案，《伤寒论》诸方，腹痛皆加芍药，不待疏解而自明也。至于茅根入药，必须鲜者方效，若无鲜者可不用。（《医学衷中参西录·芍药解》）

○ 高诚轩，邻村张马村人，年二十五岁，业农，于仲夏得温病。

[病因] 仲夏上旬，麦秋将至，远出办事，又欲急回收麦，长途趋行于烈日之中，辛苦殊甚，因得温病。其叔父鲁轩与其表叔毛仙阁皆邑中名医，又皆善治温病。二人共治旬日无效，盖因其劳力过甚，体虚不能托病外出也。

[证候] 愚诊视时，其两目清白，竟无所见，两手循衣摸床，乱动不休，谵语无伦，分毫不省人事。其大便从前滑泻，此时虽不滑泻，每月仍溏便一

两次，脉象浮而无力，右寸之浮尤甚，两尺按之即无，一分钟数至一百二十至。舌苔薄黄，中心干而微黑。

[诊断]……此证两目清白无火，而竟无所见者，肾阴将竭也。其两手乱动不休者，肝风已动也。病势至此，危险已至极点。幸喜脉浮为病还在太阳，右寸浮尤甚，又为将汗之兆。其所以将汗而不汗者，人身之有汗，如天地之有雨，天地阴阳和而后雨，人身亦阴阳和而后汗。此证两尺脉甚弱，阳升而阴不应，是以不能作汗。当用大滋真阴之品，济阴以应其阳必能自汗，汗出则病愈矣。然非强发其汗也，强发其汗则汗出必脱。调剂阴阳以听其自汗，是以汗出必愈也。……

[处方]熟怀地黄二两、生怀山药一两、玄参一两、大甘枸杞一两、甘草三钱、真阿胶四钱。

药共六味，将前五味煎汤一大碗去渣，入阿胶融化，徐徐分数次温饮下。

[效果]时当上午十点钟，将药煎服至下午两点钟将药服完。形状较前安静，再诊其脉颇有起色。俾再用原方煎汤一大碗，陆续服之，至秉烛时遍身得透汗，其病霍然愈矣。此案曾载于《名医验案类编》，编辑主任何廉臣对于此案似有疑意，以为诚如案中所述病况，实为不可挽救之证也。故今将此案又登斯编……以征此案之事实。

[说明]尝实验天地之气化，恒数十年而一变，医者临证用药，即宜随气化而转移，因病者所得之病已先随气转移也。愚未习医时，见医者治伤寒温病，皆喜用下药，见热已传里，其大便稍实者，用承气汤下之则愈，如此者约二十年。及愚习医学时，其如此治法者则恒多偾事，而愚所阅之医书，又皆系赵氏《医贯》《景岳全书》《冯氏锦囊》诸喜用熟地之书，即外感证亦多喜用之。愚之治愈此证，实得力于诸书之讲究。而此证之外，又有重用熟地治愈寒温之坏证诸多验案（三期六卷处方编白虎加人参以山药代粳米汤后，载有数案可参观）。此乃用药适与时会，故用之有效也。且自治愈此证之后，仙阁、鲁轩二君深与愚相契，亦仿用愚方而治愈若干外感之虚证，而一变其从前之用药矣。后至愚年过四旬，觉天地之气化又变，病者多系气分不足，或气分下陷，外感中亦多兼见此证，即用白虎汤时多宜加人参方效。其初得外感应发表时，亦恒为加黄芪方效。如是者又有年。乃自民纪十稔以来，病多亢阳，宜用大剂凉润之药济阴以配其阳，其外感实热之证，多宜用大剂白虎汤，更佐以凉润之品。且人脏腑之气化多有升无降，或脑部充血，或夜眠

不寐，此皆气化过升之故，亦即阳亢无制之故。治之者宜镇安其气化，潜藏其阳分，再重用凉润之药辅之，而病始可治。此诚以天地之气化又有转移，人所生之病即随之转移，而医者之用药自不得不随之转移也。由此悟自古名医所著之书，多有所偏者非偏也，其所逢之时气化不同也。愚为滥竽医界者已五十年，故能举生平之所经历而细细陈之也。(《医学衷中参西录·温病门·温病兼阴虚》)

○ 高振之，山西人，年二十八岁，来天津谋事，寓居其友家一区陈宅，于仲秋得温病。

[病因] 朋友招饮，饮酒过度，又多喝热茶，周身出汗，出外受风。

[证候] 周身骨节作疼，身热三十九度四分，心中热而且渴，舌苔薄而微黄。大便干燥，小便短赤，时或干嗽，身体酸软殊甚，动则眩晕，脉数逾五至，浮弦无力。自始病至此已四十日矣，屡次延医服药无效。

[诊断] 此证乃薄受外感，并非难治之证。因治疗失宜，已逾月而外表未解，内热自不能清。病则懒食，又兼热久耗阴，遂由外感之实热，酿成内伤之虚热，二热相并，则愈难治矣。斯当以大滋真阴之药为主，而以解表泻热之药佐之。

[处方] 生怀山药一两、生怀地黄一两、玄参一两、沙参六钱、生杭芍六钱、大甘枸杞五钱、天冬五钱、天花粉五钱、滑石三钱、甘草三钱。

共煎汤一大碗，分三次温饮下，其初饮一次时，先用白糖水送服西药阿司匹林半瓦，然后服汤药。

复诊 初服药一次后，周身得汗，骨节已不觉疼，二次三次继续服完，热退强半，小便通畅，脉已不浮弦，跳动稍有力，遂即原方略为加减，俾再服之。

[处方] 生怀山药一两、生怀地黄八钱、玄参六钱、沙参六钱、大甘枸杞六钱、天门冬六钱、滑石三钱、甘草二钱、真阿胶（捣碎）三钱。

药共九味，先将前八味煎汤两大盅，去渣入阿胶溶化，分两次温服。其服初次时，仍先用白糖水送服阿司匹林三分之一瓦。此方中加阿胶者，以其既善滋阴，又善润大便之干燥也。

[效果] 将药先服一次，周身又得微汗，继将二分服下，口已不渴，其日大便亦通下，便下之后，顿觉精神清爽，灼热全无，病遂从此愈矣。

按：方中重用大队凉润之品，滋真阴即以退虚热，而复以阿司匹林解肌、滑石利小便者，所以开实热之出路也。至于服阿司匹林半瓦，即遍身得汗者，因体虚者其汗易出，而心有燥热之人，得凉药之濡润亦恒自出汗也。（《医学衷中参西录·温病门·温病兼虚热》）

○ 津海道尹袁霖普君之夫人，年三十六岁，得温病兼下痢证。

[病因] 仲秋乘火车赴保定归母家省视，往来辛苦，路间又兼受风，遂得温病兼患下痢。

[证候] 周身壮热，心中热而且渴，下痢赤多白少，后重腹疼，一昼夜十余次，舌苔白厚，中心微黄，其脉左部弦硬，右部洪实，一息五至。

[诊断] 此风温之热已入阳明之腑，是以右脉洪实，其炽盛之肝火下迫肠中作痢，是以左脉弦硬。夫阳明脉实而渴者，宜用白虎加人参汤，因其肝热甚盛，证兼下痢，又宜以生山药代粳米以固下焦气化，更辅以凉肝调气之品，则温与痢庶可并愈。

[处方] 生石膏（捣细）三两、野党参四钱、生怀山药一两、生杭芍一两、知母六钱、白头翁五钱、生麦芽四钱、甘草四钱。

将药煎汤三盅，分三次温饮下。

复诊 将药分三次服完，温热已退强半，痢疾已愈十之七八，腹已不疼，脉象亦较前和平，遂即原方略为加减俾再服之。

[处方] 生石膏（捣细）二两、野台参三钱、生怀山药八钱、生杭芍六钱、知母五钱、白头翁五钱、秦皮三钱、甘草三钱。

共煎汤两盅，分两次温服下。

[效果] 将药煎服两剂，诸病皆愈，惟脉象似仍有余热，胃中似不开通懒于饮食。俾用鲜梨、鲜藕、莱菔三者等份，切片煮汁，送服益元散三钱许，日服两次，至三次则喜进饮食，脉亦和平如常矣。

[说明] 凡温而兼痢之证，最为难治。盖温随下痢深陷而永无出路，即痢为温热所灼而益加疼坠，惟石膏与人参并用，能升举下陷之温邪，使之徐徐上升外散。而方中生山药一味，在白虎汤中能代粳米以和胃，在治痢药中又能固摄下焦气化，协同芍药、白头翁诸药以润肝滋肾，从容以奏肤功也。至于麦芽炒用之为消食之品，生用之不但消食实能舒发肝气，宣散肝火，而痢病之后重可除也。至后方加秦皮者，取其性本苦寒，力善收涩，借之以清热

补虚，原为痢病将愈最宜之品。是以《伤寒论》白头翁汤中亦借之以清厥阴热痢也。（《医学衷中参西录·温病门·温病兼下痢》）

○ 李芳岑督军之太夫人，年八旬有三，于孟夏得温病，兼项后作疼。

[病因] 饭后头面有汗，忽隔窗纱透入凉风，其汗遂闭，因得斯证。

[证候] 项疼不能转侧，并不能俯仰，周身发灼热，心中亦热，思凉物，脉象左部弦而长，右部则弦硬有力，大便干燥，小便短少。

[诊断] 此因汗出腠理不闭，风袭风池、风府，是以项疼，因而成风温也。高年之脉，大抵弦细，因其气虚所以无甚起伏，因其血液短少，是以细而不濡，至于弦硬而长有力，是显有温热之现象也。此当清其实热而辅以补正兼解表之品。

[处方] 生石膏一两、野台参（轧细）三钱、生怀地黄一两、生怀山药五钱、玄参三钱、沙参三钱、连翘二钱。

西药阿司匹林一瓦，先将阿司匹林用白糖水送下，继将中药煎汤一大盅，至甫出汗时，即将汤药乘热服下。

[效果] 如法将药服下后，周身得汗，表里之热皆退，项之疼大减，而仍未脱然。俾每日用阿司匹林一瓦强（约三分），分三次用白糖水送下，隔四点钟服一次。若初次服后微见汗者，后两次宜少服，如此两日，项疼痊愈。盖阿司匹林不但能发汗去热，且能为热性关节疼痛之最妙药也。（《医学衷中参西录·温病门·温病兼项后作疼》）

○ 陆军第二十八师，师长汲海峰之太夫人，年近七旬。身体羸弱，谷食不能消化，惟饮牛乳，或间饮米汤少许，已二年卧床，不能起坐矣。于戊午季秋，受温病。时愚初至奉天，自锦州邀愚诊视。脉甚细数，按之微觉有力。发热咳嗽，吐痰稠黏，精神昏愦，气息奄奄。投以滋阴清燥汤（滑石一两、甘草三钱、生杭芍四钱、生山药一两。主治温病，太阳未解，渐入阳明。编者注），减滑石之半，加玄参五钱，一剂病愈强半。又煎渣取清汤一茶盅，调入生鸡子黄一枚，服之痊愈。（《医学衷中参西录·治温病方·滋阴清燥汤》）

○ 马心琢，天津城里乡祠前皮局工人，年二十八岁，于季秋得温病兼喉痧痰喘证。

[病因] 初因外出受风感冒甚微，医者用热药发之，陡成温病，而喉病喘

病遂同时发现。

[证候] 表里俱壮热，喘逆咳嗽，时吐痰涎，咽喉左边红肿作疼（即西人所谓扁桃体炎）。其外边项左侧亦肿胀，呼吸皆有窒碍。为其病喉且兼喘逆，则吸气尤形困难，必十分努力始能将气吸入。其舌苔白而薄，中心微黄。小便赤涩，大便四日未行。其脉左右皆弦长，右部重诊有力，一分钟九十六至。

[诊断] 此乃外感之热已入阳明之腑，而冲气又挟胃气、肝火上冲也。为其外感之热已入阳明之腑，是以右脉之力胜于左脉，为其冲气挟胃气、肝火上冲，是以左右脉皆弦长。病现喘逆及咽喉肿疼，其肿痛偏左者，正当肝火上升之路也。拟治以麻杏甘石汤，兼加镇冲降胃、纳气利痰之品以辅之，又宜兼用针刺放血以救目前之急。

[处方] 麻黄一钱、生石膏（捣细）二两、生赭石（轧细）一两、生怀山药八钱、杏仁三钱去皮炒捣、连翘三钱、牛蒡子三钱捣碎、射干二钱、甘草一钱。

共煎汤两盅，分两次温服。

又于未服药之前，用三棱针刺其两手少商出血，用有尖小刀刺其咽喉肿处，开两小口令其出血，且用硼砂、西药盐酸加里，溶以三十倍之水，俾其含漱。又于两手合谷处为之行针。其咽喉肿处骤然轻减，然后服药。

复诊 将药服后，其喘顿愈强半，呼吸似无妨碍，表里之热亦愈强半。脉象亦较前平和，其右部仍然有力。胸膈似觉郁闷，有时觉气上冲，仍然咳嗽，大便犹未通下。拟再治以开郁降气、清热理嗽之剂。

[处方] 糖瓜蒌（切碎）二两、生石膏（捣细）一两、生赭石（轧细）五钱、生杭芍三钱、川贝母三钱、碎竹茹三钱、牛蒡子（捣碎）三钱。

共煎汤一大盅，温服。

[效果] 将药煎服一剂，大便通下，诸病皆愈。唯一日之间犹偶有咳嗽之时，俾用川贝母细末和梨蒸食之以善其后。

○ [说明] 凡用古人成方治病，其药味或可不动，然必细审其药之分量或加或减，俾与病机相宜。如麻杏甘石汤原方，石膏之分量仅为麻黄之两倍，而此证所用麻杏甘石汤则石膏之分量二十倍于麻黄矣。盖《伤寒论》之麻杏甘石汤原非为治喉证而设，今借之以治喉证。原用麻黄以散风定喘，又因此证之喉肿太甚，有碍呼吸，而方中犹用麻黄，原为行险之道，故麻黄仅用一钱，而又重用生石膏二两以监制之。且于临服药时先用刀开其患处，用针刺其少商与合谷，此所以于险中求稳也。（《医学衷中参西录·温病门·温病兼喉痧痰喘》）

○ 又邑北六间房王姓童子，年十七，于孟夏得温病。八九日间呼吸迫促，频频咳吐，痰血相杂。其咳吐之时疼连胸胁，上焦微嫌发闷。诊其脉确有实热，而数至七至（凡用白虎汤者，见其脉数至七至或六至余者，皆宜加参），摇摇无根。盖其资禀素弱，又兼读书劳心，其受外感又甚剧，故脉象若是之危险也。为其胸胁疼闷，兼吐血，拟用白虎加人参汤，以生山药代粳米，而人参不敢多用。方中之生石膏仍用三两，人参用三钱，又加竹茹、三七（捣细冲服）各二钱，煎汤一大碗，徐徐温饮下，一剂血即止，诸病亦见愈。又服一剂痊愈。用三七者，不但治吐血，实又兼治胸胁之疼也。（《医学衷中参西录·石膏解》）

○ 石膏之发汗，原发身有实热之汗，非能发新受之风寒也。

曾治一人，年近三旬，于春初得温病，医者以温药发其汗，汗出而病益加剧，诊其脉洪滑而浮，投以大剂白虎汤，为加连翘、蝉蜕各钱半，服后遍体得凉汗而愈。

然愈后泄泻数次，后过旬日又重受外感，其脉与前次相符，乃因前次服白虎汤后作泄泻，遂改用天花粉、玄参各八钱，薄荷叶、甘草各二钱，连翘三钱，服后亦汗出遍体，而其病分毫不减，因此次所出之汗乃热汗非凉汗也。不得已遂仍用前方，为防其泄泻，以生怀山药八钱代方中粳米，服后仍遍体出凉汗而愈。

由此案观之，则石膏之妙用，有真令人不可思议者矣。（《医学衷中参西录·深研白虎汤之功用》）

○ 孙雨亭，武清县人，年三十三岁，小学教员，喜阅医书，尤喜阅拙著《衷中参西录》。于孟秋时得温病，在家治不愈，遂来津求为诊治。

［病因］未病之前，心中常觉发热，继因饭后有汗，未暇休息，陡有急事冒风出门，致得温病。

［证候］表里俱觉壮热，嗜饮凉水食凉物，舌苔白厚，中心已黄，大便干燥，小便短赤，脉象洪长有力，左右皆然，一分钟七十八至。

［诊断］此因未病之先已有伏气化热，或有暑气之热内伏，略为外感所

激，即表里陡发壮热，一两日间阳明腑热已实，其脉之洪长有力是明征也。拟投以大剂白虎汤，再少佐以宣散之品。

[**处方**] 生石膏（捣细）四两、知母一两、鲜茅根六钱、青连翘三钱、甘草三钱、粳米三钱。

共煎汤三盅，分三次温服下。

复诊 将药分三次服完，表里之热分毫未减，脉象之洪长有力亦仍旧，大便亦未通下。此非药不对证，乃药轻病重药不胜病也。夫石膏之性《神农本草经》原谓其微寒，若遇阳明大热之证，当放胆用之。拟即原方去连翘加天花粉，再将石膏加重。

[**处方**] 生石膏六两、知母一两、天花粉一两、鲜茅根六钱、甘草四钱、粳米四钱。

共煎汤三大盅，分三次温服下。

三诊 将药分三次服完，下燥粪数枚，其表里之热仍然不退，脉象亦仍有力。愚谓雨亭曰：余生平治寒温实热证，若屡次治以大剂白虎汤而其热不退者，恒将方中石膏研极细，将余药煎汤送服即可奏效。今此证正宜用此方，雨亭亦以为然。

[**处方**] 生石膏（研极细）二两、生怀山药二两、甘草六钱。

将山药、甘草煎汤一大碗，分多次温服。每次送服石膏末二钱许，热退勿须尽剂，即其热未尽退，若其大便再通下一次者，亦宜将药停服。

[**效果**] 分六次将汤药饮完，将石膏送服强半，热犹未退，大便亦未通下，又煎渣取汤两盅，分数次送服石膏末，甫完，陡觉表里热势大增。时当夜深，不便延医。雨亭自持其脉弦硬异常，因常阅《衷中参西录》，知脉虽有力而无洪滑之象者，用白虎汤时皆宜加人参，遂急买高丽参五钱，煮汤顿饮下，其脉渐渐和缓，热亦渐退，至黎明其病霍然痊愈矣。

[**说明**] 按：伤寒定例，凡用白虎汤若在汗吐下后及渴者，皆宜加人参。细询此证之经过始知曾发大汗一次，此次所服之药虽非白虎汤原方，实以山药代粳米，又以石膏如此服法，其力之大，可以不用知母是其方亦白虎汤也。若早加党参数钱，与山药、甘草同煎汤以送服石膏，当即安然病愈。乃因一时疏忽，并未见及，犹幸病者自知医理以挽回于末路。此虽白虎汤与人参前后分用之，仍不啻同时并用之也。

又按：此证加人参于白虎汤中其益有三：发汗之后人之正气多虚，人参大能补助正气，俾正气壮旺自能运化药力以胜邪，其为益一也；又发汗易伤津液，津液伤则人之阴分恒因之亏损。人参与石膏并用，能于邪热炽盛之时滋津液以复真阴，液滋阴复则邪热易退，其为益二也；又用药之法，恒热因凉用、凉因热用，《内经》所谓伏其所因也。此证用山药、甘草煎汤送服石膏之后，病则纯热，药则纯凉，势若冰炭不相容，是以其热益激发而暴动。加人参之性温者以为之作引，此即凉因热用之义，为凉药中有热药引之以消热，而后热不格拒转与化合，热与凉药化合则热即消矣，此其为益三也。统此三益观之，可晓然于此病之所以愈，益叹仲圣制方之妙。即约略用之，亦可挽回至险之证也。(《医学衷中参西录·温病门·温病》)

○ 天津城西梁家嘴，陈姓童子，年十五岁，在学校肄业，于仲秋得温病，兼衄血便血。

[**病因**] 初因周身发热出有斑点，有似麻疹。医用凉药清之，斑点即回，连服凉药数剂，周身热已退，而心中时觉烦躁。逾旬日因薄受外感，其热陡然反复。

[**证候**] 表里壮热，衄血两次，小便时或带血。呕吐不受饮食，服药亦多吐出。心中自觉为热所灼，怔忡莫支。其脉摇摇而动，数逾五至，左右皆有力，而重按不实。舌苔白而欲黄，大便三日未行。

[**处方**] 本拟投以白虎加人参汤，恐其服后作呕。遂用生石膏细末三两、生怀山药二两，共煎汤一大碗，俾徐徐温饮下。为防其呕吐，一次只饮一大口，限定四小时将药服完。

[**方解**] 凡呕吐之证，饮汤则吐，服粥恒可不吐。生山药二两煎取浓汁与粥无异，且无药味，服后其黏滞之力自能留恋于胃中。且其温补之性，又能固摄下焦以止便血，培养心气以治怔忡也。而以治此温而兼虚之证，与石膏相伍为方，以石膏清其温，以山药补其虚，虽非白虎加人参汤，而亦不啻白虎加人参汤矣。

[**效果**] 翌日复诊，热退十之七八，心中亦不怔忡，少进饮食亦不呕吐，衄血便血皆愈。脉象力减，至数仍数。又俾用玄参二两，潞参、连翘各五钱。仍煎汤一大碗，徐徐温饮下，尽剂而愈，大便亦即通下。盖其大热已退而脉仍数者，以其有阴虚之热也。玄参、潞参并用，原善退阴虚作热，而犹恐其伏有疹毒，故又加连翘以托之外出也。

按：此证若能服药不吐，投以大剂白虎加人参汤，大热退后其脉即可不数。乃因其服药呕吐，遂变通其方，重用生山药二两与生石膏同煎服。因山药能健脾滋肾，其补益之力虽不如人参，实有近于人参处也。至大热退后，脉象犹数，遂重用玄参二两以代石膏，取其能滋真阴兼能清外感余热，而又伍以潞参、连翘各五钱。潞参即古之人参，此由白虎加人参之义化裁而出，故虚热易退，而连翘又能助玄参凉润之力外透肌肤，则余热亦易清也。(《医学衷中参西录·温病门·温病兼衄血便血》)

○天津公安局科长康国屏之幼女晓卿，年九岁，于孟秋得温病兼大气下陷。

[**病因**]因得罪其母惧谴谪，藏楼下屋中，屋窗四敞，卧床上睡着，被风吹袭遂成温病。

[**证候**]初得病时服药失宜，热邪内陷，神昏不语，后经中西医多位诊治二十余日，病益加剧，医者见病危已至极点，皆辞不治。继延愚为诊视，其两目上窜，几不见黑睛，精神昏愦，毫无知觉，身体颤动不安，时作嗳声，其肌肤甚热，启其齿见其舌缩而干，苔薄微黄，偶灌以水或米汤犹知下咽，其气息不匀，间有喘时，其脉数逾六至，左部细而浮，不任重按，右部亦弦细，重诊似有力，大便旬日未行。

[**诊断**]此外感之热久不退，灼耗真阴，以致肝脏虚损，木燥生风而欲上脱也。当用药清其实热，滋其真阴，而更辅以酸收敛肝之品，庶可救此极危之证。

[**处方**]生石膏（轧细）二两、野台参三钱、生怀地黄一两、净萸肉一两、生怀山药六钱、甘草二钱。

共煎汤两大盅，分三次温饮下，每次调入生鸡子黄一枚。

[**方解**]此方即白虎加人参汤，以生地黄代知母，生山药代粳米，而又加萸肉也。此方若不加萸肉为愚常用之方，以治寒温证当用白虎加人参汤，而体弱阴亏者，今加萸肉借以收敛肝气之将脱也。至此方不用白虎汤加减，而必用白虎加人参为之加减者，因病至此际，非加人参于白虎汤中，不能退其深陷之热，复其昏愦之神明也。此理参观四期药物讲义人参解后所附医案自明。

复诊 将药三次服完，目睛即不上窜，身体安稳不复颤动，嗳声已止，气息已匀，精神较前明了而仍不能言，大便犹未通下，肌肤犹热，脉数已减，不若从前之浮弦，而右部重诊仍似有力，遂即原方略为加减，俾再服之。

[处方]生石膏（轧细）两半、野台参三钱、生怀地黄一两、净萸肉六钱、天冬六钱、甘草二钱。

共煎汤两盅，分两次温饮下，每次调入生鸡子黄一枚。

三诊 日服药一剂，连服两日，热已全退，精神之明了似将复原，而仍不能言，大便仍未通下，间有努力欲便之象，遂用灌肠法以通其便。再诊其脉，六部皆微弱无力，知其所以不能言者，胸中大气虚陷，不能上达于舌本也。宜于大剂滋补药中，再加升补气分之品。

[处方]生怀山药一两、大甘枸杞一两、沙参一两、天冬六钱、寸麦冬六钱、生箭芪三钱、野台参三钱、升麻一钱、桔梗一钱。

共煎汤一盅半，分两次温服下。

[效果]将药煎服两剂，遂能言语，因即原方去升麻减沙参之半，再加萸肉、生麦芽各三钱，再服数剂以善后。

[说明]医者救危险将脱之证喜用人参，而喻嘉言谓气若上脱，但知重用人参转令人气高不返，必重用赭石辅之始能奏效，此诚千古不磨之论也。此方中之用人参原非用其救脱，因此证真阴大亏，惟石膏与人参并用，独能于邪火炽盛之时立复真阴，此白虎加人参汤之实用也。至于萸肉，其补益气分之力远不如参，而其挽救气分之上脱则远胜于参。诚以肝主疏泄，人之元气甚虚者，恒因肝之疏泄过甚而上脱，重用萸肉以敛肝使之不复疏泄，则元气之欲上脱者即可不脱，此愚屡次用之奏效而确知其然者也。（《医学衷中参西录·温病门·温病兼大气下陷》）

○ 天津锅店街东口义合胜皮店学徒奎禄，得温病，先服他医清解之药数剂无效。弟诊其脉象，沉浮皆有力。表里壮热无汗。投以书中寒解汤原方（生石膏一两、知母八钱、连翘一钱五分、蝉蜕一钱五分。主治周身壮热，心中热而且渴，舌上苔白欲黄，其脉洪滑。或头犹觉疼，周身犹有拘束之意者。编者注），遍身得汗而愈。

由斯知方中重用生石膏、知母以清热，少加连翘、蝉蜕以引热透表外出，制方之妙远胜于银翘散、桑菊饮诸方矣，且由此知石膏生用诚为妙药。从治愈此证之后，凡遇寒温实热诸证，莫不遵书中方论，重用生石膏治之。其热实脉虚者，亦莫不遵书中方论，用白虎加人参汤，或用白虎加人参以生山药代粳米汤，皆能随手奏效，以之救人多矣。推本溯源，实皆我兄德惠所及也（本案为他人所治。编者注）。(《医学衷中参西录·李曰纶来函》)

○ 天津河北玄维路，姚姓媪，年六旬有二，于孟秋得温病兼下痢。

[病因] 孟秋天气犹热，且自觉心中有火，多食瓜果，又喜当风乘凉，遂致病温兼下痢。

[证候] 周身灼热，心中热且渴，连连呻吟不止，一日夜下痢十二三次，赤白参半，后重腹疼，饮食懒进，恶心欲呕，其脉左部弦而兼硬，右部似有力而重按不实，数近六至。延医治疗近旬日，病益加剧。

[诊断] 其左脉弦而兼硬者，肝血虚而胆火盛也。其右脉似有力而重按不实者，因其下痢久而气化已伤，外感之热又侵入阳明之腑也。其数六至者，缘外感之热灼耗已久，而其真阴大有亏损也。证脉合参，此乃邪实正虚之候。拟用拙定通变白虎加人参汤，及通变白头翁汤二方相并治之。

[处方] 生石膏（捣细）二两、野台参四钱、生怀山药一两、生杭芍一两、白头翁四钱、金银花四钱、秦皮二钱、生地榆二钱、甘草二钱、广三七二钱轧细、鸦胆子（成实者，去皮）五十粒。

共药十一味，先用白糖水送服三七、鸦胆子各一半，再将余药煎汤两盅，分两次温服下。至煎渣再服时，亦先服所余之三七、鸦胆子。

复诊 将药煎服，日进一剂，服两日表里之热皆退，痢变为泻，仍稍带痢，泻时仍觉腹疼后重而较前轻减，其脉象已近平和，此宜以大剂温补止其泄泻，再少辅以治痢之品。

[处方] 生怀山药一两、炒怀山药一两、龙眼肉一两、大云苓片三钱、生杭芍三钱、金银花三钱、甘草二钱。

共煎汤一大盅，温服。

[效果] 将药煎服两剂，痢已净尽而泻未痊愈，遂即原方去金银花、芍药，加白术三钱，服两剂其泻亦愈。(《医学衷中参西录·温病门·温病兼下痢》)

○ 天津南开义善里，迟氏妇，年二十二岁，于季秋得温病。

[病因] 其素日血分不调，恒作灼热，心中亦恒发热，因热贪凉，薄受外感，即成温病。

[证候] 初受外感时，医者以温药发其汗，汗出之后，表里陡然大热，呕

吐难进饮食，饮水亦恒吐出，气息不调，恒作呻吟，小便不利，大便泄泻日三四次，其舌苔薄而黄，脉象似有力而不实，左部尤不任重按，一分钟百零二至，摇摇有动象。

[诊断] 其胃中为热药发表所伤，是以呕吐，其素日阴亏，肝肾有热，又兼外感之热内迫，致小便不利水归大肠，是以泄泻，其舌苔薄而黄者，外感原不甚剧（舌苔薄，亦主胃气虚），而治以滋阴清热、上止呕吐、下调二便之剂。

[处方] 生怀山药一两、滑石八钱、生杭芍八钱、生怀地黄六钱、清半夏（温水洗三次）五钱、碎竹茹三钱、生麦芽三钱、净青黛二钱、连翘二钱、甘草三钱、鲜茅根四钱。

药共十一味，先将前十味水煎十余沸，再入茅根同煎七八沸，其汤即成，取清汤两盅，分三次温饮下。服药后防其呕吐可口含生姜一片，或于煎药时加生姜三片亦可。至药房中若无鲜茅根，可用干茅根两半煎汤，以之代水煎药。

[方解] 方中之义，山药与滑石并用，一滋阴以退热而能固大便，一清火以退热而善利小便；芍药与甘草并用，为芍药甘草汤，仲师用之以复真阴，而芍药亦善利小便，甘草亦善补大便，汇集四味成方，即拙拟之滋阴清燥汤也（方载三期五卷）。以治上有燥热下焦滑泻之证，莫不随手奏效。半夏善止呕吐，然必须洗净矾味（药房清半夏亦有矾），屡洗之则药力减，是以用至五钱。竹茹亦善止呕吐，其碎者为竹之皮，津沽药房名为竹茹粉，其止呕之力较整者为优。至于青黛、生姜亦止呕吐之副品也。用生麦芽、鲜茅根者，以二药皆善利小便，而又善达肝木之郁以调气分也。用生地黄者，以其为滋补真阴之主药，即可为治脉数动摇者之要药也。

复诊　将药煎服一剂，呕吐与泄泻皆愈，小便已利，脉象不复摇摇，仍似有力，至数未减，其表里之热稍退，气息仍似不顺，舌苔仍黄，欲投以重剂以清其热，犹恐大便不实，拟再治以清解之剂。

[处方] 生怀地黄一两、玄参八钱、生杭芍六钱、天花粉六钱、生麦芽三钱、鲜茅根三钱、滑石三钱、甘草三钱。

共煎汤一大盅，分两次温服下。

三诊　将药煎服后，病又见轻，家人以为病愈无须服药矣，至翌日晚十一点钟后，见其面红，精神昏愦，时作呻吟，始知其病犹未愈。及愚诊视时，夜已过半，其脉左右皆弦硬而长，数近七至，两目直视，其呻吟之声，似阻隔不顺，舌苔变黑，问其心中何如？自言热甚，且觉气息不接续，此其气分虚而且郁，又兼血虚阴亏，而阳明之热又炽盛也。其脉近七至者，固为阴虚有热之象，而正气虚损不能抗拒外邪者，其脉亦恒现数象，至其脉不为洪滑而为弦硬者，亦气血两亏邪热炽盛之现象也。拟用白虎加人参汤，再加滋阴理气之品，盖此时大便已实，故敢放胆治之。

[**处方**] 生石膏（轧细）五两、野台参六钱、知母六钱、天花粉六钱、玄参六钱、生杭芍五钱、生莱菔子（捣碎）四钱、生麦芽三钱、鲜茅根三钱、粳米三钱、甘草三钱。

共煎汤一大碗，分四次温饮下，病愈不必尽剂。

[**效果**] 将药分四次服完，热退强半，精神已清，气息已顺，脉象较前缓和，而大便犹未通下，因即原方将石膏改用四两，莱菔子改用二钱，如前煎服，服至三次后，大便通下，其热全退，遂停后服。

[**说明**] 愚用白虎加人参汤，或以玄参代知母（产后寒温证用之），或以芍药代知母（寒温兼下痢者用之），或以生地黄代知母（寒温兼阴虚者用之），或以生山药代粳米（寒温热实下焦气化不固者用之、产后寒温证用之），又恒于原方之外，加生地黄、玄参、沙参诸药以生津液，加鲜茅根、芦根、生麦芽诸药以宣通气化，初未有加莱菔子者，惟此证之气分虚而且郁，白虎汤中加人参可补其气分之虚，再加莱菔子更可理其气分之郁也。至于莱菔子必须生用者，取其有升发之力也。又须知此证不治以白虎汤而必治以白虎加人参汤者，不但为其气分虚也，凡人外感之热炽盛，真阴又复亏损，此乃极危险之证，此时若但用生地黄、玄参诸滋阴之品不能奏效，即将此等药加于白虎汤中亦不能奏效，惟生石膏与人参并用，独能于邪热炽盛之时立复真阴，此所以伤寒汗吐下后与渴者治以白虎汤时，仲圣不加他药而独加人参也。(《医学衷中参西录·温病门·温病兼气虚气郁》)

○ 天津一区教堂后，张姓媪，年过五旬，先得温病，腹疼即又下痢。

[**病因**] 因其夫与子相继病故，屡次伤心，蕴有内热，又当端阳节后，天气干热非常，遂得斯证。

[**证候**] 腹中搅疼，号呼辗转不能安卧，周身温热，心中亦甚觉热，为其卧不安枕，手足扰动，脉难细诊，其大致总近热象，其舌色紫而干，舌根微

有黄苔，大便两日未行。

[诊断] 此乃因日日伤心，身体虚损，始则因痛悼而脏腑生热，继则因热久耗阴而更生虚热，继又因时令之燥热内侵与内蕴之热相并，激动肝火下迫腹中，是以作疼，火热炽盛，是以表里俱觉发热。此宜清其温热，平其肝火，理其腹疼，更宜防其腹疼成痢也。

[处方] 先用生杭芍一两、甘草三钱，煎汤一大盅，分两次温服。每次送服卫生防疫宝丹（甘草十两、细辛两半、白芷一两、薄荷冰四钱、冰片二钱、朱砂三两，共研细，先将前五味和匀，水丸如桐子大晾干，再用朱砂为衣，勿令余剩。装以布袋，杂以琉珠，来往撞荡，务令光滑坚实。如此日久，可不走气味。治霍乱证，宜服八十丸，开水送服。余证宜服四五十丸。服后均宜温覆取微汗。主治霍乱吐泻转筋，下痢腹痛，及一切痧证。平素口含化服，能防一切疠疫传染。编者注）（方载三期霍乱门）四十粒，约点半钟服完两次，腹已不疼。又俾用连翘一两、甘草三钱，煎汤一大盅，分作三次温服。每次送服拙拟离中丹三钱（方即益元散以生石），代滑石膏嘱约两点钟温服一次。

复诊 翌日晚三点钟，复为诊视，闭目昏昏，呼之不应。其家人言，前日将药服完，里外之热皆觉轻减，午前精神颇清爽，午后又渐发潮热，病势一时重于一时。前半点钟呼之犹知答应，兹则大声呼之亦不应矣。又自黎明时下脓血，至午后已十余次，今则将近两点钟未见下矣。诊其脉左右皆似大而有力，重按不实，数近六至，知其身体本虚，又因屡次下痢，更兼外感实热之灼耗，是以精神昏惯，分毫不能支持也。拟放胆投以大剂白虎加人参汤，复即原方略为加减，俾与病机适宜。

[处方] 生石膏（捣细）三两、野台参五钱、生杭芍一两、生怀地黄一两、甘草三钱、生怀山药八钱。

共煎汤三盅，分三次徐徐温服下。

此方系以生地黄代原方中知母，生山药代原方中粳米，而又加芍药。以芍药与方中甘草并用，即《伤寒论》中芍药甘草汤，为仲圣复真阴之妙方。而用于此方之中，又善治后重腹疼，为治下痢之要药也。

三诊 将药三次服完后，时过夜半，其人豁然省悟，其家人言自诊脉疏方后，又下脓血数次，至将药服完，即不复下脓血矣。再诊其脉，大见和平，问其心中，仍微觉热，且觉心中怔忡不安。拟再治以凉润育阴之剂，以清余热，而更加保合气化之品，以治其心中怔忡。

［**处方**］玄参一两、生杭芍六钱、净萸肉六钱、生龙骨（捣碎）六钱、生牡蛎（捣碎）六钱、沙参四钱、酸枣仁（炒捣）四钱、甘草二钱。

共煎汤两盅，分两次温服。每服一次，调入生鸡子黄一枚。

［**效果**］将药连服三剂，余热全消，心中亦不复怔忡矣。遂停服汤药，俾用生怀山药细末一两弱，煮作茶汤，少兑以鲜梨自然汁，当点心服之，以善其后。

［**说明**］温而兼痢之证，愚治之多矣，未有若此证之剧者。盖此证腹疼至辗转号呼不能诊脉，不但因肝火下迫欲作痢也，实兼有外感毒疠之气以相助为虐。故用芍药以泻肝之热，甘草之缓肝之急，更用卫生防疫宝丹以驱逐外侵之邪气。迨腹疼已愈，又恐其温热增剧，故又俾用连翘、甘草煎汤，送服离中丹以清其温热，是以其证翌日头午颇见轻。若即其见轻时而早为之诊脉服药，原可免后此之昏沉，乃因翌日相延稍晚，竟使病势危至极点，后幸用药得宜，犹能挽回，然亦险矣。谚有"走马看伤寒"，言其病势更改之速也。至治温病亦何独不然哉。又此证过午所以如此加剧者，亦以其素本阴虚，又自黎明下痢脓血多次，则虚而益虚，再加以阴亏之虚热，与外感之实热相并，是以其精神即不能支持。所赖方中药味无多，而举凡虚热、实热及下痢所生之热，兼顾无遗，且又煎一大剂分三次温饮下，使药力前后相继，此古人一煎三服之法。愚遵此法以挽回险证救人多矣。非然者则剂轻原不能挽回重病，若剂重作一次服病人又将不堪。惟将药多煎少服，病愈不必尽剂，此以小心行其放胆，洵为挽回险病之要着也。(《医学衷中参西录·温病门·温热腹疼兼下痢》)

○ 天津一区橘街，张氏妇，年近三旬，怀妊，受温病兼下痢。

［**病因**］受妊已六个月，心中恒觉发热，继因其夫本为显宦，时事变革，骤尔赋闲，遂致激动肝火，其热益甚，又薄为外感所束，遂致温病而兼痢。

［**证候**］表里俱壮热无汗，心中热极，思饮冰水，其家人不敢予。舌苔干而黄，频饮水不濡润，腹中常觉疼坠，下痢赤多白少，间杂以鲜血，一昼夜十余次。其脉左部弦长，右部洪滑，皆重诊有力，一息五至。

［**诊断**］其脉左部弦长有力者，肝胆之火炽盛也。惟其肝胆之火炽盛下迫，是以不但下痢赤白，且又兼下鲜血，腹疼下坠。为其右部洪滑有力，知温热已入阳明之腑，是以舌苔干黄，心为热迫，思饮冰水。所犹喜者脉象虽

热，不至甚数，且又流利无滞，胎气可保无恙也。宜治以白虎加人参汤以解温病之热，而更重用芍药以代方中知母，则肝热能清而痢亦可愈矣。

[处方] 生石膏（捣细）三两、大潞参五钱、生杭芍一两、粳米五钱、甘草三钱。

共煎汤三盅，分三次温饮下。

复诊 将药分三次服完，表里之热已退强半，痢愈十之七八，腹中疼坠亦大轻减，舌苔由黄变白，已有津液，脉象仍然有力而较前则和缓矣。遂即原方为之加减，俾再服之。

[处方] 生石膏（捣细）二两、大潞参三钱、生怀山药八钱、生杭芍六钱、白头翁四钱、秦皮三钱、甘草二钱。

共煎汤三盅，分三次温饮下。

[**方解**] 此方即白虎加人参汤与白头翁汤相并为一方也。为方中有芍药、山药，是以白虎加人参汤中可省去知母、粳米；为白虎加人参汤中之石膏可抵黄连、黄柏，是以白头翁汤中只用白头翁、秦皮，合用之则一半治温，一半治痢，安排周匝，步伍整齐，当可奏效。

[**效果**] 将药如法服两剂，病遂痊愈。

[**或问**]《伤寒论》用白虎汤之方定例，汗吐下后加人参，渴者加人参。此案之证非当汗吐下后，亦未言渴，何以案中两次用白虎皆加人参乎？答曰：此案证兼下痢，下痢亦下之类也。其舌苔干黄毫无津液，舌干无液亦渴之类也。且其温病之热，不但入胃，更随下痢陷至下焦永无出路。惟人参与石膏并用，实能升举其下陷之温热而清解消散之，不至久留下焦以耗真阴。况此证温病与下痢相助为虐，实有累于胎气，几至于莫能支，加人参于白虎汤中，亦所以保其胎气使无意外之虞也。(《医学衷中参西录·妇女科·怀妊得温病兼下痢》)

○ 推广白虎加人参汤之用法，不必其人身体虚弱，或有所伤损也。

忆愚年三旬时，曾病伏气化热，五心烦热，头目昏沉，舌苔白厚欲黄，且多芒刺，大便干燥，每日用生石膏数两煮水饮之，连饮数日，热象不退，因思或药轻不能胜病，乃于头午用生石膏五两煮水饮下，过午又用生石膏五两煮水饮下，一日之间共服生石膏十两，而心中分毫不觉凉，大便亦未通下。踌躇再四，精思其理，恍悟此必伏气之所入甚深，原当补助正气，俾吾身之正气壮旺，自能逐邪外出也。于斯欲仿白虎加人参汤之义，因无确实把握，犹不敢遽用大剂，就已所预存之药，用生石膏二两，野台参二钱，甘草钱半，适有所轧生怀山药粗渣又加少许，煎汤两盅，分三次温饮下，饮完晚间即觉清爽，一夜安睡，至黎明时少腹微疼，连泻三次，自觉伏气之热全消，再自视舌苔，已退去一半，而芒刺全无矣。夫以常理揆之，加人参于白虎汤中，必谓能减石膏之凉力，而此次之实验乃知人参反能助石膏之凉力，其理果安在乎？盖石膏煎汤，其凉散之力皆息息由毛孔透达于外，若与人参并用，则其凉散之力，与人参补益之力互相化合，能旋转于腑脏之间，以搜剔深入之外邪使之净尽无遗，此所以白虎加人参汤，清热之力远胜于白虎汤也。

愚生平治寒温实热，用白虎加人参汤时，恒多于用白虎汤时，而又恒因证制宜，即原方少有通变，凡遇脉过六至者，恒用生怀山药一两以代方中粳米。盖以山药含蛋白质甚多，大能滋阴补肾，而其浓郁之汁浆又能代粳米调胃也。若遇阳明之热既实，而其人又兼下痢者，恒用生杭芍一两以代方中知母，因芍药善清肝热以除痢疾之里急后重，而其凉润滋阴之性又近于知母也。若妇人产后患寒温实热者，亦以山药代粳米，又必以玄参八钱以代方中知母，因山药既可补产后之肾虚，而玄参主产乳余疾，《本经》原有明文也（《本经》中石膏、玄参皆主产乳，知母未言治产乳，不敢师心自用，轻以苦寒之药施于产后也）。且玄参原非苦寒之品，实验之原甘而微苦（《本经》谓其味苦者，当系后世传写之误），是以虽在产后可放胆用之无碍也。（《医学衷中参西录·续申白虎加人参汤之功用》）

○ 外孙王竹孙，年五十，身体素羸弱，于仲夏得温病。心中热而烦躁，忽起忽卧，无一息之停。其脉大而且硬，微兼洪象。其舌苔薄而微黑，其黑处若斑点。知其内伤与外感并重也。其大便四日未行，腹中胀满，按之且有硬处。其家人言，腹中满硬系宿病，已逾半载，为有此病，所以身形益羸弱。因思宿病宜从缓治，当以清其温热为急务。为疏方用白虎加人参汤，方中石膏用生者两半，人参用野台参五钱，又以生山药八钱代方中粳米，煎汤两盅，分三次温饮下。一剂外感之热已退强半，烦躁略减，仍然起卧不安，而可睡片时。脉之洪象已无，而大硬如故。其大便尤未通下，腹中胀益甚。

遂用生赭石细末、生怀山药各一两，野台参六钱，知母、玄参各五钱，生鸡内金钱半。煎汤服后，大便通下。迟两点钟，腹中作响，觉瘀积已开，连下三次，皆系陈积，其证陡变，脉之大与硬，较前几加两倍，周身脉管皆大动，几有破裂之势，其心中之烦躁，精神之骚扰，起卧之频频不安，实有不可言语形容者。其家人环视惧甚，愚毅然许为治愈。

遂急开净萸肉、生龙骨各两半，熟地黄、生山药各一两，野台参、白术各六钱，炙甘草三钱。煎汤一大碗，分两次温饮下，其状况稍安，脉亦见敛。当日按方又进一剂，可以安卧。须臾，其脉渐若瘀积未下时，其腹亦见软，惟心中时或发热。继将原方去白术，加生地黄八钱。日服一剂。三剂后，脉象已近平和，而大便数日未行，且自觉陈积未净，遂将萸肉、龙骨各减五钱，加生赭石六钱，当归三钱。又下瘀积若干。其脉又见大，遂去赭石、当归，连服十余剂痊愈。(《医学衷中参西录·论革脉之形状及治法》)

○ 一媪，年近七旬，素患漫肿。为调治月余，肿虽就愈，而身体未复。忽于季春得温病，上焦烦热。病家自剖鲜地骨皮，煮汁饮之稍愈，又饮数次，遂滑泻不止，而烦热益甚。其脉浮滑而数，重诊无力。病家因病者年高，又素有疾病，加以上焦烦热，下焦滑泻，惴惴惟恐不愈，而愚毅然以为可治。投以滋阴宣解汤〔滑石一两、甘草三钱、连翘三钱、蝉蜕三钱（去足土）、生杭芍四钱、生山药一两。若滑泻者，甘草须加倍。主治温病，太阳未解，渐入阳明。编者注〕，一剂泻止，烦热亦觉轻。继用拙拟白虎加人参以山药代粳米汤，煎汁一大碗，一次只温饮一大口，防其再滑泻也。尽剂而愈。(《医学衷中参西录·治温病方·滋阴宣解汤》)

○ 一邻妇，年二十余。得温病已过十日，上焦燥热、呕吐，大便燥结，自病后未行。延医数次服药皆吐出，适愚自他处归，诊其脉，关前甚洪实。一息五至余，其脉上盛于下一倍，所以作呕吐。其至数者，吐久伤津液也。为拟此汤〔镇逆承气汤：芒硝六钱、赭石（研细）二两、生石膏（捣细）二两、潞党参五钱。上药四味，用水四盅，先煎后三味，汤将成，再加芒硝，煎一两沸，取清汁二盅，先温服一盅。过三点钟，若腹中不觉转动，欲大便者，再温服余一盅。主治寒温阳明腑实，大便燥结，当用承气下之，而呕吐不能受药者。编者注〕，一剂热退呕止，大便得通而愈。

或问：此证胃腑热实大肠燥结，方中何以复用党参？答曰：此证多有呕吐甚剧，并水浆不能存者，又有初病即呕吐，十数日不止者，其胃气与胃中津液，必因呕吐而大有伤损，故用党参补助胃中元气；且与凉润之石膏并用，大能滋胃中津液，俾胃中气足液生，自能运转药力下至魄门以通大便也。愚

用此方救人多矣，果遇此等证，放胆投之，无不效者。(《医学衷中参西录·治伤寒温病同用方·白虎加人参以山药代粳米汤》)

○ 一周姓叟，年近七旬，素有痨疾，且又有鸦片嗜好，于季秋患温病，阳明腑热炽盛，脉象数而不实，喘而兼嗽，吐痰稠黏。投以白虎加人参汤，以生山药代粳米，一剂，大热已退，而喘嗽仍不愈，且气息微弱，似不接续。其家属惶恐，以为难愈。且言如此光景，似难再进药。愚曰：勿须用药，寻常服食之物即可治愈矣。为开此方（宁嗽定喘饮：生怀山药两半、甘蔗自然汁一两、酸石榴自然汁六钱、生鸡子黄四个。主治伤寒温病，阳明大热已退，其人或素虚或在老年，至此益形怯弱，或喘，或嗽，或痰涎壅塞，气息似甚不足者。编者注），病家视之，果系寻常食物，知虽不对证，亦无妨碍。遂如法服之，二剂痊愈（《医学衷中参西录·石榴解》中也录有本案。编者注）。(《医学衷中参西录·治伤寒温病同用方·宁嗽定喘饮》)

○ 邑城东赵家庄，刘氏女，年十五岁，于季春患温病久不愈。

[**病因**] 因天气渐热，犹勤纺织，劳力之余出外乘凉，有汗被风遂成温病。

[**证候**] 初得周身发热，原宜辛凉解肌，医者竟用热药发之，汗未出而热益甚，心中亦热而且渴。此时若用大剂白虎加人参汤清之，病亦可愈，而又小心不敢用。惟些些投以凉润小剂，迁延二十余日，外感之热似渐退。然午前稍轻，而午后则仍然灼热，且多日不能饮食，形体异常清瘦。左脉弦细无根，右部关脉稍实，一息六至。舌苔薄而微黄，毫无津液。大便四五日一行，颇干燥。

[**诊断**] 此因病久耗阴，阴虚生热，又兼外感之热留滞于阳明之腑未尽消也。当以清外感之热为主，而以滋补真阴之药辅之。

[**处方**] 生石膏（捣细）一两、野党参三钱、生怀地黄一两、生怀山药一两、生杭芍四钱、滑石三钱、甘草三钱。

共煎汤一大盅，分两次温服下。

复诊 将药煎服两剂后，外感之热已退，右关脉已平和，惟过午犹微发热，此其阴分犹虚也。当再滋补其阴分。

[**处方**] 玄参一两、生怀山药一两、甘枸杞（大者）五钱、生杭芍五钱、滑石二钱、熟地黄一两、生鸡内金（黄色的捣）一钱、甘草二钱。

共煎一大盅，分两次温服。

[**效果**] 日服药一剂，连服三日，灼热痊愈。

[**说明**] 此方于大队滋阴药中犹少加滑石者，恐外感之热邪未尽，引之自小便出也。愚凡治外感之热兼有虚热者，恒生山药与滑石并用，泻热补虚一举两得。至上有外感燥热而下焦复滑泻者，用之以清热止泻（宜各用一两），尤屡次奏效。二药相伍，原有化合之妙用，若再加芍药、甘草，即拙拟之滋阴清燥汤，载于三期五卷，可参观也。（《医学衷中参西录·温病门·温病兼虚热》）

○ 邑赵家庄赵绍文，患温病。医者投以桂枝汤，觉热渴气促。又与柴胡汤，热尤甚且增喘嗽，颇吐痰涎，不得卧者六七日。医者谓病甚重，不能为矣。举家闻之，惶恐无措。伊弟绍义延为诊治。既至，见病人喘促肩息，头汗自出，表里皆热，舌苔深灰，缩不能言。急诊其脉，浮数有力，重按甚空。因思此证阳明热极，阴分将竭，实为误服桂枝、柴胡之坏证。

急投以白虎加人参以山药代粳米汤，更以玄参代知母。连服两剂，渴愈喘止，脉不浮数，仍然有力，舌伸能言，而痰嗽不甚见轻。继投以从龙汤（煅龙骨一两、煅牡蛎一两、生杭芍五钱、清半夏四钱、炒苏子四钱、炒牛蒡子三钱。主治外感痰喘，服小青龙汤，病未痊愈，或愈而复发者，继服此汤。编者注），去苏子，加人参四钱，天冬八钱。服七剂痊愈（本案为他人所治。编者注）。（《医学衷中参西录·董寿山来函》）

○ 一室女，资禀素羸弱，得温病五六日，痰喘甚剧。治以《金匮》小青龙汤加石膏，一剂喘顿止。时届晚八点钟，一夜安稳。至寅时喘复作，不若从前之剧，而精神恍惚，心中怔忡。再诊其脉，如水上浮麻不分至数，按之即无，此将脱之候也。取药不暇，幸有预购山药两许，急煎服之，病少愈。此际已疏方取药，方系熟地四两、生山药一两、野台参五钱。而近处药房无野台参，并他参亦罄尽。再至他处，又恐误事。遂单煎熟地、山药饮之，病愈强半。一日之内，按其方连进三剂，病遂痊愈。

按：此证原当用拙拟来复汤（山茱萸二两、生龙骨一两、生牡蛎一两、生白芍六钱、野台参四钱、炙甘草二钱；主治寒温外感诸证，大病瘥后不能自复，寒热往来，虚汗淋漓；或但热不寒，汗出而热解，须臾又热又汗，目睛上窜，势危欲脱；或喘逆，或怔忡，或气虚不足以息，诸证若见一端，即宜急服。编者注），其方重用山萸肉以收脱，而当时愚在少年，其方犹未拟出，亦不知重用萸肉，而自晨至暮，共服熟地十二两，竟能救此垂危之证，熟地之功用诚伟哉。又此证初次失处，在服小青龙汤后，未用补药。愚经此证后，凡遇当用小青龙汤而脉稍弱者，服后即以补药继之，或加人参于汤中，恐其性热，可将所加之石膏加重。

又按：用熟地治寒温，恒为医家所訾。然遇其人真阴太亏，不能支持外感之热者，于治寒温药中，放胆加熟地以滋真阴，恒能挽回人命于顷刻。

又按：张氏《八阵》、赵氏《医贯》、冯氏《锦囊》皆喜重用熟地，虽外感证，亦喜用之。其立言诚有偏处。然当日必用之屡次见效，而后笔之于书。（《医学衷中参西录·治伤寒温病同用方·白虎加人参以山药代粳米汤》）

○ 又尝治一人得温病，热入阳明之腑，舌苔黄厚，脉象洪长，又间日一作寒热，此温而兼疟也。然其人素有鸦片嗜好，病虽实，而身体素虚。投以拙拟白虎加人参以麦冬代知母山药代粳米汤，亦少加柴胡，两剂而愈。（《医学衷中参西录·治疟疾方·加味小柴胡汤》）

○ 又奉天联合烟卷公司看锅炉刘某，因常受锅炉之炙热，阴血暗耗，脏腑经络之间皆蕴有热性，至仲春又薄受外感，其热陡发，表里俱觉壮热，医者治以滋阴清热之药，十余剂分毫无效。其脉搏近六至，右部甚实，大便两三日一行，知其阳明腑热甚炽又兼阴分虚损也。投以大剂白虎加人参汤，生石膏用四两，人参用六钱，以生山药代方中粳米，又加玄参、天冬各一两，煎汤一大碗，分三次温饮下，日进一剂。乃服后其热稍退，药力歇后仍如故。后将石膏渐加至半斤，一日连进二剂，如此三日，热退十之八九，其大便日下一次，遂改用清凉滋阴之剂，数日痊愈。共计所用生石膏已八斤强矣。（《医学衷中参西录·论用药以胜病为主不拘分量之多少》）

○ 又苏州交通部电话局，张玉阶夫人病重，电报连催至苏诊治。既至，有医在座，方开金银花一两，山栀八分，黄芩六分等药十七味，加牛黄丸一粒。该医请仆诊断，脉洪带数，神昏烦躁，舌苔微黄，喉红小疼，断为春温重证，已入阳明之腑。因思苏州病家畏石膏如虎，良药埋没已久，今次可为石膏昭雪。乃放胆投白虎汤加党参，以生山药代粳米，为其喉红小疼更以玄参代知母，生石膏用八两。该医大为骇异，因将先生所论石膏之理，详为讲解，彼终不悟。遂催病家速购药，石膏要整块自制为末，以免药房以煅者误充。共煎汤一大碗，分数次徐徐温饮下，至明晨热退神清。

该医又来探视，则病人正食粥矣。该医再三注目，一笑而去。揣该医之意，必以为其愈非真愈也。何至若斯之惑欤？噫！（本案为他人所治。编者注）（《医学衷中参西录·石膏治病无分南北论》）

○ 又王御史庄赵希贤之子，年十九岁，偶得温病，医者下之太早，大便转不通者十八日，热渴喘满，舌苔干黑，牙龈出血，目盲谵语，腹胀如鼓，脐突出二寸，屡治不效。忽大便自利，完谷不化，随食随即泻出。诊其脉尽伏。身冷厥逆，气息将无。乍临茫然不知所措，细询从前病状及所服之药，始悟为阳极似阴，热深厥亦深也。然须用药将其滑泻止住，不复热邪旁流，而后能治其热厥。

遂急用：野台参三钱，大熟地、生山药、滑石各六钱。煎服后，泻止脉出，洪长滑数，右部尤甚。继拟以大剂白虎加人参汤，生石膏重用至八两。竟身热厥回，一夜甚安。至明晨，病又如故。试按其腹中，有坚块，重按眉皱似疼，且其腹胀脐突若此，知其内有燥粪甚多。遂改用大黄一两，芒硝六钱，赭石、蒌仁各八钱，煎汤一大盅，分两次温饮下，下燥粪二十七枚而愈（本案为他人所治。编者注）。（《医学衷中参西录·董寿山来函》）

○ 天津城里丁家胡同，杨氏女，年十五岁，先患月闭，继又染温疹靥急。

[病因] 自十四岁月信已通，后因肝气不舒，致月信半载不至，继又感发温疹，初见点即靥。

[证候] 初因月信久闭，已发热瘦弱，懒于饮食，恒蜷卧终日不起。继受温疹，寒热往来，其寒时觉体热减轻，至热时，较从前之热增加数倍，又加以疹初见点即靥，其毒热内攻。心中烦躁怔忡，剧时精神昏愦，恒作谵语，舌苔白而中心已黄，毫无津液。大便数日未行，其脉觉寒时似近闭塞，觉热时又似洪大而重按不实，一息五至强。

[诊断] 此证因阴分亏损将成痨瘵，又兼外感内侵，病连少阳，是以寒热往来，又加以疹毒之热，不能外透而内攻，是以烦躁怔忡，神昏谵语，此乃内伤外感两剧之证也。宜用大剂滋其真阴清其毒热，更佐以托疹透表之品当能奏效。

[处方] 生石膏（捣细）二两、野台参三钱、玄参一两、生怀山药一两、

大甘枸杞六钱、知母四钱、连翘三钱、蝉蜕二钱、茵陈二钱、僵蚕钱半、鲜芦根四钱。

共煎汤三盅，分三次温饮下。嘱其服一剂热不退时，可即原方再服，若服至大便通下且微溏时，即宜停药勿服。

复诊 将药煎服两剂，大热始退，不复寒热往来，疹未表出而心已不烦躁怔忡。知其毒由内消，当不变生他故。大便通下一次亦未见溏，再诊其脉已近和平，惟至数仍数，知其外感已愈十之八九，而真阴犹未复也。拟再滋补其真阴，培养其血脉，俾其真阴充足，血脉调和，月信自然通顺而不愆期矣。

[**处方**]生怀山药一两、大甘枸杞一两、玄参五钱、地骨皮五钱、龙眼肉五钱、北沙参五钱、生杭芍三钱、生鸡内金（黄色的捣）钱半、甘草二钱。

共煎汤一大盅，温服。

三诊 将药连服四剂，饮食增加，精神较前振作，自觉诸病皆无，惟腹中间有疼时，此月信欲通而未能即通也。再诊其脉已和平四至矣。知方中凉药宜减，再少加活血化瘀之品。

[**处方**]生怀山药一两、大甘枸杞一两、龙眼肉六钱、当归五钱、玄参三钱、地骨皮三钱、生杭芍三钱、生鸡内金（黄色的捣）钱半、土鳖虫（大者，捣）五个、甘草钱半、生姜三片。

共煎汤一大盅，温服。

[**效果**]此药连服十剂，腹已不疼，身形已渐胖壮，惟月信仍未至，俾停药静候。旬日后月信遂见，因将原方略为加减，再服数剂以善其后。

[**或问**]方书治温疹之方，未见有用参者。开首之方原以治温疹为急务，即有内伤亦当从缓治之，而方中用野台参者其义何居？答曰：《伤寒论》用白虎汤之例，汗吐下后加人参以其虚也；渴者加人参以其气虚不能助津液上潮也。今此证当久病内亏之余，不但其血分虚损，其气分亦必虚损。若但知用白虎汤以清其热，不知加参以助之，而热转不清，且更有病转加剧之时（观四期药物讲义人参后附载医案可知）。此证之用人参，实欲其热之速退也。且此证疹癗之急，亦气分不足之故。用参助石膏以清外感之热，即借其力以托疹毒外出，更可借之以补从前之虚劳。是此方中之用参，诚为内伤外感兼顾之要药也。

[**或问**]凡病见寒热往来者，多系病兼少阳，是以治之者恒用柴胡以和解

之。今方中未用柴胡，而寒热往来亦愈何也？答曰：柴胡虽能和解少阳，而其升提之力甚大。此证根本已虚，实不任柴胡之升提。方中茵陈乃青蒿之嫩者，经冬不枯，饱沃霜雪，至春得少阳最初之气，即萌动发生，是以其性凉而能散，最能宣通少阳之郁热，可为柴胡之代用品。实为少阳病兼虚者无尚之妙药也。况又有芦根亦少阳药，更可与之相助为理乎，此所以不用柴胡亦能愈其寒热往来也。(《医学衷中参西录·妇女科·月闭兼温疹屚急》)

○ 曾姓媪，年过六旬，春间患温病。医者见其年老体弱，于桂、麻、羌、独发表药中，杂以归、芍养血等药。服后神识渐昏，舌苔燥黑，身热而厥。其家人惶急，日更十余医，咸云莫救。

延生往视时，气息奄奄，仅存一线，其脉细数欲绝，动而中止，心憺憺然大动，舌卷干黑，烦躁不宁，汗出如油。证本不救，踌蹰再四，强为拟复脉法，以救其逆。方用生龟板、生龙骨、生牡蛎、生地黄各一两，生杭芍六钱，生枣仁五钱，大麦冬、粉甘草各八钱，花旗人参四钱，浓煎汁一大盅，俾分两次服。初服一次，烦躁益甚，病家恐极。生晓之曰："此勿恐，药轻不胜病也，再服一次即安矣。"迟片时，将余一半服下，沉沉睡去，约三点钟始醒，醒后神识渐清。再诊其脉，犹无起色，俾将药渣煎服。明晨往诊，脉息稍和，仍有结象。据云昨夜思食，已进藕粉羹半盏。生俾其再服时，可改用山药粥。至所服之药仍用前方。一剂病势大减，三剂后已起床矣。继用益胃养阴之药，调理数日痊愈。

生因熟读《衷中参西录》，见书中之方，龟板、龙骨、牡蛎、芍药诸药皆生用，取其凉润滋阴，本性纯全，生效而用之，如此重病，竟能随手奏效，诚得力于师训者多也(本案为他人所治。编者注)。(《医学衷中参西录·周禹锡来函》)

○ 赵殿杰，年四十二岁，盐山人，在天津西门外开利源恒织布工厂，得温病结胸证。

[病因] 季春下旬，因饭后有汗出受风，翌日头疼，身热无汗，心中发闷，医者外散其表热，内攻其发闷，服药后表未汗解而热与发闷转加剧。医者见服药无效，再疏方时益将攻破之药加重，下大便一次，遂至成结胸证。

[证候] 胸中满闷异常，似觉有物填塞，压其气息不能上达，且发热嗜饮水，小便不利，大便日溏泻两三次。其脉左部弦长，右部中分似洪而重按不实，一息五至强。

［**诊断**］此证因下早而成结胸，又因小便不利而致溏泻，即其证脉合参，此乃上实下虚外感之热兼挟有阴虚之热也。治之者宜上开其结，下止其泻，兼清其内伤外感之热庶可奏效。

［**处方**］生怀山药一两五钱、生莱菔子（捣碎）一两、滑石一两、生杭芍六钱、甘草三钱。

共煎汤一大盅，温服。

复诊 服药后上焦之结已愈强半，气息颇形顺适，灼热亦减，已不感渴，大便仍溏，服药后下一次，脉象较前平和仍微数，遂再即原方略加减之。

［**处方**］生怀山药一两五钱、生莱菔子（捣碎）八钱、滑石八钱、生杭芍五钱、甘草三钱。

先用白茅根（鲜者更好）、青竹茹各二两，同煎数沸，取汤以之代水煎药。

［**效果**］将药煎服后，诸病皆愈，惟大便仍不实，俾每日用生怀山药细末两许，水调煮作茶汤，以之送服西药百布圣五分，充作点心以善其后。（《医学衷中参西录·温病门·温病结胸》）

○ 族弟印春，年三十八岁，业商，于孟夏来津，于旅次得温病。

［**病因**］时天气炎热，途中自挽鹿车，辛苦过力，出汗受风，至津遂成温病。

［**证候**］表里俱觉甚热，合目恒谵语，所言多劳力之事。舌苔白厚，大便三日未行，脉象左部弦硬，右部洪实而浮，数逾五至。

［**诊断**］此证因长途炎热劳碌，脏腑间先有积热，又为外感所袭，则其热陡发。其左脉弦硬者，劳力过度肝肾之阴分有伤也。右部洪实者，阳明之腑热已实也。其洪实兼浮者，证犹连表也。拟治以白虎加人参汤以玄参代知母，生山药代粳米，更辅以透表之药以引热外出。

［**处方**］生石膏（捣细）三两、大潞参四钱、玄参一两、生怀山药六钱、甘草三钱、西药阿司匹林一瓦。

将前五味共煎汤两大盅，先温服一盅，迟半点钟将阿司匹林用开水送下，俟汗出后再将所余一盅分两次温服下。

［**效果**］将药服一盅后，即不作谵语，须臾将阿司匹林服下，遍体得汗，继又将所余之汤药徐徐服下，其病霍然痊愈。

［**说明**］白虎汤中以石膏为主药，重用至三两，所以治右脉之洪实也；于

白虎汤中加人参更以玄参代知母，生山药代粳米，退热之中大具滋阴之力（石膏、人参并用，能于温寒大热之际，立复真阴），所以治左脉之弦硬也。用药如用兵，料敌详审，步伍整齐，此所以战则必胜也。至于脉象兼浮，知其表证未罢，犹可由汗而解，遂佐以阿司匹林之善透表者以引之出汗，此所谓因其病机而利导之也。若无阿司匹林之处，于方中加薄荷叶一钱、连翘二钱、亦能出汗。若疑二药如此少用，似不能出汗者，观三期五卷寒解汤后之诠语自明。（《医学衷中参西录·温病门·温病兼劳力过度》）

○ 族侄秀川，年五十三岁，在天津业商，于仲春下旬得温病兼吐泻，腿筋抽缩作疼。

［病因］素为腿筋抽疼病，犯时即卧床不能起，一日在铺中，旧病陡发，急乘洋车回寓，因腿疼出汗在路受风，遂成温病，继又吐泻交作。

［证候］表里俱壮热，呕吐连连不止，饮水少许亦吐出，一日夜泻十余次。得病已三日，小便滴沥全无，腿疼剧时恒作号呼，其脉左部浮弦似有力，按之不实。右部则弦长有力，重按甚硬，一息逾五至。

［诊断］此证因阴分素亏血不荣筋，是以腿筋抽疼。今又加以外感之壮热，传入阳明以灼耗其阴分，是以其脉象不为洪滑有力而为弦硬有力，此乃火盛阴亏之现象也。其作呕吐者，因其右脉弦硬且长，当有冲气上冲，因致胃气不下行而上逆也。其小便不利大便滑泻者，因阴虚肾亏不能漉水，水归大肠，是以下焦之气化不能固摄也。当用拙拟滋阴宣解汤（在三期五卷），以清热滋阴、调理二便，再加止呕吐及舒筋定疼之品辅之。

［处方］生怀山药一两、滑石一两、生杭芍一两、清半夏（温水淘三次）四钱、碎竹茹三钱、净青黛二钱、连翘钱半、蝉蜕钱半、甘草三钱、全蜈蚣大者一条为末。

药共十味，将前九味煎汤一大盅，送服蜈蚣细末，防其呕吐俾分三次温服，蜈蚣末亦分三次送服，服后口含生姜片以防恶心。

［方解］方中用蝉蜕者，不但因其能托邪外出，因蝉之为物饮而不食，有小便无大便，是以其蜕亦有利小便固大便之力也。用蜈蚣者，因此物节节有脑，原善理脑髓神经，腿筋之抽疼，固由于肝血虚损不能荣筋，而与神经之分支在腿者，实有关系，有蜈蚣以理之，则神经不至于妄行也。

复诊 将药服后呕吐未止，幸三次所服之药皆未吐出，小便通下两次，大便之泻全止，腿疼已愈强半，表里仍壮热，脉象仍弦长有力。为其滑泻已愈，拟放胆用重剂以清阳明之热，阳明胃之热清，则呕吐当自止矣。

［处方］生石膏（捣细）三两、生怀山药两半、生怀地黄一两、生杭芍五钱、滑石五钱、碎竹茹三钱、甘草三钱。

共煎汤一大碗，分四次温饮下。

［方解］用白虎汤之定例，凡在汗吐下后当加人参。此方中以生地黄代知母、生山药代粳米，与石膏、甘草同用，斯亦白虎汤也。而不加人参者，以其吐犹未止，加之恐助胃气上升，于斯变通其方，重用生山药至两半，其冲和稠黏之液，既可代粳米和胃，其培脾滋肾之功，又可代人参补益气血也。至于用白虎汤而复用滑石、芍药者，因二药皆善通利小便，防其水饮仍归大肠也。且芍药与甘草同用名芍药甘草汤，仲圣用以复真阴，前方之小便得通，实芍药之功居多（阴虚小便不利者，必重用芍药始能奏效）。盖弦为肝脉，此证之脉象弦硬，肝经必有炽盛之热，而芍药能生肝血、退肝热，为柔肝之要药，即为治脉象弦硬之要药也。

三诊 将药分四次服完，表里之热退强半，腿疼痊愈，脉象亦较前缓和，惟呕吐未能痊愈，犹恶心懒进饮食，幸其大便犹固。俾先用生赭石细末两半，煎汤一盅半，分三次温饮下，饮至第二次后，觉胃脘开通，恶心全无，遂将赭石停饮，进稀米粥一大瓯，遂又为疏方以清余热。

［处方］生石膏（捣细）一两、生怀山药一两、生怀地黄一两、生杭芍六钱、甘草二钱。

共煎汤两盅，分两次温服下。

［效果］将药两次服完，表里之热全消，大便通下一次，病遂脱然痊愈。惟其脉一息犹五至，知其真阴未尽复也。俾用生怀山药轧细过罗，每用七八钱或两许，煮粥调以蔗糖，当点心服之。若服久或觉发闷，可以送服西药百布圣五分，若无西药处，可用生鸡内金细末三分代之。（《医学衷中参西录·温病门·温病兼吐泻腿抽》）

发　热

○ 重用石膏以发汗，非仅愚一人之实验也。

邑中友人刘聘卿，肺热劳喘，热令尤甚，时当季夏，病犯甚剧，因尝见愚重用生石膏治病，自用生石膏四两，煎汤一大碗顿饮下，周身得凉汗，劳喘骤见轻，隔一日又将石膏如前煎饮，病又见轻，如此隔日一饮石膏汤，饮后必然出汗，其病亦随之递减，饮过六次，而百药难愈之痼疾竟霍然矣。

后聘卿与愚相遇，因问石膏如此凉药，何以能令人发汗？愚曰：石膏性善发汗，《别录》载有明文，脏腑蕴有实热之人，服之恒易作汗也。此证因有伏气化热，久留肺中不去，以致肺受其伤，屡次饮石膏汤以逐之，则久留之热不能留，遂尽随汗出而消解无余矣。用石膏以治肺病及劳热，古人早有经验之方，因后世未知石膏之性，即见古人之方亦不敢信，是以后世无用者。其方曾载于王焘《外台秘要》，今特详录于下，以备医界之采取（本案为他人所治。编者注）。（《医学衷中参西录·深研白虎汤之功用》）

咳　嗽

○ 北平大陆银行理事林农孙，年近五旬，因受风温，虽经医治愈，而肺中余热未清，致肺阴烁耗，酿成肺病，屡经医治无效，其脉一息五至，浮沉皆有力，自言喉连肺际，若觉痒则咳嗽顿发，剧时连嗽数十声，周身汗出，必吐出若干稠痰其嗽始止。问其心中常觉发热，大便燥甚，四五日一行，因悟其肺际作痒，即顿发咳嗽者，必其从前病时风邪由皮毛袭入肺中者，至今犹未尽除也。因其肺中风热相助为虐，宜以麻黄祛其风，石膏清其热，遂为开麻杏甘石汤方，麻黄用钱半，生石膏用两半，杏仁三钱，甘草二钱，煎服一剂，咳嗽顿愈。诊其脉仍有力，又为开善后之方，用生山药一两、北沙参、天花粉、天冬各五钱，川贝、射干、苏子、甘草各二钱，嘱其多服数剂，肺病可从此除根。后阅旬日，愚又赴北平，林农孙又求诊视，言先生去后，余服所开善后方，肺痒咳嗽仍然反复，遂仍服第一次方，至今已连服十剂，心中热已退，仍分毫不觉药凉，肺痒咳嗽皆愈，且饮食增加，大便亦不甚干燥。闻其所言，诚出愚意料之外也。

再诊其脉已不数，仍似有力，遂将方中麻黄改用一钱，石膏改用一两，杏仁改用二钱，又加生怀山药六钱，俾煎汤接续服之，若服之稍觉凉时，即速停止。后连服七八剂似稍觉凉，遂停服，肺病从此竟愈。

按：治肺痨投以麻黄杏仁甘草石膏汤，且用至二十余剂，竟将肺痨治愈，未免令阅者生疑，然此中固有精细之理由在也。盖肺病之所以难愈者，为治之者但治其目前所现之证，而不深究其病因也。如此证原以外感受风成肺痨，且其肺中作痒，犹有风邪存留肺中，且为日既久则为锢闭难出之风邪，非麻黄不能开发其锢闭之深，惟其性偏于热，于肺中蕴有实热者不宜，而重用生石膏以辅弼之，既可解麻黄之热，更可清肺中久蕴之热，以治肺热有风痨嗽者，原为正治之方，故服之立时见功。至于此药，必久服始能拔除病根，且久服麻黄、石膏而无流弊者，此中又有理由在。盖深入久锢之风邪，非屡次发之不能透，而伍以多量之石膏以为之反佐，俾麻黄之力惟旋转于肺脏之中，不至直达于表而为汗，此麻黄久服无弊之原因也。至石膏性虽寒凉，然其质重气轻，煎入汤剂毫无汁浆（无汁浆即是无质），其轻而且凉之气，尽随麻黄发表之力外出，不复留中而伤脾胃，此石膏久服无弊之原因也。所遇之证，非如此治法不愈，用药即不得不如此也。（《医学衷中参西录·太阳温病麻杏甘石汤证》）

○ 陈林生，江苏浦口人，寓天津一区玉山里，年十八岁。自幼得肺痨喘嗽证。

[**病因**] 因其母素有肺痨病，再上推之，其外祖母亦有斯病。是以自幼时，因有遗传性亦患此病。

[**证候**] 其证，初时犹轻，至热时即可如常人，惟略有感冒即作喘嗽。治之即愈，不治则两三日亦可自愈。至过十岁则渐加重，热时亦作喘嗽，冷时则甚于热时，服药亦可见轻，旋即反复。至十六七岁时，病又加剧，屡次服药亦无效，然犹可支持也。迨愚为诊视，在民纪十九年仲冬，其时病剧已难支持，昼夜伏几，喘而且嗽，咳吐痰涎，连连不竭，无论服何中药，皆分毫无效。惟日延西医注射药针一次，虽不能止咳喘而可保当日无虞。诊其脉左右皆弦细，关前微浮，两尺重按无根。

[**诊断**] 此等证，原因肺脏气化不能通畅，其中诸细管即易为痰涎滞塞，热时肺胞松缓，故病犹轻，至冷时肺胞紧缩，是以其病加剧。治之者当培养其肺中气化，使之阖辟有力，更疏瀹其肺中诸细管，使之宣通无滞，原为治此病之正规也。而此证两尺之脉无根，不但其肺中有病，其肝肾实亦有病，且病因又为遗传性，原非一蹴所能治愈，当分作数步治之。

[**处方**] 生怀山药一两、大甘枸杞一两、天花粉三钱、天冬三钱、生杭芍三钱、细辛一钱、射干三钱、杏仁（去皮）二钱、五味子（捣碎）二钱、葶

苈子（微炒）二钱、广三七（捣细）二钱。

药共十一味，前十味煎汤一大盅，送服三七末一钱，至煎渣再服时仍送服余一钱。

[方解] 方中用三七者，恐肺中之气窒塞，肺中之血亦随之凝滞，三七为止血妄行之圣药，更为流通瘀血之圣药，故于初步药中加之。五味必捣碎用者，因其外皮之肉偏于酸，核中之仁味颇辛，酸辛相济，能敛又复能开，若囫囵入汤剂煎之，则力专酸敛，服后或有满闷之弊，若捣碎用之，无事伍以干姜（小青龙汤中五味、干姜并用，徐氏谓此借干姜辛以调五味之酸），服后自无满闷之弊也。

复诊 将药连服四剂，咳喘皆愈三分之二，能卧睡两三点钟。其脉关前不浮，至数少减，而两尺似无根，拟再治以纳气归肾之方。

[处方] 生怀山药一两、大甘枸杞一两、野党参三钱、生赭石（轧细）六钱、生怀地黄六钱、生鸡内金（黄色的捣）钱半、净萸肉四钱、天花粉四钱、天冬三钱、牛蒡子（捣碎）三钱、射干二钱。

共煎汤一大盅，温服。

[方解] 参之性补而微升，惟与赭石并用，其补益之力直达涌泉。况咳喘之剧者，其冲胃之气恒因之上逆，赭石实又为降胃镇冲之要药也。至方中用鸡内金者，因其含有稀盐酸，原善化肺管中之瘀滞以开其闭塞，又兼能运化人参之补力不使满闷也。

三诊 将药连服五剂，咳喘皆愈，惟其脉仍逾五至，行动时犹觉气息微喘，此乃下焦阴分犹未充足，不能与阳分相维系也。此当峻补其真阴，俾阴分充足自能维系其阳分，气息自不上奔矣。

[处方] 生怀山药一两、大甘枸杞一两、熟怀地黄一两、净萸肉四钱、玄参四钱、生远志钱半、北沙参四钱、怀牛膝三钱、大云苓片二钱、苏子（炒捣）二钱、牛蒡子（捣碎）二钱、生鸡内金钱半。

共煎汤一大盅，温服。

[方解] 远志诸家本草皆谓其味苦性善补肾，而愚曾嚼服之，则其味甚酸，且似含有矾味。后阅西药本草，谓其含有林檎酸，且谓可作轻吐药（服其末至二钱即可作吐），是其中含有矾味可知。为其味酸，且含有矾味，是以能使肺中多生津液以化凝痰，又可为理肺要药。此原为肺肾同治之剂，故宜用此肺肾双理之药也。

[**效果**] 将药连服八剂，行走动作皆不作喘，其脉至数已复常。

从此停服汤药，俾日用生怀山药细末，水调煮作茶汤，少调以生梨自然汁，当点心用之以善其后。(《医学衷中参西录·虚劳喘嗽门·肺痨喘嗽遗传性证》)

○ 法库万泽东之令堂，自三十余岁时，即患痰喘咳嗽，历三十年百药不效，且年愈高，病亦愈进，至民国十年春，又添发烧、咽干、头汗出、食不下等证。延医诊视，云是痰盛有火，与人参清肺汤加生地、丹皮等味，非特无效，反发热如火，更添泄泻，有不可终日之势。

后忽见《衷中参西录》一味薯蓣饮，遂用生怀山药四两，加玄参三钱，煎汤一大碗，分数次徐徐温服，一剂即见效，至三剂病愈强半，遂改用生怀山药细末一两，煮作粥服之，日两次，间用开胃药，旬余而安，宿病亦大见轻，大约久服宿病亦可除根。泽东素知医，自此从愚学医。(本案为他人所治。编者注)(《医学衷中参西录·山药解》)

○ 高瑞章，沈阳户口登记生，年三十二岁。因伏气化热伤肺，致成肺痨咳嗽证。

[**病因**] 腊底冒寒挨户检查，感受寒凉，未即成病，而从此身不见汗。继则心中渐觉发热，至仲春其热加甚，饮食懒进，发生咳嗽，浸成肺痨病。

[**证候**] 其咳嗽昼轻夜重，时或咳而兼喘，身体羸弱，筋骨酸疼，精神时昏愦，腹中觉饥而饮食恒不欲下咽。从前惟心中发热，今则日昳时身恒觉热。大便燥，小便短赤，脉左右皆弦长，右部重按有力，一息五至。

[**诊断**] 此病之原因，实由伏气化热久留不去。不但伤肺而兼伤及诸脏腑也。按此证自述，因腊底受寒，若当时即病，则为伤寒矣。乃因所受之寒甚轻，不能即病，惟伏于半表半里三焦脂膜之中，阻塞气化之升降流通，是以从此身不见汗，而心渐发热。迨时至仲春，阳气萌动，原当随春阳而化热以成温病(《内经》谓冬伤于寒，春必病温)，乃其所化之热又非如温病之大热暴发能自里达表，而惟缘三焦脂膜散漫于诸脏腑，是以胃受其热而懒于饮食，心受其热而精神昏愦，肾受其热而阴虚潮热，肝受其热而筋骨酸疼，至肺受其热而咳嗽吐痰，则又其显然者也。治此证者，当以清其伏气之热为主，而以滋养津液药辅之。

[**处方**] 生石膏(捣碎)一两、党参三钱、天花粉八钱、玄参八钱、生杭芍五钱、甘草钱半、连翘三钱、滑石三钱、鲜茅根三钱、射干三钱、生远志

二钱。

共煎汤一大盅半，分两次温服。若无鲜茅根，可以鲜芦根代之。

[**方解**]方中之义，用石膏以清伏气之热，而助之以连翘、茅根，其热可由毛孔透出；更辅之以滑石、杭芍，其热可由水道泻出；加花粉、玄参者，因石膏但能清实热，而花粉、玄参兼能清虚热也；用射干、远志者，因石膏能清肺宁嗽，而佐以射干、远志，更能利痰定喘也；用甘草者，所以缓诸凉药之下趋，不欲其寒凉侵下焦也；至加党参者，实仿白虎加人参汤之义，因身体虚弱者，必石膏与人参并用，始能逐久匿之热邪外出也。今之党参，即古之人参也。

复诊 将药连服四剂，热退三分之二，咳嗽吐痰亦愈强半，饮食加多，脉象亦见缓和。知其伏气之热已消，所余者惟阴虚之热也，当再投以育阴之方，俾多服数剂自能痊愈。

[**处方**]生怀山药一两、大甘枸杞八钱、玄参五钱、生怀地黄五钱、沙参五钱、生杭芍三钱、生远志二钱、川贝母二钱、生鸡内金（黄色的捣）钱半、甘草钱半。

共煎汤一大盅，温服。方中加鸡内金者，不但欲其助胃消食，兼欲借之以化诸药之滞腻也。

[**效果**]将药连服五剂，病遂痊愈。而夜间犹偶有咳嗽之时，俾停服汤药，日用生怀山药细末煮作粥，调以白糖当点心服之以善其后。（《医学衷中参西录·虚劳喘嗽门·肺痨咳嗽由于伏气化热所伤证》）

〇 邻村许姓学生，年十八岁，于季春得劳热咳嗽证。

[**病因**]秉性刚强，劳心过度；又当新婚之余，或年少失保养，迨至春阳发动，渐成劳热咳嗽证。

[**证候**]日晡潮热，通夜作灼，至黎明得微汗其灼乃退。白昼咳嗽不甚剧，夜则咳嗽不能安枕。饮食减少，身体羸瘦，略有动作即气息迫促。左右脉皆细弱，重按无根，数逾七至。夫脉一息七至，即难挽回，况复逾七至乎？犹幸食量犹佳，大便干燥（此等证忌滑泻），知犹可治。拟治以峻补真阴之剂，而佐以收敛气化之品。

[**处方**]生怀山药一两、大甘枸杞八钱、玄参六钱、生怀地黄六钱、沙参六钱、甘草三钱、生龙骨（捣碎）六钱、净萸肉六钱、生杭芍三钱、五味子（捣

碎）三钱、牛蒡子（捣碎）三钱。

共煎汤一大盅，温服。

[方解] 五味入汤剂，药房照例不捣。然其皮味酸，核味辛，若囫囵入煎则其味过酸，服之恒有满闷之弊。故徐灵胎谓宜与干姜之味辛者同服。若捣碎入煎，正可惜其核味之辛以济皮味之酸，无事伍以干姜而亦不发满闷。是以欲重用五味以治嗽者，当注意令其捣碎，或说给病家自检点。至于甘草多用至三钱者，诚以此方中不但五味酸，萸肉亦味酸，若用甘草之至甘者与之化合（即甲己化土），可增加其补益之力（如酸能齼齿，得甘则不齼齿是明征），是以多用至三钱。

复诊　将药连服三剂，灼热似见退，不复出汗，咳嗽亦稍减，而脉仍七至强。因恍悟此脉之数，不但因阴虚，实亦兼因气虚，犹若力小而强任重者其体发颤也。拟仍峻补其真阴，再辅以补气之品。

[处方] 生怀山药一两、野台参三钱、大甘枸杞六钱、玄参六钱、生怀地黄六钱、甘草三钱、净萸肉五钱、天花粉五钱、五味子（捣碎）三钱、生杭芍三钱、射干二钱、生鸡内金（黄色的捣）钱半。

共煎一大盅，温服。为方中加台参恐服之作闷，是以又加鸡内金以运化之。且凡虚劳之甚者，其脉络间恒多瘀滞，鸡内金又善化经络之瘀滞也。

三诊　将药连服四剂，灼热咳嗽已愈十之七八，脉已缓至六至，此足征补气有效也。爰即原方略为加减，多服数剂，病自除根。

[处方] 生怀山药一两、野台参三钱、大甘枸杞六钱、玄参五钱、生怀地黄五钱、甘草二钱、天冬五钱、净萸肉五钱、生杭芍三钱、川贝母三钱、生远志二钱、生鸡内金（黄色的捣）钱半。

共煎一大盅，温服。

[效果] 将药连服五剂，灼热咳嗽痊愈，脉已复常，遂停服汤剂。俾日用生怀山药细末煮作茶汤，兑以鲜梨自然汁，当点心服之，以善其后。(《医学衷中参西录·虚劳喘嗽门·劳热咳嗽》)

○ 乔邦平，年三十余，天津河东永和牲木厂分号经理，得咳吐痰血病。

[病因] 前因偶受肺风，服药失宜，遂患咳嗽，咳嗽日久，继患咳血。

[证候] 咳嗽已近一年，服药转浸加剧，继则痰中带血，又继则间有呕血之时，然犹不至于倾吐。其心中时常发热，大便时常燥结，幸食欲犹佳，身

形不至羸弱，其脉左部近和平，右部寸关俱有滑实之象。

[诊断] 证脉合参，知系从前外感之热久留肺胃，金畏火刑，因热久而肺金受伤，是以咳嗽；至于胃腑久为热铄，致胃壁之膜腐烂连及血管，是以呕血；至其大便恒燥结者，因其热下输肠中，且因胃气因热上逆失其传送之职也。治此证者，当以清肺胃之热为主，而以养肺降胃之药辅之。

[处方] 生石膏细末二两、粉甘草细末六钱、镜面朱砂细末二钱。

共和匀，每服一钱五分。

又方：生怀山药一两、生赭石（轧细）八钱、天冬六钱、玄参五钱、沙参五钱、天花粉五钱、生杭芍四钱、川贝母三钱、射干二钱、儿茶二钱、甘草钱半、广三七（轧细）二钱。

共药十二味，将前十一味煎汤送服三七一钱，至煎渣再服时，再送服一钱。

每日午前十点钟服散药一次，临睡时再服一次，汤药则晚服头煎，翌晨服次煎。

[效果] 服药三日，咳血吐血皆愈。仍然咳嗽，遂即原方去沙参加生百合五钱、米壳钱半，又服四剂，咳嗽亦愈，已不发热，大便已不燥结。俾将散药惟头午服一次，又将汤药中赭石减半，再服数剂以善后。（《医学衷中参西录·虚劳喘嗽门·肺病咳吐痰血》）

○ 一媪，年七旬，痨嗽甚剧，饮食化痰涎，不化津液，致大便燥结，十余日不行，饮食渐不能进。亦拟投以此汤（硝菔通结汤：净朴硝四两、鲜莱菔五斤。将莱菔切片，同朴硝和水煮之。初次煮，用莱菔片一斤，水五斤，煮至莱菔烂熟捞出。就其余汤，再入莱菔一斤。如此煮五次，约得浓汁一大碗，顿服之。若不能顿服者，先饮一半，停一点钟，再温饮一半，大便即通。主治大便燥结久不通，身体兼羸弱者。编者注），为羸弱已甚，用人参三钱，另炖汁，和药服之。一剂便通，能进饮食。复俾煎生山药稠汁，调柿霜饼服之，痨嗽亦见愈。（《医学衷中参西录·治燥结方·硝菔通结汤》）

○ 一少年，因感冒懒于饮食，犹勤稼穑，枵腹力作，遂成痨嗽。过午发热，彻夜咳吐痰涎。医者因其年少，多用滋阴补肾之药，间有少加参、芪者。调治两月不效，饮食减少，痰涎转增，渐至不起，脉虚数兼有弦象，知其肺脾皆有伤损也。授以此方（珠玉二宝粥：生山药二两、生薏米二两、柿霜饼八钱。

主治脾肺阴分亏损，饮食懒进，虚热痨嗽，并治一切阴虚之证。编者注），俾一日两次服之，半月痊愈。

或问：脉现弦象，何以即知其脾肺伤损？答曰：脉虽分部位，而其大致实不分部位。今此证左右之脉皆弦，夫弦为肝脉，肝盛必然侮脾，因肝属木脾属土也。且五行之中，惟土可以包括四行，即脾气可以包括四脏。故六部脉中，皆以和缓为贵，以其饶有脾土之气也。今其脉不和缓而弦硬，其脾气受伤，不能包括四脏可知。又肺属金，所以镇肝木者也，故肺金清肃之气下行，肝木必不至恣横，即脉象不至于弦。今其脉既现如此弦象，则肺金受伤，不能镇肝木更可知也。(《医学衷中参西录·治阴虚劳热方·珠玉二宝粥》)

〇 一叟，年近七旬。素有痨嗽，初冬宿病发动，又兼受外感，痰涎壅滞胸间，几不能息。剧时昏不知人，身躯后挺。诊其脉，浮数无力。为制此汤（加味越婢加半夏汤：麻黄二钱、煅石膏三钱、生山药五钱、带心寸麦冬四钱、清半夏三钱、炒牛蒡子三钱、玄参三钱、甘草一钱五分、大枣三枚、生姜三片。主治素患痨嗽，因外感袭肺，而痨嗽益甚，或兼喘逆，痰涎壅滞者。编者注），一剂气息通顺，将麻黄，石膏减半，又服数剂而愈。

或问：子尝谓石膏宜生用，不宜煅用。以石膏寒凉之中，原兼辛散，煅之则辛散之力变为收敛，服之转可增病。乃他方中，石膏皆用生者，而此独用煅者何也？答曰：此方所主之病，外感甚轻，原无大热。方中用麻黄以祛肺邪，嫌其性热，故少加石膏佐之。且更取煅者，收敛之力，能将肺中痰涎凝结成块，易于吐出。此理从用煅石膏点豆腐者悟出，试之果甚效验。后遇此等证，无论痰涎如何壅盛，如何堵塞，投以此汤，须臾药方行后，莫不将痰涎结成小块，连连吐出，此皆煅石膏与麻黄并用之效也。若以治寒温大热，则断不可煅。若更多用则更不可煅也（煅石膏用于此方，且止三钱，自无妨碍，然愚后来志愿，欲全国药房皆不备煅石膏，后有用此方者，若改用生石膏四钱更佳）。(《医学衷中参西录·治伤寒·加味越婢加半夏汤》)

〇 又族嫂年三十五岁，初患风寒咳嗽，因懒于服药，不以为事。后渐至病重，始延医诊治。所服之药，皆温散燥烈之品，不知风寒久而化热，故越治越剧，几至不起。后生于腊底回里，族兄邀为诊视。脉象虚而无力，身瘦如柴，咳嗽微喘，饮食减少，大便泄泻，或兼白带，午后身热颧红，确系痨瘵已成。授以《衷中参西录》第一卷首方资生汤（生山药一两、玄参五钱、於术三钱、生鸡内金二钱、牛蒡子三钱。主治痨瘵羸弱已甚，饮食减少，喘促咳嗽，身热脉虚数者，闭经。编者注），加炒薏仁、茯苓片、生龙骨、生牡蛎各三钱，茵陈、炙甘草各钱半。服二剂，身热颧红皆退，咳嗽泄泻亦见愈。

后仍按此方加减，又服六剂，诸病皆痊。嘱其每日用生怀山药细末煮粥，调以白糖服之，以善其后（本案为他人所治。编者注）。(《医学衷中参西录·相臣哲嗣毅武来函》)

喘　证

○ 民纪辛未，内子大病半年，一日垂危，似喘非喘，气短不足以息，自知不起，嘱赶备后事。二女德清翻阅四期《医学衷中参西录》见山药各条如是神奇，值家中购有生山药四两，急浓煎一小碗，灌服，过十分钟气息即能接续，诸证亦较轻减。自是每日仍服山药四两，作一日之饮料，接服四阅月，计用生山药五十余斤痊愈。至今体气较未病之前为健（本案为他人所治。编者注）。受业高崇勋谨注 (《医学衷中参西录·山药解》)

○ 本邑于姓媪，劳热喘嗽，医治数月，病益加剧，不能起床，脉搏近七至，心中热而且干，喘嗽连连，势极危险。所服之方，积三十余纸，曾经六七医生之手，而方中皆有橘红。其余若玄参、沙参、枸杞、天冬、贝母、牛蒡、生熟地黄诸药，大致皆对证，而其心中若是之热而干者，显系橘红之弊也。

愚投以生怀山药一两，玄参、沙参、枸杞、龙眼肉、熟地黄各五钱，川贝、甘草各二钱，生鸡内金钱半。煎服一剂，即不觉干。即其方略为加减，又服十余剂痊愈。(《医学衷中参西录·虚劳温病皆忌橘红说》)

○ 曾治一媪，劳喘甚剧，十年未尝卧寝。俾每日用熟地煎汤，当茶饮之，数日即安卧。其家反惧甚，以为如此改常恐非吉兆，而不知其病之愈也。

由是观之，熟地能补肾中元气可知。至陈修园则一概抹倒，直视熟地为不可用，岂能知熟地哉。寒温传里之后，其人下焦虚惫太甚者，外邪恒直趋下焦作泄泻，亦非重用熟地不能愈。(《医学衷中参西录·治伤寒温病同用方·白虎加人参以山药代粳米汤》)

○ 沈阳苏惠堂，年三十许，痨嗽二年不愈，动则作喘，饮食减少。更医十余人，服药数百剂，分毫无效，羸弱转甚。其姊丈李生，在京师见《衷中参西录》再版，大加赏异，急邮函俾其来院诊治。其脉数六至，虽细弱仍有根柢，知其可治。自言上焦恒觉发热，大便三四日一行，时或干燥。遂投以醴泉饮（生山药一两、大生地五钱、人参四钱、玄参四钱、生赭石四钱、牛蒡子三钱、天冬四钱、甘草二钱。主治虚劳发热，或喘或嗽，脉数而弱。编者注），为其便迟而燥，赭石改用六钱，又加鸡内金二钱（捣细），恐其病久脏腑经络多瘀滞也。数剂后饭量加增，心中仍有热时，大便已不燥，间日一行。遂去赭石二钱，加知母二钱，俾于晚间服汤药后，用白蔗糖水送服阿司匹林四分瓦之一（瓦之分量详于例言），得微汗。后令于日间服之，不使出汗，数日不觉发热，脉亦复常，惟咳嗽未能痊愈。又用西药几阿苏六分，薄荷冰四分，和以绿豆粉为丸，梧桐子大，每服三丸，日两次，汤药仍照方服之，五六日后咳嗽亦愈，身体从此康健。（《医学衷中参西录·治阴虚劳热方·醴泉饮》）

○ 曾治奉天中街内宾升靴铺中学徒，年十四五，得劳热喘嗽证。初原甚轻，医治数月，病势浸增，医者诿谓不治。遂来院（指张锡纯在沈阳创办的立达中医院。编者注）求为诊视，其人羸弱已甚，而脉象有力，数近六至，疑其有外感伏热，询之果数月之前，曾患温病，经医治愈。乃知其决系外感留邪，问其心中时觉发热，大便干燥，小便黄涩，遂投以白虎加人参汤，去粳米加生怀山药一两，连服数剂，病若失。见者讶为奇异，不知此乃治其外感，非治其内伤，而能若是之速效也〔张氏在医案前论述说，寒温阳明腑病，原宜治以白虎汤，医者畏不敢用，恒以甘寒之药清之，遇病之轻者，亦可治愈，而恒至稽留余热（其寒药滞腻，故能闭塞外感热邪），变生他证。迨至病久不愈，其脉之有力者，仍可用白虎汤治之，其脉之有力而不甚实者，可用白虎加人参汤治之。编者注〕。（《医学衷中参西录·石膏解》）

○ 家慈患痰喘咳嗽病，三十年于兹矣。百方不效，且年愈高，病愈进。门生日夜忧思，以为不能救堂上之厄，不孝孰甚焉。然亦无可如何也。乃于今春宿病既发，又添发灼、咽干、头汗出、食不下等证。生虽习医，此时惟战兢不敢处方，遂请一宿医诊视，云是痰盛有火，孰知是肺气与脾阴肾阴将虚竭也。与人参清肺汤，加生地、丹皮等味，服二剂，非特未效，遂发灼如火，更添泄泻，有不可终日之势。于是不敢延医，自选用《衷中参西录》资生汤方（生山药一两、玄参五钱、於术三钱、生鸡内金二钱、牛蒡子三钱。主治痨瘵羸弱已甚，饮食减少，喘促咳嗽，身热脉虚数者，闭经。编者注）。服一剂，亦无显效。转思此时方中於术、牛蒡、鸡内金等味有未合也。因改用一味薯蓣饮，用生怀山药四两，加玄参三钱。服一剂见效，二剂大见效，二剂即病愈强半矣。

后乃改用薯蓣粥，用生怀山药一两为细末，煮作粥，少调以白糖，每日两次当点心服之。又间进开胃之药，旬余而安。似此，足见山药之伟功，迥异于寻常药品也。夫《衷中参西录》中既有薯蓣饮，又复有薯蓣粥，方后各载有单用之治愈险证若干，以寻常服食之物，而深知其有殊异之功能，非吾师之卓识，何以及此哉（本案为他人所治。编者注）。(《医学衷中参西录·万泽东来函》)

○ 邻村泊庄高氏女，年十六七，禀赋羸弱，得外感痰喘证，投以《金匮》小青龙加石膏汤，一剂而愈。至翌日忽似喘非喘，气短不足以息，诊其脉如水上浮麻，不分至数，按之即无。愚骇曰："此将脱之证也。"乡屯无药局，他处取药无及，适有生山药两许，系愚向在其家治病购而未服者，俾急煎服之，下咽后气息既能接续，可容取药，仍重用生山药，佐以人参、萸肉、熟地诸药，一剂而愈。(《医学衷中参西录·山药解》)

○ 邻村刁马村刁志厚，年二十余，自孟冬得喘症。迁延百余日，喘益加剧，屡次延医服药，分毫无效。其脉浮而无力，数近六至，知其肺为风袭，故作喘。病久阴虚，肝肾不能纳气，故其喘浸剧也。即其脉而论，此时肺中之风邪犹然存在，欲以散风之药祛之，又恐脉数阴虚益耗其阴分。

于是用麻黄三钱，而佐以生山药二两，临睡时煎服，夜间得微汗，喘愈强半。为脉象虚数，不敢连用发表之剂，俾继用生山药末八钱煮粥，少调白糖，当点心用，日两次，若服之觉闷，可用粥送服鸡内金末五分，如此服药约半月，喘又见轻。再诊其脉，不若从前之数，仍投以从前汤药方，又得微汗，喘又稍轻，又服山药粥月余痊愈。(《医学衷中参西录·临证随笔》)

○ 罗金波，天津新旅社理事，年三十四岁，得肺痨喘嗽病。

[病因] 数年之前，曾受肺风发咳嗽，治失其宜，病虽暂愈，风邪锢闭肺中未去，致成肺痨喘嗽证。

[**证候**] 其病在暖燠之时甚轻，偶发喘嗽一半日即愈，至冬令则喘嗽连连，必至天气暖和时始渐愈。其脉左部弦硬，右部濡滑，两尺皆重按无根。

[**诊断**] 此风邪锢闭肺中，久而伤肺，致肺中气管滞塞，暖时肌肉松缓，气管亦随之松缓，其呼吸犹可自如；冷时肌肉紧缩，气管亦随之紧缩，遂至吸难呼易而喘作，更因痰涎壅滞而嗽作矣。其脉左部弦硬者，肝肾之阴液不足也。右部濡滑者，肺胃中痰涎充溢也。两尺不任重按者，下焦气化虚损，不能固摄，则上焦之喘嗽益甚也。欲治此证，当先宣通其肺，俾气管之郁者皆开后，再投以滋阴培气，肺肾双补之剂以拔除其病根。

[**处方**] 麻黄钱半、天冬三钱、天花粉三钱、牛蒡子（捣碎）三钱、杏仁（去皮捣碎）二钱、甘草钱半、苏子（炒捣）二钱、生远志（去心）二钱、生麦芽二钱、生杭芍二钱、细辛一钱。

共煎汤一大盅，温服。

复诊 将药煎服两剂，喘嗽皆愈，而劳动时仍微喘。其脉左部仍似弦硬，右部仍濡，不若从前之滑，两尺犹虚，此病已去而正未复也。宜再为谋根本之治法，而投以培养之剂。

[**处方**] 野台参三钱、生赭石（轧细）八钱、生怀山药一两、熟怀地黄一两、生怀地黄一两、大云苓片二钱、大甘枸杞六钱、天冬六钱、净萸肉五钱、苏子（炒捣）三钱、牛蒡子（捣碎）三钱。

共煎一大盅，温服。

[**方解**] 人参为补气主药，实兼具上升之力。喻嘉言谓：气虚欲上脱者专用之转气高不返。是以凡喘逆之证，皆不可轻用人参，惟重用赭石以引之下行，转能纳气归肾，而下焦之气化，遂因之壮旺而固摄。此方中人参、赭石并用，不但欲导引肺气归肾，实又因其两尺脉虚，即借以培补下焦之气化也。

[**效果**] 将药连服十余剂，虽劳动亦不作喘。再诊其脉，左右皆调和无病，两尺重按不虚，遂将赭石减去二钱，俾多服以善其后。（《医学衷中参西录·虚劳喘嗽门·肺痨喘咳》）

○ 天津一区竹远里，于姓媪，年近五旬，咳嗽有痰微喘，且苦不寐。

[**病因**] 夜间因不能寐，心中常觉发热，久之则肺脏受伤，咳嗽多痰，且微作喘。

[**证候**] 素本夜间不寐，至黎明时始能少睡。后因咳嗽不止，痰涎壅盛，

且复作喘，不能安卧，恒至黎明亦不能睡。因之心中发热益甚，懒于饮食，大便干燥，四五日一行，两旬之间大形困顿，屡次服药无效。其脉左部弦而无力，右部滑而无力，数逾五至。

[诊断]此真阴亏损，心肾不能相济，是以不眠。久则心血耗散，心火更易妄动以上铄肺金，是以咳嗽有痰作喘。治此证者，当以大滋真阴为主，真阴足则心肾自然相交，以水济火而火不妄动；真阴足则自能纳气归根，气息下达，而呼吸自顺。且肺肾为子母之脏，原相连属，子虚有损于母，子实即有益于母，果能使真阴充足，则肺金既不受心火之铄耗，更可得肾阴之津润，自能复其清肃下行之常，其痰涎咳嗽不治自愈也。若更辅以清火润肺、化痰宁嗽之品，则奏效当更捷矣。

[处方]沙参一两、大枸杞一两、玄参六钱、天冬六钱、生赭石（轧细）五钱、甘草二钱、生杭芍三钱、川贝母三钱、牛蒡子（捣碎）一钱、生麦芽三钱、枣仁（炒捣）三钱、射干二钱。

共煎汤一大盅，温服。

复诊 将药连服六剂，咳喘痰涎愈十分之八，心中已不发热，食欲已振，夜能睡数时，大便亦不甚燥。诊其脉至数复常，惟六部重按仍皆欠实，左脉仍有弦意。拟再峻补其真阴以除病根，所谓上病取诸下也。

[处方]生怀山药一两、大枸杞一两、辽沙参八钱、生怀地黄六钱、熟怀地黄六钱、甘草二钱、生赭石（轧细）六钱、净萸肉四钱、生杭芍三钱、生麦芽三钱、生鸡内金（黄色的捣）钱半。

共煎汤一大盅，温服。

[效果]将药连服二剂，诸病皆愈，俾用珠玉二宝粥（载处方编三期一卷）常常当点心服之，以善其后。

[或问]两方中所用之药，若滋阴、润肺、清火、理痰、止嗽诸品，原为人所共知，而两方之中皆用赭石、麦芽，且又皆生用者其义何居？答曰：胃居中焦，原以传送饮食为专职，是以胃中之气，以息息下行为顺，果其气能息息下行，则冲气可阻其上冲，胆火可因之下降，大便亦可按时下通，至于痰涎之壅滞，咳嗽喘逆诸证，亦可因之递减，而降胃之药，固莫赭石若也。然此物为铁氧化合，煅之则铁氧分离，即不宜用，此所以两皆用赭石，而又必须生赭石也。至于麦芽，炒用之善于消食，生用之则善于升达肝气。人身之气化原左升右降，若但知用赭石降胃，其重坠下行之力或有碍于肝气之上

升，是以方中用赭石降胃，即用麦芽升肝，此所以顺气化之自然，而还其左升右降之常也。(《医学衷中参西录·虚劳喘嗽门·肺痨喘嗽兼不寐证》)

○ 徐益林，住天津一区，年三十四岁，业商，得肺痨痰喘证。

[病因] 因弱冠时游戏竞走，努力过度伤肺，致有喘病，入冬以来又兼咳嗽。

[证候] 平素虽有喘证，然安养时则不犯，入冬以来，寒风陡至，出外为风所袭，忽发咳嗽。咳嗽不已，喘病亦发，咳喘相助为虐，屡次延医，服药不愈，夜不能卧。其脉左部弦细而硬，右部濡而兼沉，至数如常。

[诊断] 此乃气血两亏，并有停饮之证，是以其左脉弦细者，气虚也。弦细兼硬者，肝血虚津液短也。其右脉濡者，湿痰留饮也。濡而兼沉者，中焦气化亦有所不足也。其所以喘而且嗽者，亦痰饮上溢之所迫致也。拟用小青龙汤，再加滋补之药治之。

[处方] 生怀山药一两、当归身四钱、天冬四钱、寸麦冬四钱、生杭芍三钱、清半夏三钱、桂枝尖二钱五分、五味子(捣碎)二钱、杏仁(去皮)二钱、干姜钱半、细辛一钱、甘草钱半、生姜三片。

共煎一大盅，温饮下。

[方解] 凡用小青龙汤，喘者去麻黄加杏仁，此定例也。若有外感之热者，更宜加生石膏，此证无外感之热，故但加二冬以解姜、桂诸药之热。

复诊 将药煎服一剂，其喘即愈，又继服两剂，咳嗽亦愈强半，右脉已不沉，似稍有力，左脉仍近弦硬，拟再以健胃养肺、滋生血脉之品。

[处方] 生怀山药一两、生百合五钱、大枸杞子五钱、天冬五钱、当归身三钱、苏子(炒捣)钱半、川贝母三钱、白术(炒)三钱、生薏米(捣碎)三钱、生远志二钱、生鸡内金(黄色的捣)钱半、甘草钱半。

共煎汤一大盅，温服。

[效果] 将药连服四剂，咳嗽痊愈，脉亦调和如常矣。(《医学衷中参西录·虚劳喘嗽门·肺痨痰喘》)

○ 盐山西门里范文焕，年五十余，素有肺痨，发时咳嗽连连，微兼喘促。仲夏末旬，喘发甚剧，咳嗽昼夜不止，且呕血甚多。延医服药十余日，咳嗽呕血，似更加剧，愈莫能支。适愚自沧回籍，求为诊治，其脉象洪而微数，右部又实而有力，视其舌苔白厚欲黄，问心中甚热，大便二三日一行，诊毕断曰：此温病之热，盘踞阳明之腑，逼迫胃气上逆，因并肺气上逆，所以咳喘连连，且屡次呕血也。治病宜清其源，若将温病之热治愈，则咳喘、呕血不治自愈矣。其家人谓：从前原不觉有外感，即屡次延医服药，亦未尝言有外感，何以先生独谓系温病乎？答曰：此病脉象洪实，舌苔之白厚欲黄，及心中之发热，皆为温病之显征。其初不觉有外感者，因此乃伏气化热而为温病。其受病之原因，在冬令被寒，伏于三焦脂膜之中，因春令阳盛化热而发动，窜入各脏腑为温病。亦有迟至夏秋而发者，其证不必有新受之外感，亦间有薄受外感不觉，而伏气即因之发动者，《内经》所谓"冬伤于寒，春必病温"者此也。病家闻言悟会，遂为疏方：

生地二两、生石膏一两、知母八钱、甘草一钱、广犀角（另煎兑服）三钱、三七末（用水送服）二钱。

煎汤两茶盅，分三次温饮下，一剂而诸病皆愈。又改用玄参、贝母、知母、花粉、甘草、白芍诸药，煎汤服。另用水送服三七末钱许，服两剂后，俾用生山药末煮粥，少加白糖，每次送服赭石细末钱许，以治其从前之肺痨。若觉热时，则用鲜白茅根四五两，切碎煮两三沸，当茶饮之。如此调养月余，肺痨亦大见愈。

按：吐血之证，原忌骤用凉药，恐其离经之血得凉而凝，变为血痹虚劳也。而此证因有温病之壮热，不得不用凉药以清之，而有三七之善化瘀血者以辅之，所以服之而有益无弊也。（《医学衷中参西录·临证随笔》）

○ 一妇人，产后十余日，大喘大汗，身热痿嗽。医者用黄芪、熟地、白芍等药，汗出愈多。后愚诊视，脉甚虚弱，数至七至，审证论脉，似在不治。俾其急用生山药六两，煮汁徐徐饮之，饮完添水重煮，一昼夜所饮之水，皆取于山药中。翌日又换山药六两，仍如此煮饮之。三日后诸病皆愈。（《医学衷中参西录·治阴虚劳热方·一味薯蓣饮》）

○ 一妇人，年三十余，劳心之后兼以伤心，忽喘逆大作，迫促异常。其翁知医，以补敛元气之药治之，觉胸中窒碍不能容受。更他医以为外感，投以小剂青龙汤，喘益甚。延愚诊视，其脉浮而微数，按之即无，知为阴阳两虚之证。盖阳虚则元气不能自摄，阴虚而肝肾又不能纳气，故作喘也。为制此汤(参赭镇气汤：野台参四钱、生赭石六钱、生芡实五钱、生山药五钱、萸肉六钱、生龙骨六钱、生牡蛎六钱、生杭芍四钱、苏子二钱。主治阴阳两虚，喘逆迫促，有将脱之势，亦治肾虚不摄，冲气上干，致胃气不降作满闷。编者注），病人服药后，未及复杯曰：吾有命矣。询之，曰从前呼吸惟在喉间，几欲脱去，今则转落丹田矣。果一剂病愈强半，又服数剂痊愈。

按：生赭石压力最胜，能镇胃气、冲气上逆，开胸膈，坠痰涎、止呕吐、通燥结，用之得当，诚有捷效。虚者可与人参同用。(《医学衷中参西录·治喘息方·参赭镇气汤》)

○ 一人，年二十二，喘逆甚剧，脉数至七至；用一切治喘药皆不效，为制滋培汤（生山药一两、炒於术三钱、广陈皮二钱、炒牛蒡子二钱、生杭芍三钱、玄参三钱、生赭石三钱、炙甘草二钱。主治虚劳喘逆，饮食减少，或兼咳嗽，并治一切阴虚羸弱诸证。编者注）。将药煎成，因喘剧不能服，温汤三次始服下，一剂见轻，又服数剂痊愈。(《医学衷中参西录·治喘息方·滋培汤》)

○ 一人，年四十余，得温病十余日，外感之火已消十之八九。大便忽然滑下，喘息迫促，且有烦渴之意。其脉甚虚，两尺微按即无。亦急用生山药六两，煎汁两大碗，徐徐温饮下，以之当茶，饮完煎渣再饮，两日共用山药十八两，喘与烦渴皆愈，大便亦不滑泻。

西人谓食物中之蛋白质最能益人。山药之汁晶莹透彻，黏而且滑，纯是蛋白之质，故人服之大有补益。然必生煮服之，其蛋白之质始全；若炒焦而后入煎剂，其蛋白之质已涸，虽服亦何益哉。(《医学衷中参西录·治阴虚劳热方·一味薯蓣饮》)

○ 一人，年四十余，素有喘证，薄受外感即发。医者投以小青龙汤，一剂即愈，习以为常。一日喘证复发，连服小青龙汤三剂不愈。其脉五至余，右寸浮大，重按即无。知其从前服小青龙即愈者，因其证原受外感；今服之而不愈者，因此次发喘原无外感也，盖其薄受外感即喘；肺与肾原有伤损，但知治其病标，不知治其病本，则其伤损必益甚，是以此次不受外感亦发喘也。为拟此汤（沃雪汤：生山药一两半、牛蒡子四钱、柿霜饼六钱。主治脾肺阴分亏损，饮食懒进，虚热痨嗽，并治一切阴虚之证；更兼肾不纳气作喘者。编者注），服两剂痊愈，又服数剂以善其后。(《医学衷中参西录·治阴虚劳热方·沃雪汤》)

○ 一人，年二十，资禀素弱。偶觉气分不舒，医者用三棱、延胡等药破之。自觉短气，遂停药不敢服。隔两日，忽发喘逆，筋惕肉动，精神恍惚。

第三章 医案

脉数至六至，浮分摇摇，按之若无。肌肤甚热，上半身时出热汗，自言心为热迫，甚觉怔忡。其舌上微有白苔，中心似黄。统观此病情状，虽陡发于一日，其受外感已非一日。盖其气分不舒时，即受外感之时，特其初不自觉耳。为其怔忡太甚，不暇取药，急用生鸡子黄四枚，温开水调和，再将其碗置开水蕴中，候温服之，喘遂止，怔忡亦见愈。继投以此汤 [白虎加人参以山药代粳米汤：生石膏（捣细）三两、知母一两、人参六钱、生山药六钱、粉甘草三钱。上五味，用水五盅，煎取清汁三盅，先温服一盅，病愈者，停后服。若未痊愈者，过两点钟，再服一盅。主治寒温实热已入阳明之腑，燥渴嗜饮凉水，脉象细数者。编者注]，煎汁一大碗，仍调入生鸡子黄三枚，徐徐温饮下。自晚十点钟至早七点钟，尽剂而病若失。因其从前服药伤气，俾用玄参一两、潞参五钱，连服数剂以善其后（《医学衷中参西录·石膏解》中也录有本案。编者注）。（《医学衷中参西录·治伤寒温病同用方·白虎加人参以山药代粳米汤》）

○ 一叟，年七旬。素有痨疾，薄受外感即发喘逆，投以小青龙汤，去麻黄，加杏仁、生石膏辄愈。上元节后，因外感甚重，旧病复发，五六日间，热入阳明之腑。脉象弦长浮数，按之有力，而无洪滑之象（此外感兼内伤之脉）。投以寒解汤（生石膏一两、知母八钱、连翘一钱五分、蝉蜕一钱五分。主治周身壮热，心中热而且渴，舌上苔白欲黄，其脉洪滑。或头犹觉疼，周身犹有拘束之意者。编者注），加潞参三钱，一剂汗出而喘愈。再诊其脉，余热犹炽，继投以白虎加人参以山药代粳米汤一大剂，分三次温饮下，尽剂而愈。（《医学衷中参西录·治温病方·寒解汤》）

○ 一童子，年十七。于孟夏得温证，八九日间，呼吸迫促，频频咳吐，痰血相杂。其咳吐之时，疼连胸胁，上焦微嫌发闷。诊其脉，确有实热，而数至七至，摇摇无根。盖其资禀素弱，又兼读书劳心，其受外感又甚剧，故脉象若是之危险也。为其胸胁疼闷兼吐血，遂减方 [白虎加人参以山药代粳米汤：生石膏（捣细）三两、知母一两、人参六钱、生山药六钱、粉甘草三钱。上五味，用水五盅，煎取清汁三盅，先温服一盅，病愈者，停后服。若未痊愈者，过两点钟，再服一盅。主治寒温实热已入阳明之腑，燥渴嗜饮凉水，脉象细数者。编者注] 中人参之半，加竹茹、三七（捣细，冲服）各二钱。用三七者，不但治吐血，实又兼治胸胁之疼也。一剂血即不吐，诸病亦见愈。又服一剂痊愈。（《医学衷中参西录·治伤寒温病同用方·白虎加人参以山药代粳米汤》）

○ 又距均家五里之鱼鳞溪，有洪瑞璋者，年五十余，家素贫苦，曾吸鸦片，戒未多年，由咳而成喘疾，勉强操劳，每届冬令则加剧，然病发时亦往往不服药而自愈。兹次发喘，初由外感，兼发热头痛。医者投以二活、防、葛，大剂表散，遂汗出二日不止，喘逆上冲，不能平卧，胸痞腹胀，大便旬余未行，语不接气，时或瘛疭，种种见证，已濒极险。诊其脉，微细不起。形状颓败殊甚。详细勘视，诚将有阴阳脱离之虞。适日前阅赭石解，记其主治，揣之颇合。但恐其性太重镇而正气将随以下陷也，再四踌躇，因配以真潞党参、生怀山药、野茯神、净萸肉、广橘红、京半夏、龙骨、牡蛎、苏子、蒡子等，皆属按证而拟，竟与《衷中参西录》中之参赭镇气汤大致相同。一剂病愈大半，两剂即扶杖起行，三剂则康复如恒矣。

前月遇之，自言冬不知寒，至春亦未反复，似有返老还童之嘉概，感颂均德不辍口。盖其有生以来，从未服过功力大著之药，今连投数重剂，复与病机吻合，宜乎效倍寻常，不亚琼浆玉液也。（本案为他人所治。编者注）。（《医学衷中参西录·章叔和来函》）

○ 又治一妇人，年四十三岁，素因家务劳心，又兼伤心，遂患吐血。后吐血虽愈，而喘嗽殊甚，夜不能卧。诸医率用枇杷叶、款冬花、杏仁、紫菀、贝母等药治之。其后右边面颧淡红肿起，嗽喘仍不少愈。

后仆为诊治，先投以王清任少腹逐瘀汤加苏子、沉香二剂，继服书中参麦汤（人参三钱、干麦冬四钱、生山药六钱、清半夏二钱、牛蒡子三钱、苏子二钱、生杭芍三钱、甘草钱半。主治阴分亏损已久，浸至肺虚有痰，咳嗽劳喘，或兼肺有结核者。编者注）八剂，喘嗽皆愈（本案为他人所治。编者注）。（《医学衷中参西录·宾仙园来函》）

○ 又治一男子，年四十六岁，心中发热作喘，医治三年无效。仆为诊视，先投以书中首方资生汤（生山药一两、玄参五钱、於术三钱、生鸡内金二钱、牛蒡子三钱。主治痨瘵羸弱已甚，饮食减少，喘促咳嗽，身热脉虚数者，闭经。编者注），遵注加生地黄六钱。一剂见轻，数剂病愈强半。继用参麦汤（人参三钱、干麦冬四钱、生山药六钱、清半夏二钱、牛蒡子三钱、苏子二钱、生杭芍三钱、甘草钱半。主治阴分亏损已久，浸至肺虚有痰，咳嗽劳喘，或兼肺有结核者。编者注）数剂，病愈十之八九。然病已数年，身体羸弱，非仓猝所能复原，望先生赐惠，为拟一善后之方，既可治病，又可卫生，有病无病，皆可常服，则幸甚矣。

仆年齿已加长，脑力记忆已非少年，恨未于十年之前得读先生书耳。今蠢子嘉祥、嘉圣皆学医数年，自睹先生医书后，已命于遵照前行弟子礼矣。深望不弃，俾得侧身私淑之列，异日或有问难，赐以片牍，以当提示。栽培之恩，固当永矢弗谖也（本案为他人所治。编者注）。(《医学衷中参西录·宾仙园来函》)

○ 侄女秀姑，已于归数载，因患瘰疬证成痨，喘嗽不休，或自汗，或心中怔忡，来函索方。余揣此系阴分亏损已极所致。俾先用虚劳门一味薯蓣饮，每日用生怀山药四两，煮汁两大碗，当茶频频温饮之。不数剂，喘定汗止，咳嗽亦见轻。继又兼服泄泻门中薯蓣粥，作点心用之，渐渐痊愈。其祖翁亦业医，问此妙方出何医书。答以二方皆出自友人新著《衷中参西录》。因索书观之，大为叹服。余亦因知此二方之妙，后恒用之以治虚劳，救人甚伙（本案为他人所治。编者注）。(《医学衷中参西录·宗弟相臣来函》)

肺 痈

○ 奉天车站开饭馆者赵焕章，年四十许。心中发热、懒食、咳嗽、吐痰腥臭，羸弱不能起床。询其得病之期，至今已迁延三月矣。其脉一分钟八十五至，左脉近平和，右脉滑而实，舌有黄苔满布，大便四五日一行且甚燥。知其外感，稽留于肺胃，久而不去，以致肺脏生炎，久而欲腐烂也。西人谓肺结核证至此已不可治。而愚慨然许为治愈，投以清金解毒汤（生明乳香三钱、生明没药三钱、粉甘草三钱、生黄芪三钱、玄参三钱、沙参三钱、牛蒡子三钱、贝母三钱、知母三钱、三七二钱。主治肺脏损烂，或将成肺痈，或咳嗽吐脓血者，又兼治肺结核。编者注）去黄芪，加生山药六钱、生石膏一两，三剂后热大清减，食量加增，咳嗽吐痰皆见愈，遂去山药，仍加黄芪三钱，又去石膏，以花粉六钱代之，每日兼服阿司匹林四分瓦之一，如此十余日后，病见大愈，身体康健，而间有咳嗽之时，因忙碌遂停药不服。二十日后，咳嗽又剧，仍吐痰有臭，再按原方加减治之，不甚效验。亦俾服犀黄丸病（乳香、没药末各一两，麝香钱半，犀牛黄三分，共研细。取黄米饭一两捣烂，入药再捣为丸，莱菔子，每服三钱，热陈酒送下。编者注）遂愈。(《医学衷中参西录·治肺病方·消凉华盖饮》)

○《内经》谓："冬伤于寒，春必病温"，是言伏气为病也。乃有伏气伏于膈膜之下(《内经》所谓横连膜原也),逼近胃口,久而化热,不外发为温病,转上透膈膜,熏蒸肺脏,致成肺病者。若其脉有力,亦宜重用生石膏治之。

曾治奉天小南关赵某,年四十许。始则发热懒食,继则咳嗽吐痰腥臭,医治三月,浸至不能起床。脉象滑实,右脉尤甚(伏邪之热,亦入寒温之脉,多右盛于左),舌有黄苔,大便数日一行。知系伏气为病,投以大剂白虎汤,以生山药代粳米,又加利痰解毒之品,三剂后病愈强半。又即其方加减,服至十余剂痊愈。(《医学衷中参西录·石膏解》)

肺 痨

○ 门人高如璧来函云:邻村赵芝林病痨瘵数年不愈,经医不知凡几,服药皆无效。今春骤然咳嗽,喘促异常,饮食减少,脉甚虚数,投以资生汤(治痨瘵羸弱已甚,饮食减少,喘促咳嗽,身热脉虚数者。亦治女子血枯不月。生山药一两、玄参五钱、於术三钱、生鸡内金二钱、牛蒡子三钱。编者注)十剂痊愈(本案为他人所治。编者注)。(《医学衷中参西录·治阴虚劳热方》)

○ 又津埠三条石宋氏妇,年将四旬,身体羸弱,前二年即咳嗽吐痰,因不以为事未尝调治。今春证浸加剧,屡次服药无效。诊其脉,左部弦细,右部微弱,数近六至。咳嗽,吐痰白色,气腥臭,喘促自汗,午后发热,夜间尤甚,胸膈满闷,饮食减少,大便秘结,知其已成痨瘵而兼肺病也。从前所服药十余纸,但以止嗽药治其肺病,而不知子虚补母之义,所以无效。为疏方,用《衷中参西录》首方资生汤(生山药一两、玄参五钱、於术三钱、生鸡内金二钱、牛蒡子三钱。主治痨瘵羸弱已甚,饮食减少,喘促咳嗽,身热脉虚数者,闭经。编者注)加减,生山药八钱,玄参、大生地、净萸肉各六钱,生牡蛎、生杭芍、生赭石各四钱,於术、生鸡内金、甘草各二钱。煎服二剂,汗止喘轻,发热咳嗽稍愈,遂将前方去牡蛎,加蒌仁、地骨皮各三钱,山药改用一两,赭石改用六钱。连服十剂,诸病皆愈。

为善后计,俾用《衷中参西录·泄泻门》薯蓣粥方,用生山药细末八钱煮粥,调白糖服之,早晚各一次。后月余,与介绍人晤面,言此时宋氏妇饮食甚多,身体较前健壮多矣。然此病本不易治,故服他医之药数十剂,寸效不见。乃病者喘逆迫促,竟能重用赭石以镇安其气,何用药之奇而奏效之捷也。燕杰答曰:"余得名师傅授耳。"介绍人似未遽信,因为详细述之,乃大

叹服。(《医学衷中参西录·相臣哲嗣毅武来函》)

肺　病

○ 奉天清丈局科员宿贯中之兄，辽阳人，年近五旬，素有肺病。东人以为肺结核，屡次医治皆无效。一日忽给其弟来电报，言病势已革，催其速还。贯中因来院中，求为疏方，谓前数日来信言，痰嗽较前加剧，又添心中发热，今电文未言及病情，大约仍系前证，而益加剧也。夫病势至此，诚难挽回，因其相求恳切，遂为疏方：玄参、生山药各一两，而佐以川贝、牛蒡、甘草诸药。至家将药煎服，其病竟一汗而愈。始知其病之加剧者，系有外感之证。外感传里，阳明燥热，得凉润之药而作汗，所以愈也。其从前肺病亦愈者，因肺中之毒热随汗外透，暂觉愉快，而其病根实犹伏而未除也。后旬余其肺病复发，咳嗽吐痰腥臭。贯中复来询治法，手执一方，言系友人所赠，问可服否。视之林屋山人犀黄丸也。愚向者原拟肺结核可治以犀黄丸（乳香、没药末各一两，麝香钱半，犀牛黄三分，共研细。取黄米饭一两捣烂，入药再捣为丸，莱菔子，每服三钱，热陈酒送下。编者注），及徐氏所论治肺痈诸药。为其价皆甚昂，恐病者辞费，未肯轻于试用。今有所见与愚同者，意其方必然有效。怂恿制其丸，服之未尽剂而愈。夫黄、麝原为宝贵之品，吾中医恒用之以救险证，而西人竟不知用何也？(《医学衷中参西录·治肺病方·消凉华盖饮》)

○ 叶凤桐，天津估衣街文竹斋经理，年三十二岁，得肺病咳吐脓血。

[病因] 其未病之前数月，心中时常发热，由此浸成肺病。

[证候] 初觉发热时，屡服凉药，热不减退，大便干燥，小便短赤，后则渐生咳嗽，继则痰中带血，继则痰血相杂，又继则脓血相杂。诊其脉左部弦长，右部洪长，皆重按颇实。

[诊断] 此乃伏气化热，窜入阳明之腑。医者不知病因，见其心中发热，而多用甘寒滞腻之品，稽留其热，俾无出路。久之，上熏肺部，至肺中结核因生咳嗽，其核溃烂遂吐脓血，斯必先清其胃腑之热，使不复上升熏肺，而后肺病可愈。特是，此热为伏气之热所化，原非轻剂所能消除，当先投以治外感实热之剂。

[处方] 生石膏（捣细）两半、大潞参三钱、生怀山药六钱、天花粉六钱、

金银花四钱、鲜芦根四钱、川贝母三钱、连翘二钱、甘草二钱、广三七（轧细）二钱。

药共十味，将前九味煎汤一大盅，送服三七末一钱，至煎渣再服时，仍送服余一钱。

[**方解**] 此方实仿白虎加人参汤之义而为之变通也。方中以天花粉代知母，以生山药代粳米，仍与白虎加人参汤无异，故用之以清胃腑积久之实热。而又加金银花、三七以解毒，芦根、连翘以引之上行，此肺胃双理之剂也。

复诊 将药连服三剂，脓血已不复吐，咳嗽少愈，大便之干燥，小便之短赤亦见愈。惟心中仍觉发热，脉象仍然有力，拟再投以清肺泻热之剂。

[**处方**] 天花粉八钱、北沙参五钱、玄参五钱、鲜芦根四钱、川贝母三钱、牛蒡子（捣碎）三钱、五味子（捣细）二钱、射干三钱、甘草（轧细）二钱。

药共九味，将前八味煎汤一大盅，送服甘草末一钱、至煎渣再服时，仍送服余一钱。

[**方解**] 方中五味子，必须捣碎入煎，不然则服之恒多发闷；方中甘草，无论红者黄者，皆可用至轧之不细时，切忌锅炮，若炮则其性即变，非此方中用甘草之意矣。用此药者，宜自监视轧之，或但罗取其头次所轧之末亦可。

[**效果**] 将药连服五剂，诸病皆愈，惟心中犹间有发热之时，脉象较常脉似仍有力。为善后计，俾用生怀山药轧细，每用七八钱或两许，煮作茶汤，送服离中丹钱许或至钱半（多少宜自酌），当点心用之。后此方服阅两月，脉始复常，心中亦不复发热矣。

离中丹为愚自制之方，即益元散方以生石膏代滑石也。盖滑石宜于湿热，石膏宜于燥热，北方多热而兼燥者，故将其方变通之，凡上焦有实热者，用之皆有捷效。或问：伏气化热，原可成温，即无新受之外感，而忽然成温病者是也。此证伏气所化之热，何以不成温病而成肺病？答曰：伏气之侵人，伏于三焦脂膜之中，有多有少，多者化热重，少者化热轻，化热重者当时即成温病，化热轻者恒循三焦脂膜而窜入各脏腑。

愚临证五十年，细心体验，知有窜入肝胆病目者，窜入肠中病下痢者，有窜入肾中病虚劳者，窜入肺中病咳嗽久而成肺病者，有窜入胃中病吐衄而其热上熏亦可成肺病者，如此证是也。是以此证心中初发热时，医者不知其有伏气化热入胃，而泛以凉药治之，是以不效，而投以白虎加人参汤即随手奏效。至于不但用白虎汤而必用白虎加人参汤者，诚以此证已阅数月，病久气化虚损，非人参与石膏并用，不能托深陷之热外出也。(《医学衷中参西录·虚劳喘嗽门·肺病咳吐脓血》)

心 悸

○ 沧州兴业布庄刘俊卿之夫人，年五十余，身形瘦弱，廉于饮食，心中怔忡则汗出，甚则作抽掣，若痫风。医治年余，病转加甚。驰书询方，愚为寄方数次，病稍见轻，旋又反复。后亦俾用生山药末煮粥，调百布圣服之，四十余日病愈，身体健康。(《医学衷中参西录·山药解》)

○ 曾治一叟，年近六旬，得伤寒证，四五日间表里大热，其脉象洪而不实，现有代象，舌苔白而微黄，大便数日未行。为疏方用生石膏三两，大生地一两，野台参四钱，生怀山药六钱，甘草三钱，煎汤三盅，分三次温饮下，将三次服完，脉已不代，热退强半，大便犹未通下，遂即原方减去石膏五钱，加天冬八钱，仍如从前煎服，病遂痊愈。(《医学衷中参西录·太阳病炙甘草汤证》)

○ 敬复者：因令友肾虚不能作强，有碍求嗣，代为问方，此诚不易治疗之证也。按：此证向因劳心劳力过度，且夏日汗出如洗，当此之际，元气已伤，其脚肿者，乃气分因虚不能宣通且下陷也。医者不知，投以滋腻补肾之品，气分愈不宣通矣。夫男子之生殖器，名之为势，纯系气化之贯注以充举之。兹因气分不能宣通，所以气化不能贯注，而更服当归芦荟丸、龙胆泻肝汤以伤其阳分，致阳虚自汗，日久不已，元气益因之伤损，所以其阳不但痿而且缩矣。盖前之阳痿，偶因气化不能贯注，此犹易治；后之阳缩，诚因元气亏损，其元阳之根柢已伤，所以分毫不能用事。夫元阳之根既在元气，若欲元阳壮旺者，自当以培补元气为主。特是人之元气禀于先天（观第一卷元气诠自明），非若后天之气，可以药饵补助也。惟内炼家有补助元气之法，静坐之功是也。愚幸粗识门径，试为详细陈之。其法每当静坐之时，闭目存神，默运脑中，自然之知觉，随目光下注丹田，《丹经》所谓凝神入气穴也，《佛经》所谓北斗里看明星也。此法要处，在勿忘勿助。盖忘之则一曝十寒，工夫间断；助之则着于迹象，已落后天。故善用此功者，但用脑中之元神，不用心中之识神。元神者，无思无虑，自然虚灵，灵而曰虚，仍属先天。识神者，有思有虑，灵而不虚，灵既不虚，则已落后天矣。元气本为先天之气，惟常照以先天之性光，则元气自然生长，阳事自然兴举矣。所尤当知者，若静坐时心神易走，宜暂持以后天工夫，用心肾交感之法，使心降肾升，意念欣欣，如婴儿姹女之相恋；移时其心不外驰，可再用功如前。此乃文火、武火相济而为用者也。究之此中消息，宜善自体验，非可尽以言语传也。

至其心跳、耳鸣、便浊诸症，治以日用服食之品，亦即可愈。宜用生怀山药轧作粉，每用一两，或七八钱，凉水调和，煮成茶汤，饥时当点心用之。欲其适口，可加白蔗糖。久之诸病自愈。(《医学衷中参西录·复宾仙园书》)

○ 天津南门外升安大街张媪，年九十二岁，得上焦烦热病。

[病因] 平素身体康强，所禀元阳独旺，是以能享高年。至八旬后阴分浸衰，阳分偏盛，胸间恒觉烦热，延医服药多用滋阴之品始愈。迨至年过九旬，阴愈衰而阳愈亢，仲春阳气发生烦热，旧病反复甚剧。

[证候] 胸中烦热异常，剧时若屋中莫能容，恒至堂中，当户久坐以禽收庭中空气。有时觉心为热迫怔忡不宁。大便干燥四五日一行，甚或服药始通。其脉左右皆弦硬，间现结脉，至数如常。

[诊断] 证脉细参，纯系阳分偏盛阴分不足之象。然所以享此大年，实赖元阳充足。此时阳虽偏盛，当大滋真阴以潜其阳，实不可以苦寒泻之。至脉有结象，高年者虽在所不忌，而究系气分有不足之处，宜以大滋真阴之药为主，而少加补气之品以调其脉。

[处方] 生怀山药一两、玄参一两、熟怀地黄一两、生怀地黄八钱、天冬八钱、甘草二钱、大甘枸杞八钱、生杭芍五钱、野台参三钱、赭石(轧细)六钱、生鸡内金(黄色的捣)二钱。

共煎三大盅，为一日之量，徐徐分多次温饮下。

[方解] 方中之义，重用凉润之品以滋真阴，少用野台参三钱以调其脉。犹恐参性温升不宜于上焦之烦热，又倍用生赭石以引之下行，且此证原艰于大便，赭石又能降胃气以通大便也。用鸡内金者，欲其助胃气以运化药力也；用甘草者，以其能缓脉象之弦硬，且以调和诸凉药之性也。

[效果] 每日服药一剂至三剂，烦热大减，脉已不结，且较前柔和。遂将方中玄参、生地黄皆改用六钱，又加龙眼肉五钱，连服五剂，诸病皆愈。(《医学衷中参西录·虚劳喘嗽门·盛劳证阳亢阴亏》)

○ 一叟，年六旬余。于孟冬得伤寒证，五六日间，延愚诊视。其脉洪滑，按之亦似有力。表里俱觉发热，间作呻吟，又兼喘逆，然不甚剧。投以白虎汤，一剂大热稍减。再诊其脉，或七八动一止，或十余动一止，两手皆然，而重按无力。遂于原方中加人参八钱，兼师炙甘草汤中用干地黄之意，以生地代知母。煎汁两盅，分二次温饮下，脉即调匀，且较前有力，而热仍如故。从前方中生石膏二两遂加倍为四两，煎汁一大碗，俾徐徐温饮下，尽剂而愈（《医学衷中参西录·人参解》中也录有本案。编者注）。

按：治此证时，愚习用白虎汤，而犹未习用白虎汤加参也。自此以后，凡年过六旬之人，即脉甚洪实，用白虎汤时，亦必少加人参二三钱、（张氏在本案前论述说，又仲景治伤寒脉结代者，用炙甘草汤，诚佳方也。愚治寒温，若其外感之热不盛，遇此等脉，即遵仲景之法。若其脉虽结代，而外感之火甚实者，亦用白虎加人参以山药代粳米汤。编者注）。（《医学衷中参西录·治伤寒温病同用方·白虎加人参以山药代粳米汤》）

○ 又有脉非结代，而若现雀啄之象者，此亦气分有所阻隔也。

曾治一少妇素日多病，于孟春中旬得伤寒，四五日表里俱壮热，其舌苔白而中心微黄，毫无津液，脉搏近六至，重按有力，或十余动之后，或二十余动之后，恒现有雀啄之象，有如雀之啄粟，恒连二三啄也。其呼吸外出之时，恒似有所龃龉而不能畅舒。细问病因，知其平日司家中出入账目，其姑查账甚严，未病之先，因账有差误，曾被责斥，由此知其气息不顺及脉象之雀啄，其原因皆由此也。问其大便自病后未行，遂仍治以前案钱姓方 [生石膏细末四两、知母八钱，以生山药六钱、野台参四钱、甘草三钱、生莱菔子（捣碎）四钱，煎汤三盅，分三次温服下。编者注]，将生石膏减去一两，为其津液亏损，为加天花粉八钱，亦煎汤三盅，分三次温服下，脉象已近和平，至数调匀如常，呼吸亦顺，惟大便犹未通下，改用滋阴润燥清火之品，服两剂大便通下痊愈。（《医学衷中参西录·太阳病炙甘草汤证》）

○ 又炙甘草汤虽结代之脉并治，然因结轻代重，故其制方之时注重于代，纯用补药。至结脉恒有不宜纯用补药，宜少加开通之药始与病相宜者。

近曾在津治一钱姓壮年，为外洋饭店经理，得伤寒证，三四日间延为诊视，其脉象洪滑甚实，或七八动一止，或十余动一止，其止皆在左部，询其得病之由，知系未病之前曾怒动肝火，继又出门感寒，遂得斯病，因此知其左脉之结乃肝气之不舒也。为疏方，仍白虎加人参汤加减，生石膏细末四两，知母八钱，以生山药代粳米用六钱，野台参四钱，甘草三钱，外加生莱菔子（捣碎）四钱，煎汤三盅，分三次温服下。结脉虽除，而脉象仍有余热，遂即原方将石膏减去一两，人参、莱菔子各减一钱，仍如前煎服，其大便从前四日未通，将药三次服完后，大便通下，病遂痊愈。

按：此次所用之方中不以生地黄代知母者，因地黄之性与莱菔子不相宜也。(《医学衷中参西录·太阳病炙甘草汤证》)

胸　痹

○ 友人张寿田（沧州人，其子侄从愚学医），曾治一少年，素患心疼，发时昼夜号呼。医者屡投以消通之药，致大便滑泻，虚气连连下泄，汗出如洗，目睛上泛，心神惊悸，周身眴动，须人手按，而心疼如故。延医数人皆不敢疏方。寿田投以此汤（既济汤：熟地一两、萸肉一两、生山药六钱、生龙骨六钱、生牡蛎六钱、茯苓三钱、生杭芍三钱、附子一钱。主治大病后阴阳不相维系。编者注），将方中萸肉倍作二两，连服两剂，诸病皆愈，心疼竟从此除根（本案为他人所治。编者注）。

或问：既济汤原为救脱之药，方中何以不用人参? 答曰：人参之性补而兼升，以治上脱，转有气高不返之虞。喻嘉言《寓意草》中论之甚详。惟与赭石同用，始能纳气归根。而证兼下脱者，赭石又不宜用，为不用赭石，所以不敢用人参。且阳之上脱也，皆因真阴虚损，不能潜藏元阳，阳气始无所系恋而上奔。故方中重用熟地、山药以峻补真阴，俾阴足自能潜阳。而佐以附子之辛热，原与元阳为同气，协同芍药之苦降（《本经》味苦），自能引浮越之元阳下归其宅。更有萸肉、龙骨、牡蛎以收敛之，俾其阴阳固结，不但元阳不复上脱，而真阴亦永不下脱矣。

或问：此方能治脱证宜矣，而并能治心疼者何也? 答曰：凡人身内外有疼处，皆其气血痹而不通。《本经》谓：山茱萸主心下邪气、寒热、温中、逐寒湿痹。是萸肉不但酸敛，而更善开通可知。李士材治肝虚作疼，萸肉与当归并用。愚治肝虚腿疼，曾重用萸肉随手奏效（详案在第四卷曲直汤下）。盖萸肉得木气最厚，酸敛之中大具条畅之性，故善于治脱，尤善于开痹也。大抵其证原属虚痹，气血因虚不能流通而作疼。医者不知，惟事开破，迨开至阴阳将脱，而其疼如故，医者亦束手矣。而投以此汤，惟将萸肉加倍，竟能于救脱之外，更将心疼除根。此非愚制方之妙，实寿田之因证施用，而善于加减也。（《医学衷中参西录·治阴虚劳热方·既济汤》）

○ 奉天开原友人，田聘卿之夫人，年五十余，素有心疼证，屡服理气活血之药，未能除根。一日反复甚剧，服药数剂，病未轻减。聘卿见既济汤后，载有张寿田所治心疼医案，心有会悟，遂用其方 [大熟地一两、净萸肉一两、生山药六钱、生龙骨（捣细）六钱、生牡蛎（捣细）六钱、茯苓三钱、白芍三钱、附子一钱。主治大病后阴阳不相维系。编者注] 加没药、五灵脂各数钱，连服数剂痊愈，至此二年，未尝反复。由是观之，萸肉诚得木气最浓，故味虽酸敛，而性仍条畅，凡肝气因虚不能条畅而作疼者，服之皆可奏效也。

按：山茱萸酸敛之性，以之止汗固脱，犹在人意中，以之治心腹肢体疼痛，诚出人意外。然山茱萸主寒湿痹，《本经》原有明文，凡心腹肢体有所疼痛，皆其气血之痹而不行也。遵《本经》之旨以制方，而果能投之即效，读本草者，易弗注意于《本经》哉。（《医学衷中参西录·山萸肉解》）

不 寐

○ 表兄赵文林之夫人，年近三旬，得不寐证，兼心中恒惊悸。

[病因] 文林为吾邑名孝廉，远出作教员，恒半载不归，家中诸事皆其夫人自理，劳心过度，因得不寐兼惊悸病。

[证候] 初苦不寐时，不过数日偶然，其过半夜犹能睡，继则常常如此，又继则彻夜不寐。一连七八日困顿已极，仿佛若睡，陡觉心中怦怦而动，即蓦然惊醒，醒后心犹怔忡，移时始定。心常发热，呼吸似觉短气，懒于饮食，大便燥结，四五日始一行。其脉左部弦硬，右部近滑，重诊不实，一息数近六至。

[诊断] 此因用心过度，心热耗血，更因热生痰之证也。为其血液因热暗耗，阴虚不能潜阳，是以不寐，痰停心下，火畏水刑（心属火，痰属水），是以惊悸。其呼吸觉短气者，上焦凝滞之痰碍气之升降也。其大便燥结者，火盛血虚，肠中津液短也。此宜治以利痰、降胃、滋阴、柔肝之剂，再以养心安神之品辅之。

[处方] 生赭石（轧细）八钱、大甘枸杞八钱、生怀地黄八钱、生怀山药

六钱、瓜蒌仁（炒捣）六钱、天冬六钱、生杭芍五钱、清半夏四钱、枣仁（炒捣）四钱、生远志二钱、茵陈钱半、甘草钱半、朱砂（研细）二分。

药共十三味，将前十二味煎汤一大盅，送服朱砂末。

复诊 将药连服四剂，心中已不觉热，夜间可睡两点钟，惊悸已愈十之七八，气息亦较前调顺，大便之燥结亦见愈，脉象左部稍见柔和，右部仍有滑象，至数稍缓，遂即原方略为加减，俾再服之。

[**处方**]生赭石（轧细）八钱、大甘枸杞八钱、生怀地黄八钱、生怀山药六钱、龙眼肉五钱、瓜蒌仁（炒捣）五钱、玄参五钱、生杭芍五钱、枣仁（炒捣）四钱、生远志二钱、甘草二钱。

共煎汤一大盅，温服。

[**效果**]将药连服六剂，彻夜安睡，诸病皆愈。(《医学衷中参西录·不寐病门·不寐兼惊悸》)

○ 沈阳商人娄顺田，年二十二，虚劳咳嗽，形甚羸弱，脉数八至，按之即无。细询之，自言曾眠热炕之上，晨起觉心中发热，从此食后即吐出，夜间咳嗽甚剧，不能安寝，因二十余日寝食俱废，遂觉精神恍惚，不能支持。愚闻之，知脉象虽危，仍系新证，若久病至此，诚难挽回矣。遂投以醴泉饮（生山药一两、大生地五钱、人参四钱、玄参四钱、生赭石四钱、牛蒡子三钱、天冬四钱、甘草二钱。主治虚劳发热，或喘或嗽，脉数而弱。编者注），为其呕吐，将赭石改用一两，一剂吐即止，可以进食，嗽亦见愈，从前多日未大便，至此大便亦通下。如此加减服之，三日后，脉数亦见愈，然犹六至余，心中犹觉发热。遂将玄参、生地皆改用六钱，又每日于午时用白蔗糖冲水，送服阿司匹林七厘许，数日诸病皆愈，脉亦复常。(《医学衷中参西录·治阴虚劳热方·醴泉饮》)

○ 徐友梅，道尹（总统介弟），寓天津一区小松岛街，年六十六岁，于季春得不寐证。

[**病因**]因性嗜吟咏，善与文士结社，赋诗联句，暗耗心血，遂致不寐。

[**证候**]自冬令间有不寐之时，未尝介意，至春日阳生，病浸加剧，迨至季春恒数夜不寐，服一切安眠药皆不效。精神大为衰惫，心中时常发热，懒于饮食，勉强加餐，恒觉食停胃脘不下行。大便干燥，恒服药始下。其脉左部浮弦，右脉尤弦而兼硬，一息五至。

[诊断] 其左脉浮弦者，肝血虚损，兼肝火上升也，阴虚不能潜阳，是以不寐。其右脉弦而兼硬者，胃中酸汁短少更兼胃气上逆也。酸汁少则不能化食，气上逆则不能息息下行传送饮食，是以食后恒停胃脘不下。而其大便之燥结，亦即由胃腑气化不能下达所致。治此证者，宜清肝火、生肝血、降胃气、滋胃汁，如此以调养肝胃，则夜间自能安睡，食后自不停滞矣。

[处方] 生怀山药一两、大甘枸杞八钱、生赭石（轧细）六钱、玄参五钱、北沙参五钱、生杭芍五钱、酸枣仁（炒捣）四钱、生麦芽三钱、生鸡内金（黄色的捣）钱半、茵陈钱半、甘草二钱。

共煎一大盅，温服。

复诊 将药煎服两剂，夜间可睡两三点钟，心中已不发热，食量亦少加增，大便仍滞，脉象不若从前之弦硬，遂即原方略为加减，俾再服之。

[处方] 生怀山药一两、大甘枸杞八钱、生赭石（轧细）六钱、玄参五钱、北沙参五钱、酸枣仁（炒捣）四钱、龙眼肉三钱、生杭芍三钱、生鸡内金（黄色的捣）钱半、生远志钱半、茵陈一钱、甘草钱半。

共煎汤一大盅，温服。

[效果] 将药连服三剂，夜间安睡如常，食欲已振，大便亦自然通下。惟脉象仍有弦硬之意，遂将方中龙眼肉改用八钱，俾多服数剂，以善其后。

[说明]《易》系辞云，一阴一阳互为之根，此天地之气化也，人禀天地之气化以生，是以上焦之气化为阳，下焦之气化为阴。当白昼时，终日言语动作，阴阳之气化皆有消耗，实赖向晦燕息以补助之。诚以人当睡时，上焦之阳气下降潜藏与下焦之阴气会合，则阴阳自能互根，心肾自然相交。是以当熟睡之时，其相火恒炽盛暗动（得心阳之助），此心有益于肾也。至睡足之时，精神自清爽异常（得肾阴之助），此肾有益于心也。由斯知人能寐者，由于阳气之潜藏，其不能寐者，即由于阳气之浮越，究其所以浮越者，实因脏腑之气化有升无降也。是以方中重用赭石以降胃镇肝，即以治大便燥结，且其色赤质重，能入心中引心阳下降以成寐，若更佐以龙骨、牡蛎诸收敛之品以保安其神魂，则更可稳睡。而方中未加入者，因其收涩之性与大便燥结者不宜也。又《内经》治目不得瞑，有半夏秫米汤，原甚效验，诚以胃居中焦，胃中之气化若能息息下行，上焦之气化皆可因之下行。半夏善于降胃，秫米善于和胃，半夏与秫米并用，俾胃气调和顺适，不失下行之常，是以能令人瞑目安睡。方中赭石与山药并用，其和胃降胃之力实优于半夏秫米，此乃取

古方之义而通变化裁，虽未显用古方而不啻用古方也。(《医学衷中参西录·不寐病门·心虚不寐》)

神　昏

○ 黄象三，天津北仓中学肄业生，年二十岁，得神经错乱病。

[病因] 在校中本属翘楚，而考时不列前茅，因此心中忿郁，久之遂致神经错乱。

[证候] 心中满闷发热，不思饮食，有时下焦有气上冲，并觉胃脘之气亦随之上冲，遂致精神昏瞀，言语支离，移时觉气消稍顺，或吐痰数口，精神遂复旧。其左脉弦而硬，右脉弦而长，两尺皆重按不实，一息五至。

[诊断] 此乃肝火屡动，牵引冲气、胃气相并上冲，更挟痰涎上冲，以滞塞于喉间，并冲激其脑部，是以其神经错乱而精神言语皆失其常也。其左脉弦硬者，肝血虚而火炽盛也。右脉弦长者，冲气挟胃气上冲之现象也。方书论脉有直上直下，冲脉昭昭之语，所谓直上直下者，即脉弦且长之形状也。其两尺不实者，下焦之气化不固也，因下焦有虚脱之象，是以冲气易挟胃气上冲也。此当治以降胃、敛冲、镇肝之剂，更兼用凉润滋阴之品，以养肝血，清肝热，庶能治愈。

[处方] 生赭石（轧细）一两、灵磁石（轧细）五钱、生怀山药八钱、生龙骨（捣碎）八钱、生杭芍六钱、玄参五钱、柏子仁五钱、云苓片三钱、清半夏三钱、石菖蒲三钱、生远志二钱、镜面砂（研细）三分。

药共十二味，将前十一味煎汤一大盅，送服朱砂细末。

复诊 将药连服四剂，满闷发热皆大见愈，能进饮食，有时气复上冲而不复上干神经至于错乱，左右之脉皆较前平和，而尺部仍然欠实，拟兼用培补下元之品以除病根。

[处方] 生赭石（轧细）一两、熟怀地黄八钱、生怀山药八钱、大甘枸杞六钱、净萸肉五钱、生杭芍四钱、玄参四钱、云苓片二钱。

共煎汤一大盅，温服。

[效果] 将药连服六剂，诸病皆愈，脉亦复常。

[或问] 地黄之性黏腻生痰，胃脘胀满，有痰者多不敢用，今重用之何以能诸病皆愈？答曰：用药如用兵，此医界之恒言也，如宋八字军最弱，刘

锜将之即为劲卒，遂能大败金人奏顺昌之捷，以斯知兵无强弱，在用之者何如耳。至用药亦何独不然，忆曾治一李姓媪，胃口满闷有痰，其脉上盛下虚，投以肾气丸作汤服，为加生赭石八钱，服后觉药有推荡之力，须臾胸次豁然，肾气丸非重用地黄者乎？然如此用药非前无师承而能有然也。《金匮》云：短气有微饮，当从小便去之，苓桂术甘汤主之，肾气丸亦主之。夫饮即痰也，气短亦近于满闷，而仲师竟谓可治以肾气丸，愚为于《金匮》曾熟读深思，故临证偶有会心耳。(《医学衷中参西录·痫痓癫狂门·神经错乱》)

○ 一妇人年近四旬，素患寒饮，平素喜服干姜、桂枝等药。时当严冬，因在冷屋擦点屋中家具为时甚久，忽昏仆于地，舁诸床上，自犹能言，谓适才觉凉气上冲遂至昏仆，今则觉呼吸十分努力气息始通，当速用药救我，言际忽又昏愦，气息几断。时愚正在其村为他家治病，急求为诊视，其脉微细若无，不足四至，询知其素日禀赋及此次得病之由，知其为寒实结胸无疑，取药无及，急用胡椒（辛热之品能开寒结）三钱捣碎，煎两三沸，徐徐灌下，顿觉呼吸顺利，不再昏厥。

遂又为疏方：干姜、生怀山药各六钱，白术、当归各四钱，桂枝尖、半夏、甘草各三钱，厚朴、陈皮各二钱，煎服两剂，病愈十之八九。又即原方略为加减，俾多服数剂，以善其后。

谨案：有以胡椒非开结之品何以用之而效为问者，曰：此取其至辛之味以救一时之急，且辛热之品能开寒结，仲景通脉四逆汤所以加重干姜也。

又有以腹满用厚朴，胸满用枳实，此两证均系结胸，何以不用枳实而用厚朴为问者，曰：枳实性凉，与寒实结胸不宜；厚朴性温，且能通阳故用也。受业张塈谨注。(《医学衷中参西录·太阳病小陷胸汤证》)

○ 一室女，伤寒过两旬矣，而瘦弱支离，精神昏愦，过午发热，咳而且喘，医者辞不治。诊其脉，数至七至，微弱欲无。因思此证，若系久病至此，不可为矣。然究系暴虚之证，生机之根柢当无损。勉强投以滋阴清燥汤（滑石一两、甘草三钱、生杭芍四钱、生山药一两。主治温病，太阳未解，渐入阳明。编者注），将滑石减半，又加玄参、熟地黄各一两，野台参五钱，煎汤一大碗，徐徐温饮下。饮完煎滓重饮，俾药力昼夜相继。两日之间，连服三剂，滑石渐减至二钱，其病竟愈。

按：此证始终不去滑石者，恐当伤寒之余，仍有余邪未净。又恐补药留邪，故用滑石引之下行，使有出路也。

又按：凡煎药若大剂，必须多煎汤数杯，徐徐服之。救险证宜如此，而救险证之阴分亏损者，尤宜如此也。（《医学衷中参西录·治温病方·滋阴清燥汤》）

○ 有寒温之病，传经已遍，将欲作汗，其下焦阴分虚损，不能与上焦之阳分相济以化汗，而神昏谵语者。

曾治一壮年，仲夏长途劳役，因受温病已过旬日，精神昏愦，谵语不省人事，且两手乱动不休，其脉弦而浮，一息近六至，不任循按，两尺尤甚。投以大滋真阴之品，若玄参、生地黄、生山药、甘枸杞、天门冬之类，共为一大剂煎服，一日连进二剂，当日得汗而愈。（《医学衷中参西录·论伤寒温病神昏谵语之原因及治法》）

○ 又治邻村生员刘树帜，年三十许，因有恼怒，忽然昏倒不省人事，牙关紧闭，唇齿之间有痰涎随呼气外吐，六脉闭塞若无。急用作嚏之药吹鼻中，须臾得嚏，其牙关遂开。继用香油两余，炖温调麝香末一分，灌下，半句钟时稍醒悟能作呻吟，其脉亦出，至数五至余，而两尺弱甚，不堪重按。知其肾阴亏损，故肝胆之火易上冲也。遂用赭石、熟地、生山药各一两，龙骨、牡蛎、净萸肉各六钱，煎服后豁然顿愈。继投以理肝补肾之药数剂，以善其后。

按：此等证，当痰火气血上壅之时，若人参、地黄、山药诸药，似不宜用，而确审其系上盛下虚，若《扁鹊传》所云云者，重用赭石以辅之，则其补益之力直趋下焦，而上盛下虚之危机旋转甚速，莫不随手奏效也。（《医学衷中参西录·赭石解》）

○ 愚在奉时治一农业学校朱姓学生，患伤寒三四日，蜷卧昏昏似睡，间作谵语，呼之眼微开，舌上似无苔，而舌皮甚干，且有黑斑，咽喉疼痛，小便赤而热，大便数日未行，脉微细兼沉，心中时觉发热，而肌肤之热度如常。此乃少阴伤寒之热证，因先有伏气化热，乘肾脏虚损而窜入少阴，遏抑肾气不能上达，是以上焦燥热而舌斑咽痛也，其舌上有黑斑者，亦为肾虚之现象。至其病既属热而脉微细者，诚以脉发于心，肾气因病不能上达与心相济，其心之跳动即无力，此所以少阴伤寒无论或凉或热其脉皆微细也。

遂为疏方：生石膏细末二两，生怀山药一两，大潞参六钱，知母六钱，甘草二钱，先用鲜茅根二两煮水，以之煎药，取清汤三盅，每温服一盅调入生鸡子黄一枚。服药一次后，六脉即起。服至二次，脉转洪大。服至三次，脉象又渐和平，精神亦复，舌干咽痛亦见愈。翌日即原方略为加减，再服一剂，诸病痊愈。

按：上所用之方，即坎离互根汤。方之细解详于本方后，兹不赘。(《医学衷中参西录·详论咽喉证治法》)

不　　语

○奉天大东关于氏女，年近三旬，出嫁而孀，依于娘门。其人善英文英语，英商之在奉者，延之教其眷属。因病还家，夜中忽不能言，并不能息。其同院住者王子岗系愚门生，急来院（指立达中医院。编者注）叩门求为挽救。因向曾为诊脉，方知其气分甚弱，故此次直断为胸中大气下陷，不能司肺脏之呼吸，是以气息将停而言不能出也。急为疏方，用生箭芪一两，当归四钱，升麻二钱，煎服，须臾即能言语。

翌晨，舁至院中，诊其脉沉迟微弱，其呼吸仍觉气短，遂用原方减升麻之半，又加山药、知母各三钱，柴胡、桔梗各钱半，连服数剂痊愈。

按：此证脉迟而仍用知母者，因大气下陷之脉，大抵皆迟，非因寒凉而迟也。用知母以济黄芪之热，则药性和平，始能久服无弊（《医学衷中参西录·大气诠》也录有本案。编者注）。(《医学衷中参西录·黄芪解》)

痫　　证

○陈德三，山东曲阜人，年三十八岁，在天津一区充商业学校教员，得痫风兼脑充血证。

[病因] 因肝火素盛，又在校中任讲英文，每日登堂演说，时间过长。劳心劳力皆过度，遂得斯证。

[证候] 其来社求诊时，但言患痫风，或数日一发，或旬余一发，其发必以夜，亦不自觉，惟睡醒后其舌边觉疼，有咬破之处，即知其睡时已发痫风，其日必精神昏愦，身体酸懒。诊其脉左右皆弦硬异常，因问其脑中发热或作疼，或兼有眩晕之时乎？答曰：此三种病脑中皆有，余以为系痫风之连带病，

故未言及耳。愚曰：非也，是子患痫风兼患脑充血也。

[诊断] 痫风之证，皆因脑髓神经失其所司，而有非常之变动，其脑部若充血过甚者，恒至排挤脑髓神经，使失其常司也。此证既患痫风，又兼脑部充血，则治之者自当以先治其脑部充血为急务。

[处方] 治以拙拟镇肝息风汤，为其兼患痫风加全蜈蚣大者三条，盖镇肝息风汤原为拙拟治脑充血之主方，而蜈蚣又善治痫风之要药也。

复诊　前方连服十剂，脑部热疼眩晕皆除。惟脉仍有力，即原方略为加减，又服十剂则脉象和平如常矣。继再治其痫风。

[处方] 治以拙拟愈痫丹，日服两次，每次用生怀山药五钱煎汤送下。

[效果] 服药逾两月旧病未发，遂停药勿服，痫风从此愈矣。(《医学衷中参西录·痫痉癫狂门·痫风兼脑充血》)

○ 后治奉天小西边门外王氏妇，年近三旬，得痫疯证，医治年余不愈，浸至每日必发，且病势较重。其证甫发时作狂笑，继则肢体抽掣，昏不知人。脉象滑实，关前尤甚。知其痰火充盛，上并于心，神不守舍，故作狂笑；痰火上并不已，迫激脑筋，失其所司，故肢体抽掣，失其知觉也。

先投以拙拟荡痰汤，生赭石细末二两、大黄一两、朴硝六钱，清半夏、郁金各三钱，间日一剂。三剂后，病势稍轻，遂改用丸药，硫化铅、生赭石、芒硝各二两，朱砂、青黛、白矾各一两，黄丹五钱，共为细末，复用生怀山药四两为细末，焙熟，调和诸药中，炼蜜为丸二钱重。当空心时，开水送服一丸，日两次。服至百丸痊愈。(《医学衷中参西录·论治痫疯》)

狂　证

○ 都凤巢，洮昌都道尹之公子，年三旬，得癫狂失心证。

[病因] 因读书无所成就，欲别谋营业而庭训甚严，不能自由，心郁生热，因热生痰，遂至癫狂失心。

[证候] 言语错乱，精神昏瞀，时或忿怒，时或狂歌，其心中犹似烦躁，夜不能寐，恒以手自挠其胸，盖自觉发闷也。问之亦不能答，观其身形似颇强壮，六脉滑实，两寸尤甚，一息五至。

[诊断] 人之元神在脑，识神在心，心脑息息相通，其神明自湛然长醒。生理学家谓心有四支血管通脑，此即神明往来于心脑之路也。此证之脉其关

前之滑实太过，系有热痰上壅，将其心脑相通之路堵塞，遂至神明有所隔碍，失其常性，此癫狂失心之所由来也。治之者当投以开通重坠之剂，引其痰火下行，其四支血管为痰所瘀者，复其流通之旧，则神明之往来自无所隔碍，而复湛然长醒之旧矣。

[处方] 生赭石（轧细）两半、川大黄八钱、清半夏五钱、芒硝四钱。

药共四味，先将赭石、半夏煎十余沸，加入大黄煎两三沸，取汤一大盅，入芒硝融化温服。

[方解] 方中重用赭石者，以赭石系铁氧化合，其重坠之性能引血管中之瘀痰下行也。

复诊 三日服药一次（凡降下之药不可连服，须俟其正气稍缓再服），共服三次，每次服药后通下大便两三次，似有痰涎随下，其精神较前稍明了，诊其脉仍有滑实之象，身体未见衰弱，拟再投以较重之剂，盖凡癫狂之甚者，非重剂治之不能愈也。

[处方] 生赭石（轧细）二两、川大黄一两、芒硝四钱、甘遂（细末）钱半。

药共四味，先煎赭石十余沸，入大黄煎两三沸，取汤一大盅，入芒硝融化，将服时再调入甘遂末。

三诊 将药如法煎服一剂，下大便五六次，带有痰涎若干，中隔两日又服药一次（药中有甘遂，必须三日服一次，不然必作呕吐），又下大便五六次，中多兼痰块挑之不开，此所谓顽痰也。从此精神大见明了，脉象亦不复滑实矣，拟改用平和之剂调治之。

[处方] 生怀山药一两、生杭芍六钱、清半夏四钱、石菖蒲三钱、生远志二钱、清竹沥三钱、镜面砂（研细）三分。

药共七味，将前五味煎汤一大盅，调入竹沥送服朱砂细末。

[效果] 将药如法煎服数剂，病遂痊愈。(《医学衷中参西录·痫痉癫狂门·癫狂失心》)

胃 脘 痛

○ 天津十区宝华里，徐氏妇，年近三旬，得胃脘疼闷证。

[病因] 本南方人，出嫁随夫，久居北方，远怀乡里，归宁不得，常起忧思，因得斯证。

［证候］中焦气化凝郁，饮食停滞艰于下行，时欲呃逆，又苦不能上达，甚则蓄极绵绵作疼。其初病时，惟觉气分不舒，服药治疗三年，病益加剧，且身形亦渐羸弱，呼吸短气，口无津液，时常作渴，大便时常干燥，其脉左右皆弦细，右脉又兼有牢意。

［诊断］《内经》谓脾主思，此证乃过思伤脾以致脾不升胃不降也。为其脾气不上升，是以口无津液，呃逆不能上达；为其胃气不降，是以饮食停滞，大便干燥。治之者当调养其脾胃，俾还其脾升胃降之常，则中焦气化舒畅，疼胀自愈，饮食加多而诸病自除矣。

［处方］生怀山药一两、大甘枸杞八钱、生箭芪三钱、生鸡内金（黄色的捣）三钱、生麦芽三钱、玄参三钱、天花粉三钱、天冬三钱、生杭芍二钱、桂枝尖钱半、生姜三钱、大枣（掰开）三枚。

共煎汤一大盅，温服。

［方解］此方以山药、枸杞、黄芪、姜、枣培养中焦气化，以麦芽升脾（麦芽生用善升），以鸡内金降胃（鸡内金生用善降），以桂枝升脾兼以降胃（气之当升者遇之则升，气之当降者遇之则降），又用玄参、花粉诸药，以调剂姜、桂、黄芪之温热，则药性归于和平，可以久服无弊。

复诊　将药连服五剂，诸病皆大轻减，而胃疼仍未脱然，右脉仍有牢意。度其疼处当有瘀血凝滞，拟再于升降气化药中加消瘀血之品。

［处方］生怀山药一两、大甘枸杞八钱、生箭芪三钱、玄参三钱、天花粉三钱、生麦芽三钱、生鸡内金（黄色的捣）二钱、生杭芍二钱、桃仁（去皮炒捣）二钱、广三七（轧细）二钱。

药共十味，将前九味煎汤一大盅，送服三七末一半，至煎渣再服时，仍送服其余一半。

［效果］将药连服四剂，胃中安然不疼，诸病皆愈，身形渐强壮。脉象已如常人，将原方再服数剂以善其后。

［或问］药物之性原有一定，善升者不能下降，善降者不能上升，此为一定之理，何以桂枝之性既善上升，又善下降乎？答曰：凡树枝之形状，分鹿角、蟹爪两种，鹿角者属阳，蟹爪者属阴。桂枝原具鹿角形状，且又性温，温为木气，为其得春木之气最厚，是以善升，而其味又甚辣，辣为金味，为其得秋金之味最厚，是以善降。究之其能升兼能降之理，乃天生使独，又非可仅以气味相侧之。且愚谓气之当升不升者，遇桂枝则升，气之当降不降者，

遇桂枝则降，此虽从实验中得来，实亦读《伤寒》《金匮》而先有会悟。今试取《伤寒》《金匮》凡用桂枝之方，汇通参观，自晓然无疑义矣。（《医学衷中参西录·肠胃病门·胃脘疼闷》）

痞　满

○ 姚景仁，住天津鼓楼东，年五十二岁，业商，得肝郁胃逆证。

[**病因**] 劳心太过，因得斯证。

[**证候**] 腹中有气，自下上冲，致胃脘满闷，胸中烦热，胁下胀疼，时常呃逆，间作呕吐。大便燥结，其脉左部沉细，右部则弦硬而长，大于左部数倍。

[**诊断**] 此乃肝气郁结，冲气上冲，更迫胃气不降也。为肝气郁结，是以左脉沉细，为冲气上冲，是以右脉弦长，冲脉上隶阳明，其气上冲不已，易致阳明胃气不下降。此证之呕吐呃逆，胃脘满闷，胸间烦热，皆冲胃之气相并冲逆之明征也。其胁下胀疼，肝气郁结之明征也。其大便燥结者，因胃气原宜息息下行，传送饮食下为二便，今其胃气既不下降，是以大便燥结也。拟治以疏肝降胃安冲之剂。

[**处方**] 生赭石（轧细）一两、生怀山药一两、天冬一两、寸麦冬（去心）六钱、清半夏（水洗三次）四钱、碎竹茹三钱、生麦芽三钱、茵陈二钱、川续断二钱、生鸡内金（黄色的捣）二钱、甘草钱半。

　　煎汤一大盅，温服。

[**方解**] 肝主左而宜升，胃主右而宜降，肝气不升则先天之气化不能由肝上达，胃气不降则后天之饮食不能由胃下输，此证之病根，正因当升者不升，当降者不降也。故方中以生麦芽、茵陈以升肝；生赭石、半夏、竹茹以降胃，即以安冲；用续断者，因其能补肝，可助肝气上升也；用生山药二冬者，取其能润胃补胃，可助胃气下降也，用鸡内金者，取其能化瘀止疼，以营运诸药之力也。

复诊　上方随时加减，连服二十余剂，肝气已升，胃气已降，左右脉均已平安，诸病皆愈。惟肢体乏力，饮食不甚消化，拟再治以补气健胃之剂。

[**处方**] 野台参四钱、生怀山药一两、生赭石（轧细）六钱、天冬六钱、寸麦冬六钱、生鸡内金（黄色的捣）三钱、生麦芽三钱、甘草钱半。

煎汤一大盅，温服。

[效果] 将药煎服三剂，饮食加多，体力渐复。于方中加枸杞五钱，白术三钱，俾再服数剂，以善其后。

[说明] 身之气化，原左升右降，若但知用赭石降胃，不知用麦芽升肝，久之，肝气将有郁遏之弊，况此证之肝气原郁结乎？此所以方中用赭石即用麦芽，赭石生用而麦芽亦生用也。且诸家本草谓麦芽炒用者为丸散计也，若入汤剂何须炒用，盖用生者煮汁饮之，则消食之力愈大也。

[或问] 升肝之药，柴胡最效，今方中不用柴胡而用生麦芽者，将毋别有所取乎？答曰：柴胡升提肝气之力甚大，用之失宜，恒并将胃气之下行者提之上逆。曾有患阳明厥逆吐血者（《内经》谓阳明厥逆衄呕血。此阳明指胃腑而言也。凡论六经不言足经手经者，皆指足经而言），初不甚剧。医者误用柴胡数钱即大吐不止，须臾盈一痰盂，有危在顷刻之惧，取药无及，适备有生赭石细末若干，俾急用温开水送下，约尽两半，其血始止，此柴胡并能提胃气上逆之明征也。况此证之胃气原不降乎？至生麦芽虽能升肝，实无妨胃气之下降，盖其萌芽发生之性，与肝木同气相求，能宣通肝气之郁结，使之开解而自然上升，非若柴胡之纯于升提也。（《医学衷中参西录·气病门·肝气郁兼胃气不降》）

○ 一媪，年六旬。气弱而且郁，心腹满闷，不能饮食，一日所进谷食，不过两许，如此已月余矣。愚诊视之，其脉甚微细，犹喜至数调匀，知其可治。遂用此汤（理冲汤：生黄芪三钱、党参二钱、白术二钱、生山药五钱、天花粉四钱、知母四钱、三棱三钱、莪术三钱、生鸡内金三钱。用水三盅，煎至将成，加好醋少许，滚数沸服。服此汤十余剂后，虚证自退，三十剂后，瘀血可尽消。主治经闭，或产后恶露不尽结为癥瘕、痃癖、积聚、气郁、脾弱、满闷、痞胀。编者注），将三棱、莪术各减一钱，连服数剂，即能进饮食。又服数剂，病遂痊愈。（《医学衷中参西录·治女科方·理冲汤》）

呕 吐

○ 大城王家口，王祐三夫人，年近四旬，时常呕吐，大便迟下，数年不愈。

[病因] 其人禀性暴烈，处境又多不顺，浸成此证。

［证候］饭后每觉食停胃中，似有气上冲阻其下行，因此大便恒至旬日始下。至大便多日不下时，则恒作呕吐，即屡服止呕通便之药，下次仍然如故。求为延医，其脉左右皆弦，右脉弦而且长，重诊颇实，至数照常。

［诊断］弦为肝脉，弦而且长则冲脉也。弦长之脉，见于右部，尤按之颇实，此又为胃气上逆之脉。肝、胃、冲三经之气化皆有升无降，宜其下焦便秘而上焦呕吐也。此当治以泻肝、降胃、镇冲之剂，其大便自顺，呕吐自止矣。

［处方］生赭石（轧细）两半、生杭芍六钱、柏子仁六钱、生怀山药六钱、天冬六钱、怀牛膝五钱、当归四钱、生麦芽三钱、茵陈二钱、甘草钱半。

共煎汤一大盅，温服。

［效果］服药一剂，大便即通下，即原方略为加减，又服数剂，大便每日一次，食后胃中已不觉停滞，从此病遂除根。

［或问］麦芽生用能升肝气，茵陈为青蒿之嫩者，亦具有升发之力，此证即因脏腑之气有升无降，何以方中复用此二药乎？答曰：肝为将军之官，中寄相火，其性最刚烈，若强制之，恒激发其反动之力；麦芽、茵陈，善疏肝气而不至过于升提，是将顺肝木之性使之柔和，不至起反动力也。（《医学衷中参西录·气病门·胃气不降》）

○ 天津南关下头王媪，得病月余，困顿已极，求治于弟。诊其脉，六部皆弦硬有力，更粗大异常，询其病，则胸膈满闷，食已即吐，月余以来，未得一饭不吐，且每日大便两三次，所便少许有如鸡矢，自云心中之难受，莫可言喻，不如即早与世长辞，脱此苦恼。细思胸膈满闷，颇似实证者，然而脉象弦硬粗大，无一点柔和之象，遂忆《衷中参西录》镇摄汤下注云，治胸膈满闷，其脉大而弦，按之有力，此脾胃真气外泄，冲脉逆气上干之证，慎勿以实证治之云云，即抄镇摄汤（野台参五钱、生赭石五钱、生芡实五钱、生山药五钱、萸肉五钱、清半夏二钱、茯苓二钱。主治胸膈满闷，其脉大而弦，按之似有力，非真有力。编者注）原方予之。服一剂，吐即见减，大便次数亦见减，脉遂有柔和之象。四五剂，即诸病痊愈。

以后遇此等脉象，即按此汤加减治之，无不效如桴鼓。然非我兄精研脉理，谆谆为医界说法，弟何由能辨此脉也（本案为他人所治。编者注）。（《医学衷中参西录·李曰纶来函》）

呃　逆

○ 沧州中学学生安瑰奇，年十八九，胸胁满闷，饮食减少，时作哕逆，腹中辘辘有声，盖气冲痰涎作响也，大便干燥，脉象弦长有力。为疏方用：生龙骨、牡蛎、代赭石各八钱，生山药、生芡实各六钱，半夏、生杭芍各四钱，芒硝、苏子各二钱，厚朴、甘草各钱半。一剂后，脉即柔和。按方略有加减，数剂痊愈。

陈修园谓龙骨、牡蛎为治痰之神品，然泛用之多不见效，惟以治此证之痰，则效验非常。因此等痰涎，原因冲气上冲而生，龙骨、牡蛎能镇敛冲气，自能引导痰涎下行也。盖修园原谓其能导引逆上之火、泛滥之水下归其宅，故能治痰。夫火逆上，水泛滥，其中原有冲气上冲也。(《医学衷中参西录·论冲气上冲之病因病状病脉及治法》)

○ 门人高如璧曾治一叟，年七十余，得呃逆证，兼小便不通，剧时觉堵塞咽喉，息不能通，两目上翻，身躯后挺，更医数人治不效。如璧诊其脉浮而无力。遂用赭石、台参、生山药、生芡实、牛蒡子为方投之，呃逆顿愈。又加竹茹服一剂，小便亦通利。(《医学衷中参西录·治喘息方·参赭镇气汤》)

○ 又数日有奉天督署卫队旅陈姓军人患呃逆证，旬日不止，眠食俱废，旅中医官屡次用药无效，辞令回家静养，因来院（指立达中医院。编者注）中求为治疗，其精神疲惫，几不能支。亦治以卫生防疫宝丹（甘草十两、细辛一两半、白芷一两、薄荷冰四钱、冰片二钱、朱砂三两。主治霍乱吐泻转筋，下痢腹痛，及一切痧证。平素口含化服，能防一切疠疫传染。编者注），俾服八十粒，亦一次即愈。

由斯知卫生防疫宝丹，治呃逆确有把握，无论其为虚、为郁，用之皆可奏效也。盖方中冰片、薄荷冰为透窍通气之妙药，而细辛善降逆气，白芷善达郁气，朱砂能镇冲气之冲逆，甘草能缓肝气之忿激，药非为呃逆专方，而无一味非治呃逆必需之品，是以投之皆效也。若其人下元虚甚者，可浓煎生山药汁送服。其挟热者，白芍、麦冬煎汤送服。其挟寒者，干姜、厚朴煎汤送服。愚用之数十次，未有不随手奏效者。若仓猝不暇作丸药，可为末服之。

(《医学衷中参西录·答翁义芳问呃逆气郁治法》)

噎 膈

〇 盛隽卿，天津锅店街老德记西药房理事，年五旬，得噎膈证。

[病因] 处境恒多不顺，且又秉性褊急，易动肝火，遂得斯证。

[证候] 得病之初期，觉饮食有不顺时，后则常常如此，始延医为调治，服药半年，更医十余人皆无效验。转觉病势增剧，自以为病在不治，已停药不服矣。适其友人何冀云孝廉（里韶）来津，其人雅博通医，曾阅拙著《衷中参西录》，力劝其求愚为之诊治。其六脉细微无力，强食饼干少许，必嚼成稀糜方能下咽，咽时偶觉龃龉即作呕吐，带出痰涎若干。惟饮粳米所煮稠汤尚无阻碍，其大便燥结如羊矢，不易下行。

[诊断] 杨素园谓："此病与失血异证同源，血之来也暴，将胃壁之膜冲开则为吐血；其来也缓，不能冲开胃膜，遂瘀于上脘之处，致食管窄隘即成噎膈。"至西人则名为胃癌，所谓癌者，如山石之有岩，其形凸出也。此与杨氏之说正相符合，其为瘀血致病无疑也。其脉象甚弱者，为其进食甚少气血两亏也。至其便结如羊矢，亦因其饮食甚少，兼胃气虚弱不输送下行之故也。此宜化其瘀血兼引其血下行，而更辅以培养气血之品。

[处方] 生赭石（轧细）一两、野台参五钱、生怀山药六钱、天花粉六钱、天冬四钱、桃仁（去皮捣）三钱、红花二钱、土鳖虫（捣碎）五枚、广三七（捣细）二钱。

药共九味，将前八味煎汤一大盅，送服三七末一半，至煎渣再服时，再送服其余一半。

[方解] 方中之义，桃仁、红花、土鳖虫、三七诸药，所以消其瘀血也。重用生赭石至一两，所以引其血下行也。用台参、山药者，所以培养胃中之气化，不使因服开破之药而有伤损也。用天冬、天花粉者，恐其胃液枯槁，所瘀之血将益干结，故借其凉润之力以滋胃液，且即以防台参之因补生热也。

[效果] 将药服至两剂后，即可进食，服至五剂，大便如常。因将赭石改用八钱，又服数剂，饮食加多，仍觉胃口似有阻碍不能脱然。俾将三七加倍为四钱，仍分两次服下，连进四剂，自大便泻下脓血若干，病遂痊愈。

[说明] 按：噎膈之证，有因痰饮而成者，其胃口之间生有痰囊（即喻氏《寓意草》中所谓窠囊），本方去土鳖虫、三七，加清半夏四钱，数剂可愈。有因胃上脘枯槁萎缩致成噎膈者，本方去土鳖虫、三七，将赭石改为八钱，

再加当归、龙眼肉、枸杞子各五钱，多服可愈。有因胃上脘生瘤赘以致成噎膈者（"论胃病噎膈治法及反胃治法"中曾详论），然此证甚少，较他种噎膈亦甚难治，盖瘤赘之生，恒有在胃之下脘成反胃者，至生于胃之上脘成噎膈者，则百中无一二也。（《医学衷中参西录·肠胃病门·噎膈》）

反　胃

○　陈景三，天津河北人，年五十六岁，业商，得反胃吐食证，半年不愈。

[病因] 初因夏日多食瓜果致伤脾胃，廉于饮食，后又因处境不顺心多抑郁，致成反胃之证。

[证候] 食后消化力甚弱，停滞胃中不下行，渐觉恶心，久之，则觉有气自下上冲，即将饮食吐出。屡经医诊视，服暖胃降气之药稍愈，仍然反复，迁延已年余矣。身体羸弱，脉弦长，按之不实，左右皆然。

[诊断] 此证之饮食不能消化，固由于脾胃虚寒，然脾胃虚寒者，食后恒易作泄泻，此则食不下行而作呕吐者，因其有冲气上冲，并迫其胃气上逆也。当以温补脾胃之药为主，而以降胃镇冲之药辅之。

[处方] 生怀山药一两、白术（炒）三钱、干姜三钱、生鸡内金（黄色的捣）三钱、生赭石（轧细）六钱、炙甘草二钱。

共煎汤一大盅，温服。

[效果] 将药煎服后，觉饮食下行不复呕吐，翌日头午，大便下两次，再诊其脉不若从前之弦长，知其下元气化不固，不任赭石之镇降也。遂去赭石加赤石脂五钱（用头煎和次煎之汤，分两次送服）、苏子二钱，日煎服一剂，连服十剂霍然痊愈。盖赤石脂为末送服，可代赭石以降胃镇冲，而又有固涩下焦之力，故服后不复滑泻也。（《医学衷中参西录·肠胃病门·反胃吐食》）

腹　痛

○　曾治一少年，时当夏季，午间恣食西瓜，因夜间失眠，遂于食余当窗酣睡，值东风骤至，天气忽变寒凉，因而冻醒，其未醒之先，又复梦中遗精，醒后遂觉周身寒凉抖战，腹中隐隐作疼，须臾觉疼浸加剧。急迎为延医，其脉微细若无，为疏方：麻黄二钱，乌附子三钱，细辛一钱，熟地黄一两，生山药、净萸肉各五钱，干姜三钱，公丁香十粒，共煎汤服之。服后温覆，周身得微汗，抖战与腹疼皆愈。此于麻黄附子细辛汤外而复加药数味者，为其少阴暴虚腹中疼痛也。(《医学衷中参西录·少阴病麻黄附子细辛汤证》)

○ 奉天大关西陈某，年四十余，自正月中旬，觉心中发热懒食，延至暮春，其热益甚，常常腹疼，时或泄泻，其脉右部弦硬异常，按之甚实，舌苔微黄。知系外感伏邪，因春萌动，传入胃腑，久而化热，而肝木复乘时令之旺以侮克胃土，是以腹疼且泄泻也。其脉象不为洪实而现弦硬之象者，因胃土受侮，亦从肝木之化也。为疏方：生杭芍、生怀山药、滑石、玄参各一两，甘草、连翘各三钱，煎服一剂，热与腹疼皆愈强半，可以进食，自服药后大便犹下两次。诊其脉象已近和平，遂将方中芍药、滑石、玄参各减半，又服一剂痊愈。(《医学衷中参西录·芍药解》)

○ 奉天省议长李亚侨，年近四旬。因有事，连夜废寝。陡然腹疼，继而泄泻，兼下痢。其痢赤多于白，上焦有热，不能饮食。其脉弦而浮，按之不实。先投以三宝粥方[生山药一两、三七二钱、鸦胆子(去皮)五十粒。先用水四盅，调和山药末煮作粥。煮时，不住以箸搅之，一两沸即熟，约得粥一大碗。即用其粥送服三七末、鸦胆子。主治痢疾。编者注]，腹疼与泻痢皆见轻，仍不能饮食。继用通变白头翁汤方(通变白头翁汤：生山药一两、白头翁四钱、秦皮三钱、生地榆三钱、生杭芍四钱、甘草二钱、三七三钱、鸦胆子六十粒。上药共八味，先将三七、鸦胆子，用白蔗糖水送服一半，再将余煎汤服。其相去之时间，宜至点半钟。所余一半，至煎汤药渣时，仍如此服法。主治热痢下重腹疼，及患痢之人，从前曾有鸦片之嗜好者。编者注)，连服两剂，痢愈可进饮食，腹疼泄泻犹未痊愈。后仍用三宝粥方，去鸦胆子，日服两次，数日病痊愈。(《医学衷中参西录·治痢方》)

○ 龙姓妇人，产后腹疼兼下痢。用通变白头翁汤合活络效灵丹(当归五钱、丹参五钱、生明乳香五钱、生明没药五钱。若为散，一剂分作四次服，温酒送下。主治气血凝滞，疒痃癥瘕，心腹疼痛，腿疼臂疼，内外疮疡，一切脏腑积聚，经络湮瘀。编者注)治之，腹疼与下痢皆愈。(本案为他人所治。编者注)。(《医学衷中参西录·王锡光来函》)

○ 珍内子常患腹疼，疼剧时则呕吐，屡次服药不能除根。近遵书中既济汤方（大熟地一两、净萸肉一两、生山药六钱、生龙骨捣细六钱、生牡蛎捣细六钱、茯苓三钱、白芍三钱、附子一钱。主治大病后阴阳不相维系。编者注），加赭石、吴茱萸、生姜，服后却不疼不吐。后又减去赭石、吴茱萸连服三剂，至今数月未尝反复。

计迄，今遵用书中之方将至一年，凡治愈喘证、噎证、心腹疼痛、历节风证约近百人。而来日方长，以后遵用先生之书，又不知能拯救几何人命也（本案为他人所治。编者注）。（《医学衷中参西录·田聘卿来函》）

泄　泻

○奉天财政厅科员刘仙舫，年二十五六，于季冬得伤寒，经医者误治，大便滑泻无度，而上焦烦热，精神昏愦，时作谵语，脉象洪数，重按无力。遂重用生山药两半，滑石一两，生杭芍六钱，甘草三钱，一剂泻止，上焦烦热不退，仍作谵语。爰用玄参、沙参诸凉润之药清之，仍复滑泻，再投以前方一剂泻又止，而上焦之烦热益甚，精神亦益昏愦，毫无知觉。仙舫家营口，此时其家人毕至，皆以为不可复治。诊其脉虽不实，仍有根柢，至数虽数，不过六至，知犹可治，遂慨切谓其家人曰："果信服余药，此病尚可为也。"其家人似领悟。为疏方，用大剂白虎加人参汤，更以生山药一两代粳米，大生地一两代知母，煎汤一大碗，嘱其药须热饮，一次止饮一口，限以六句钟内服完，尽剂而愈。（《医学衷中参西录·山药解》）

○奉天大南关马氏女，自十四岁月事已通，至十五岁秋际，因食瓜果过多，泄泻月余方愈，从此月事遂闭。延医诊治，至十六岁季夏，病浸增剧。其父原籍辽阳，时充奉天兵工厂科长。见愚所著《衷中参西录》，因求为诊治。其身形瘦弱异常，气息微喘，干嗽无痰，过午潮热，夜间尤甚，饮食减少，大便泄泻。其脉数近六至，微细无力。

俾先用生怀山药细末八钱，水调煮作粥，又将熟鸡子黄四枚，捻碎搀粥中，再煮一两沸，空心时服。服后须臾，又服西药百布圣二瓦，以助其消化。每日如此两次，用作点心，服至四日，其泻已止。又服数日，诸病亦稍见轻。（《医学衷中参西录·治女科方·资生通脉汤》）

○辽宁刘允卿，寓居天津河东，年近四旬，于孟秋得吐泻证，六日之间勺饮不存，一昼夜间下利二十余次，病势危急莫支。延为诊治，其脉象微细，重按又似弦长，四肢甚凉，周身肌肤亦近于凉，而心中则甚觉发热，所下利者亦觉发热，断为系厥阴温病，在《伤寒论》中即为厥阴伤寒（《伤寒论》开端处，曾提出温病，后则浑名之为伤寒）。惟其呕吐殊甚，无论何药，入口即吐出，分毫不能下咽，实足令医者束手耳。因问之曰：心中既如此发热，亦想冰吃否？答曰：想甚，但家中人驳阻不令食耳。愚曰：此病已近垂危，再如此吐泻一昼夜，即仙丹不能挽回，惟用冰膏搀生石膏细末服之，可以止吐，吐止后泻亦不难治矣。遂立主买冰搅凌若干，搀生石膏细末两许服之，服后病见愈，可服稀粥少许。下利亦见少。翌日复为诊视，四肢已不发凉，身亦微温，其脉大于从前，心中犹觉发热，有时仍复呕吐。俾再用生石膏细末一两、搀西瓜中服之，呕吐从此遂愈。翌日再诊其脉，热犹来清，心中虽不若从前之大热，犹思食凉物，懒于饮食，其下利较前已愈强半。

遂为开白虎加人参汤。方中生石膏用二两、野台参三钱、用生杭芍六钱以代知母、生山药六钱以代粳米，甘草则多用至四钱，又加滑石六钱。方中如此加减替代者，实欲以之清热，又欲以之止利也。俾煎汤两盅，分两次温饮下，病遂痊愈。

此于厥阴温病如此治法，若在冬令，遇厥阴伤寒之有实热者，亦可如此治法。盖厥阴一经，于五行属木，其性原温，而有少阳相火寄生其间，则温而热矣。若再有伏气化热窜入，以激动其相火，原可成极热之病也。夫石膏与冰膏、西瓜并用，似近猛浪，然以愚之目见耳闻，因呕吐不止而废命者多矣，况此证又兼下利乎？此为救人之热肠所迫，于万难挽救之中，而拟此挽救之奇方，实不暇计其方之猛浪也。若无冰膏、西瓜时，或用鲜梨切片、蘸生石膏细末服之，当亦不难下咽而止呕吐也。（《医学衷中参西录·厥阴病乌梅丸证》）

○ 一妇人，年三十余。泄泻数月不止，病势垂危。倩人送信于其父母，其父将往瞻视，询方于愚。言从前屡次延医治疗，百药不效。因授以山药煮粥方，日服三次，两日痊愈。又服数日，身亦康健（《医学衷中参西录·山药解》中也录有本案。编者注）。（《医学衷中参西录·治泄泻方·薯蓣粥》）

○ 一妇人，年四十许。初因心中发热，气分不舒，医者投以清火理气之剂，遂泄泻不止。更延他医，投以温补之剂，初服稍轻，久服，则泻仍不止。

一日夜四五次，迁延半载，以为无药可治。后愚为诊视，脉虽濡弱，而无弦数之象，知犹可治。但泻久身弱，虚汗淋漓，心中怔忡，饮食减少，踌躇久之，为拟此方，补脾兼补心肾。数剂泻止，而汗则加多。遂于方中（扶中汤：炒白术一两、生山药一两、龙眼肉一两。主治泄泻久不止，气血俱虚，身体羸弱，将成痨瘵之候。编者注）加龙骨、牡蛎（皆不用）各六钱，两剂汗止，又变为漫肿。盖从前泻时，小便短少，泻止后，小便仍少，水气下无出路，故蒸为汗，汗止又为漫肿也。斯非分利小便，使水下有出路不可。特其平素常觉腰际凉甚，利小便之药，凉者断不可用。遂用此方，加椒目三钱，连服十剂痊愈。

龙眼肉，味甘能补脾，气香能醒脾，诚为脾家要药。且心为脾母，龙眼肉色赤入心，又能补益心脏，俾母旺自能荫子也。愚治心虚怔忡，恒俾单购龙眼肉斤许，饭甑蒸熟，徐徐服之，皆大有功效，是能补心之明征。又大便下血者，多因脾虚不能统血。亦可单服龙眼肉而愈，是又补脾之明征也（《医学衷中参西录·龙眼肉解》中也录有本案。编者注）。（《医学衷中参西录·治泄泻方·扶中汤》）

〇 一人，年近五旬。泄泻半载不愈，羸弱已甚。遣人来询方，言屡次延医服药，皆分毫无效。授以薯蓣粥方（生怀山药一斤，轧细过罗服用药七八钱，或至一两。和凉水调入锅内，置炉上，不住以箸搅之，二三沸，即成粥服之。若小儿服，或少调以白糖亦可。主治阴虚劳热，或喘，或嗽，或大便滑泻，小便不利，一切羸弱虚损之证。编者注），数日又来，言服之虽有效验，泻仍不止。遂俾用鸡子数枚煮熟，取其黄捏碎，调粥中服之，两次而愈。

盖鸡子黄，有固涩大肠之功，且较鸡子白，易消化也。以后此方用过数次，皆随手奏效。（《医学衷中参西录·治泄泻方·薯蓣鸡子黄粥》）

〇 忆二十年前，岁试津门，偶患泄泻，饮食下咽，觉与胃腑不和，须臾肠中作响，遂即作泻。浓煎甘草汤，调赤石脂细末，服之不效。乃用白粳米慢火煮烂熟作粥，尽量食之，顿觉脾胃舒和，腹中亦不作响，泄泻遂愈。是知无论何物作粥，皆能留恋肠胃，而山药性本收涩，故煮粥食之，其效更捷也。且大便溏泻者，多因小便不利，山药能滋补肾经，使肾阴足，而小便自利，大便自无溏泻之患。

按：生芡实轧细作粥，收涩之力过于山药，而多服久服易作满闷，不若山药作粥，可日日服之也。（《医学衷中参西录·治泄泻方·薯蓣粥》）

○ 邑六间房村王某，年二十余，资禀羸弱，又耽烟色，于秋初病疟，两旬始愈。一日大便滑泻数次，头面汗出如洗，精神颓废，昏昏似睡，其脉上盛下虚，两寸摇摇，两尺无根，数至七至，延医二人，皆不疏方。愚后至，为拟方：净萸肉、大熟地各一两，生山药、生龙骨、生牡蛎各六钱，茯苓、生杭芍各三钱，乌附子一钱，服一剂而醒，又服两剂遂复初。(《医学衷中参西录·山萸肉解》)

○ 又万泽东之夫人，大便泄泻数年不愈，亦服山药粥而愈。(《医学衷中参西录·山药解》)

○ 又一童子，年十四五。伤寒已过旬日，大便滑泻不止，心中怔忡异常似有不能支持之状。脉至七至，按之不实。医者辞不治。投以熟地、生山药、生杭芍各一两，滑石八钱，甘草五钱。煎汤一大碗，徐徐温饮下，亦尽剂而愈。(《医学衷中参西录·治伤寒温病同用方·白虎加人参以山药代粳米汤》)

○ 又治本城李茶馆妇人膨胀证。先经他医用苍术、槟榔、厚朴、枳实、香附、紫蔻之类辛燥开破，初服觉轻，七八剂后病转增剧，烦渴泄泻，又更他医，投以紫朴琥珀丸，烦渴益甚，一日夜泄泻十五六次，再诊时，医者辞不治，又延医数人，皆诿为不治。后乃一息奄奄，舁至床上两次，待时而已。其姻家有知生者，强生往视。其脉如水上浮麻不分至数，按之即无，惟两尺犹似有根，言语不真，仿佛可辨，自言心中大渴，少饮水即疼不可忍。盖不食者已三日矣。先投以滋阴清燥汤(滑石二两、甘草三钱、生杭白芍四钱、生山药一两。主治感冒久在太阳，致热蓄膀胱，小便赤涩，或因小便秘而大便滑泻。或温病，太阳未解，渐入阳明。其人胃阴素亏，阳明腑证证未实，已燥渴多饮。饮水过多，不能运化，遂成滑泻，而燥渴益甚。或喘，或自汗，或小便秘。温疹中多有类此证者，尤属危险之候，用此汤亦宜。此乃胃腑与膀胱同热，又兼虚热之证也。或外表已解，其人或不滑泻，或兼喘息，或兼咳嗽，频吐痰涎，却有外感实热，而脉象虚数者。滑石性近石膏，能清胃腑之热，淡渗利窍，能清膀胱之热，同甘草生天一之水，又能消阴虚之热，一药而三善备，故为之为君。而重用山药之大滋真阴，大固元气者，以为之佐使。且山药生用，则汁浆稠黏，同甘草之甘缓者，能逗留滑石于胃中，使之由胃输脾，由脾达肺，水精四布，循三焦而下通膀胱，则烦热除，小便利，而滑泻止矣。编者注)。为脉象虚甚，且气息有将脱之意，又加野台参、净萸肉，一剂，诸病皆愈，可以进食。遂俾用《衷中参西录》一味薯蓣粥，送服生鸡内金细末及西药百布圣，取其既可作药，又可作饭也。又即前方加减，日服一剂，旬日痊愈（本案为他人所治。编者注）。(《医学衷中参西录·杨鸿恩来函》)

○ 胡益轩，天津南唐官屯人，年四十二岁，业商，于孟秋得泄泻兼灼热病。

[病因] 其兄因痢病故，铺中之事及为其兄殡葬之事，皆其一人经理，哀痛之余，又兼心力俱瘁，遂致大便泄泻周身发热。

[证候] 一日夜泻十四五次，将泻时先腹疼，泻后疼益甚，移时始愈，每过午一点钟，即觉周身发热，然不甚剧，夜间三点钟后，又渐愈，其脉六部皆弱，两尺尤甚。

[诊断] 此证系下焦虚寒及胸中大气虚损也。盖下焦寒甚者，能迫下焦之元阳上浮，胸中大气虚甚者，恒不能收摄，致卫气外浮，则元阳之上浮与卫气之外浮相并，即可使周身发热。其发在过午者，因过午则下焦之阴寒益盛，而胸中大气益虚也（胸中大气乃上焦之阳气，过午阴盛，是以大气益虚）。此本虚寒泄泻之证，原不难治，而医者因其过午身热，皆不敢投以温补，是以屡治不愈。拟治以大剂温补之药，并收敛其元阳归其本源，则泄泻止而灼热亦愈矣。

[处方] 白术（炒）五钱、熟怀地黄一两、生怀山药一两、净萸肉五钱、干姜三钱、乌附子三钱、生杭芍三钱、云苓片二钱、炙甘草三钱。

共煎汤一大盅，温服。

复诊 服药一剂，身热即愈，服至三剂，泄泻已愈强半，脉象亦较前有力，遂即原方略为加减，俾再服之。

[处方] 白术（炒）六钱、熟怀地黄一两、生怀山药一两、净萸肉五钱、龙眼肉五钱、干姜四钱、乌附子四钱、云苓片二钱、炙甘草三钱。

[效果] 将药连服十余剂，病遂痊愈。

[说明] 大队温补药中复用芍药者，取其与附子并用，能收敛元阳归根于阴，且能分利小便则泄泻易愈也。至后方去芍药者，因身已不热，元阳已归其宅，且泄泻已就愈，仍有茯苓以利其小便，无须再用芍药也。(《医学衷中参西录·大小便病门·泄泻兼发灼》)

便　秘

○ 丙寅季春，愚自沧州移居天津。有南门外郭智庵者，年近三旬，造寓求诊。自言心中常常满闷，饮食停滞胃中不下，间有呕吐之时，大便非服通利之品不行，如此者年余，屡次服药无效，至今病未增剧，因饮食减少则身体较前羸弱矣。诊其脉，至数如常，而六部皆有郁象。因晓之曰："此胃气不降之证也，易治耳。但重用赭石数剂即可见效也。"为疏方：生赭石细末一两，生怀山药、炒怀山药各七钱，全当归三钱，生鸡内金二钱，厚朴、柴胡各一钱。嘱之曰："此药煎汤日服一剂，服至大便日行一次再来换方。"

时有同县医友曰纶李君在座，亦为诊其脉，疑而问曰："凡胃气不降之病，其脉之现象恒弦长有力。今此证既系胃气不降，何其六脉皆有郁象，而重按转若无力乎？"答曰："善哉问也，此中颇有可研究之价值。盖凡胃气不降之脉，其初得之时，大抵皆弦长有力，以其病因多系冲气上冲，或更兼肝气上干。冲气上冲，脉则长而有力；肝气上干，脉则弦而有力；肝冲并见，脉则弦长有力也。然其初为肝气、冲气之所迫，其胃腑之气不得不变其下行之常而上逆，迨其上逆既久，因习惯而成自然，即无他气冲之干之，亦恒上逆而不能下行。夫胃居中焦，实为后天气化之中枢。故胃久失其职，则人身之气化必郁，亦为胃久失其职，则人身之气化又必虚，是以其脉之现象亦郁而且虚也。为其郁也，是以重用赭石以引胃气下行，而佐以厚朴以通阳（叶天士谓厚朴多用则破气，少用则通阳），鸡内金以化积，则郁者可开矣。为其虚也，是以重用山药生、熟各半，取其能健脾兼能滋胃（脾湿胜不能健运，宜用炒山药以健之，胃液少不能化食，宜用生山药以滋之），然后能受开郁之药，而无所伤损。用当归者，取其能生血兼能润便补虚，即以开郁也。用柴胡者，因人身之气化左宜升、右宜降，但重用镇降之药，恐有妨于气化之自然，故少加柴胡以宣通之，所以还其气化之常也。"曰纶闻之，深韪愚言。后其人连服此药八剂，大便日行一次，满闷大减，饮食加多。遂将赭石改用六钱，柴胡改用五分，又加白术钱半。连服十剂痊愈。阅旬日，曰纶遇有此证，脉亦相同，亦重用赭石治愈。觌面时向愚述之，且深赞愚审证之确，制方之精，并自喜其医学有进步也。（《医学衷中参西录·论胃气不降治法》）

○ 沧县西河沿王媪，年七旬有一。于仲冬胁下作疼，恶心呕吐，大便燥结。服药月余，更医十余人，病浸加剧。及愚诊视时，不食者已六七日，大便不行者已二十余日。其脉数五至余，弦而有力，左右皆然。舌苔满布，起芒刺，色微黄。其心中时觉发热，偶或作渴，仍非燥渴。胁下时时作疼，闻食味则欲呕吐，所以不能进食。小便赤涩短少。此伤寒之热已至阳明之腑，胃与大肠皆实，原是承气汤证。特其脉虽有力，然自弦硬中见其有力，非自洪滑中见其有力（此阴虚火实之脉），且数近六至，又年过七旬，似不堪承气之推荡。而愚有变通之法，加药数味于白虎汤中，则哎吐与胁疼皆止，大便亦可通下矣。病家闻之，疑而问曰：先生之论诚善，然从前医者皆未言有外感，且此病初起，亦未有头疼恶寒外征，何以竟成伤寒传腑之重证？答曰：此乃伏气为病也。大约此外感受于秋冬之交，因所受甚轻，所以不觉有外感，亦未能即病。而其所受之邪，伏于膜原之间，阻塞气化，暗生内热，遂浸养成今日之病。观此舌苔微黄，且有芒刺，岂非有外感之显征乎？病家似悟会，遂为疏方：生石膏两半、生山药一两、知母五钱、赭石五钱、川楝子五钱、生杭芍四钱、甘草二钱。煎汤两盅，分三次温服下。因其胁疼甚剧，肝木不和，但理以芍药、川楝，仍恐不能奏效，又俾用羚羊角一钱，另煎汤当茶饮之，以平肝泻热。当日将药服完，次晨复诊，脉象已平，舌上芒刺已无，舌苔变白色已退强半，胁疼亦大见愈，略思饮食，食稀粥一中碗，亦未呕吐，惟大便仍未通下。

疏方再用：天冬、玄参、沙参、赭石各五钱，甘草二钱，西药硫酸镁二钱冲服，煎服后，大便遂通下，诸病皆愈。为其年高病久，又俾服滋补之药数剂，以善其后。

按：此证之脉，第一方原当服白虎加人参汤，为其胁下作疼，所以不敢加人参，而权用生山药一两、以代白虎汤中之粳米，其养阴固气之力，又可以少代人参也。又赭石重坠下行，似不宜与石膏并用，以其能迫石膏寒凉之力下侵也。而此证因大肠甚实，故并用无妨。且不仅以之通燥结，亦以之镇呕逆也。（《医学衷中参西录·临证随笔》）

○ 沈阳苏惠堂，年三十许，痨嗽二年不愈。动则作喘，饮食减少，更医十余人，服药数百剂，分毫无效，羸弱转甚。其姊丈李生在京师见《医学衷中参西录》，大加赏异，急邮函俾其来院诊治。其脉数六至，虽细弱仍有根柢，知其可治，自言上焦恒觉发热，大便四五日一行，时或干燥，投以醴泉饮（生山药一两、大生地五钱、人参四钱、玄参四钱、生赭石四钱、牛蒡子三钱、天冬四钱、甘草二钱。主治虚劳发热，或喘或嗽，脉数而弱。编者注）。为其便迟而燥，赭石改用六钱，又加鸡内金二钱，恐其病久脏腑经络多瘀滞也。数剂后，饭量加增，心中仍有热时，大便已不燥，间日一行。遂去赭石二钱，加知母二钱，俾于晚间服汤药后，用白蔗糖水送服阿司匹林四分瓦之一，得微汗后，令于日间服之，不使出汗，数日不觉发热，脉亦复常。惟咳嗽未能痊愈，又用几阿苏六分，薄荷冰四分，和以绿豆粉为丸，梧桐子大，每服三丸，日两次，汤药仍照方服之，五六日后，咳嗽亦愈，身体从此康健。

人参可以救气分之脱，至气欲上脱者，但用人参转有助气上升之弊，必与赭石并用，方能引气归原，更能引人参补益之力下行，直至涌泉。（《医学衷中参西录·赭石斛》）

○ 一媪，年七旬，痨嗽甚剧，饮食化痰涎，不化津液，致大便燥结，十余日不行，饮食渐不能进。亦拟投以此汤（硝菔通结汤：净朴硝四两、鲜莱菔五斤。将莱菔切片，同朴硝和水煮之。初次煮，用莱菔片一斤，水五斤，煮至莱菔烂熟捞出。就其余汤，再入莱菔一斤。如此煮五次，约得浓汁一大碗，顿服。若不能顿服者，先饮一半，停一点钟，再温饮一半，大便即通。主治大便燥结久不通，身体兼羸弱者。编者注），为羸弱已甚，用人参三钱，另炖汁，和药服之。一剂便通，能进饮食。复俾煎生山药稠汁，调柿霜饼服之，痨嗽亦见愈。（《医学衷中参西录·治燥结方》）

○ 一人年二十余，素劳力太过，即觉气分下陷。一岁之间，为治愈三次。至秋杪感冒时气，胸中烦热满闷，燥渴引饮，滑泻不止，微兼喘促。舌上无苔，其色鲜红，兼有砂粒。延医调治，投以半补半破之剂。意欲止其滑泻兼治其满闷也。服药二剂，滑泻不止。后愚为诊视，其脉似有实热，重按无力。遂先用拙拟加味天水散（生山药一两、滑石六钱、甘草三钱。编者注）止其滑泻。方中生山药用两半、滑石用一两，一剂泻止。继服滋阴清火之剂，数剂喘促亦愈，火亦见退。唯舌干连喉几不能言，频频饮水，不少濡润，胸中仍觉满闷。愚恍悟曰：此乃外感时气，挟旧病复发，故其脉象虽热，按之不实。其舌干如斯者，津液因气分下陷而不上潮也。其胸中满闷者，气分下陷，胸中必觉短气，病患不善言病情，故漫言满闷也。此时大便不行已五日。遂投以白虎加人参以山药代粳米汤［白虎加人参以山药代粳米汤：生石膏（捣细）

三两、知母一两、人参六钱、生山药六钱、粉甘草三钱。上五味，用水五盅，煎取清汁三盅，先温服一盅，病愈者，停后服。若未痊愈者，过两点钟，再服一盅。主治寒温实热已入阳明之腑，燥渴嗜饮凉水，脉象细数者。编者注]，一剂病愈十之七八，而舌之干亦减半。又服一剂，大便得通，病觉痊愈。舌上仍无津液，又用潞参一两、玄参两半，日服一剂，三日后舌上津液滋润矣（张氏在本案前论述说，寒温之证，最忌舌干，舌苔薄而干，或干而且缩者尤为险证。原因不一，或因真阴亏损，或因气虚不上潮，或因气虚更下陷，皆可用白虎加人参以山药代粳米汤。盖人参之性，大能补气，元气旺而上升，自无下陷之虞。而与石膏同用，又大能治外感中之真阴亏损，况又有山药、知母，以濡润之乎。若脉象虚数者，又宜多用人参，减石膏一两，再加玄参、生地滋阴之品。煎汁三四茶盅，徐徐温饮下，一次只饮一大口，防其寒凉下侵致大便滑泻。又欲其药力息息上达，助元气以生津液，饮完一剂，再煎一剂，使药力昼夜相继，数日舌润火退，其病自愈。编者注）。（《医学衷中参西录·治伤寒温病同用方·白虎加人参以山药代粳米汤》）

○ 又曾治一少年，因外感实热，致大便燥结，旬余未下，其脉亦数逾六至，且不任重按，亦投以白虎加人参汤，以生地黄代方中知母，生山药代方中粳米，煎汤一大碗，俾分多次徐徐温饮下。初服一剂，脉数见缓，遂即原方略为减轻，俾再煎服。拟后服至脉象复常，再为通其大便，孰意次剂服完而大便自通下矣。且大便通下后，外感之实热亦消解无余矣。此直以白虎加人参汤代承气汤也。自治愈此病之后，凡遇有证之可下而可缓下者，恒以白虎汤代承气，或以白虎加人参汤代承气，其凉润下达之力，恒可使大便徐化其燥结，无事用承气而自然通下，且下后又无不解之虞也。（《医学衷中参西录·阳明病三承气汤证》）

○ 族侄孙云倬，患肠结证，缠绵两月有余。城内外及德州附近各名医，无人不请，更医数十人，服药百余剂，不但无效，转大增剧。伊亦以为无人能治，无药可医。气息奄奄，殓服已备。后接夫子信（曾为去信服《衷中参西录》中赭遂攻结汤），即携《衷中参西录》往视，幸伊心神未昏，将赭遂攻结汤方查出示之。伊素知医，卧观一小时，即猛起一手拍脐，言我病即愈，幸不当死。立急派人取药（赭遂攻结汤：生赭石二两、朴硝五钱、干姜二钱，药汁送服甘遂一钱半。主治宿食结于肠间，不能下行，大便多日不通。编者注），服后片刻，腹中大响一阵，自觉其结已开，随即大泻两三盆，停约两句钟，又泻数次，其病竟愈。随即食山药粉稀粥两茶杯，继用补益濡润之药数剂以善其后。伊之全家，至今永感不忘（本案为他人所治。编者注）。(《医学衷中参西录·卢月潭来函》)

痢　疾

○ 曾治天津张姓媪，年近五旬，于孟秋患痢，两旬不愈。所下者赤痢杂以血水，后重腹疼，继则痢少泻多，亦兼泻血水，上焦烦热，噤口不食，闻食味即恶心欲呕，头目眩晕，不能起床，其脉关前浮弦，重诊不实，两尺则微弱无根，一息五至，病人自觉心中怔忡，精神恍惚，似难支持，此乃虚极将脱之兆也。遂急用净萸肉、生怀山药各一两，大熟地、龙眼肉、白龙骨各五钱，生杭芍、云苓片、炙甘草各二钱，俾煎汤两盅，分两次温服下。初服一次，心神即觉安稳。尽剂后，少进饮食，泻痢亦少止。

又即原方加生地黄四钱，炙甘草改用三钱，煎汤两盅，分两次温服下，每服一次送服生硫黄细末二分半，日服一剂，数日痊愈。(《医学衷中参西录·论痢证治法》)

○ 曾治一人，因久居潮湿之地，致下痢，三月不愈。所下者紫血杂以脂膜，腹疼后重。或授以龙眼肉包鸦胆子方，服之，下痢与腹疼益剧。后愚诊视，其脉微弱而沉，左部几不见。俾用生硫黄研细，掺熟面少许，作丸。又重用生山药、熟地、龙眼肉煎浓汤送服。连服十余剂，共计服生硫黄两许，其痢始愈。

由是观之，即纯系赤痢，亦诚有寒者，然不过百中之二三耳。且尝实验痢证，若因寒者，虽经久不愈，犹可支持。且其后重、腹疼，较因热者亦轻也。且《伤寒论》有桃花汤，治少阴病下利、便脓血者，原赤石脂与干姜并用，此为以热药治寒痢之权舆。注家不知，谓少阴之火伤阴络所致，治以桃花汤，原系从治之法。又有矫诬药性，谓赤石脂性凉，重用至一斤，干姜虽热，止用一两，其方仍以凉论者。今试取其药十分之一，煎汤服之，果凉乎？热乎？此皆不知《伤寒论》此节之义，而强为注解者也。(《医学衷中参西录·治痢方·三宝粥》)

○ 曾治一中年妇人，于孟春感冒风寒，四五日间延为诊治。其左脉弦而有力，右脉洪而有力，舌苔白而微黄，心中热而且渴，下痢脓血相杂，里急后重，一昼夜二十余次，即其左右之脉象论之，断为阳明厥阴合并病。有一医者在座，疑而问曰：凡病涉厥阴，手足多厥逆，此证则手足甚温何也？答曰：此其所以与阳明并病也，阳明主肌肉，阳明腑中有热，是以周身皆热，而四肢之厥逆，自不能于周身皆热时外现也。况厥阴之病，即非杂以阳明，亦未必四肢皆厥逆乎！医者深韪愚言，与病家皆求速为疏方，遂为立方如下：

生石膏（捣细）三两、生杭芍八钱、生怀山药八钱、野台参四钱、白头翁八钱、秦皮六钱、天花粉八钱、甘草三钱。

上药八味，共煎三盅，分三次温饮下。

方中之义是合白虎加人参汤与白头翁汤为一方，而又因证加他药也。白虎汤中无知母者，方中芍药可代知母也。盖芍药既能若知母之退热滋阴，而又善治下痢者之后重也。无粳米者，方中生山药可代粳米也，盖山药汁浆浓郁，既可代粳米和胃，而其温补之性，又能助人参固下也。至于白头翁汤中无黄连、黄柏者，因与白虎汤并用，有石膏之寒凉，可省去连、柏也。又外加天花粉者，因其病兼渴，天花粉偕同人参最善生津止渴。将此药三次服完，诸病皆减三分之二。再诊其脉仍有实热未清，遂于原方中加滑石五钱，利其小便，正所以止其大便，俾仍如从前煎服，于服汤药之外，又用鲜白茅根半斤煎汤当茶，病遂痊愈。（《医学衷中参西录·厥阴病白头翁汤证》）

○ 曾治邑诸生王荷轩，年六十七，于中秋得痢证，医治二十余日不效。后愚诊视，其痢赤白胶滞下行，时觉肠中热而且干，小便亦觉发热，腹中下坠，并迫其脊骨尽处亦下坠作疼，且眩晕，其脉洪长有力，舌有苔甚厚。愚曰："此外感之热，挟痢毒之热下迫，故现种种病状，非治痢兼治外感不可。"遂用生石膏二两、生杭芍八钱、生怀山药六钱、野台参五钱、甘草一钱，此即白虎加人参汤以芍药代知母、山药代粳米也（即通变白虎加人参汤）。煎汤两茶盅，分二次温饮下，日进一剂，两日痊愈。

而脉象犹有余热，拟再用石膏清之，病家疑年高之人，石膏不可屡服。愚亦应聘他往，后二十余日其痢复作。延他医治疗，于治痢药中杂以甘寒濡润之品，致外感余热永留不去，其痢虽愈，屡次反复。延至明年季夏，反复甚剧，复延愚诊治，其脉象病证皆如前。因谓之曰："去岁若肯多服生石膏数两，何至有以后屡次反复，今不可再留邪矣。"仍投以原方，连服三剂病愈，

而脉亦安和(《医学衷中参西录·论痢证治法》中也录有本案。编者注)。(《医学衷中参西录·石膏解》)

○ 奉天陆军连长何阁臣，年三十许，因初夏在郑州驻防多受潮湿，患痢数月不愈。至季秋还奉，病益加剧，多下紫血，杂以脂膜，腹疼下坠。或授以龙眼肉包鸦胆子吞服方，服后下痢与腹疼益剧，来院求为诊治。其脉微弱而沉，左脉几不见。俾用生硫黄细末搀熟面少许为小丸，又重用生山药、熟地黄、龙眼肉煎浓汤送服。连服十余剂，共服生硫黄二两半，其痢始愈。

按：此证脉微弱而沉，少阴之脉也。下紫血脂膜（初下脓血久则变为紫血脂膜），较下脓血为尤甚矣。因其为日甚久，左脉欲无，寒而且弱，病势极危，非径用桃花汤所能胜任，故师其义而变通之，用生山药、熟地黄、龙眼肉以代石脂、粳米，用生硫黄以代干姜。数月沉疴，竟能随手奏效。设此证初起时投以桃花汤，亦必能奏效也(《医学衷中参西录·论痢证治法》中也录有本案。编者注)。(《医学衷中参西录·〈伤寒论〉少阴篇桃花汤是治少阴寒痢非治少阴热痢解》)

○ 己巳之岁，愚客居德州，有庐雅雨公曾孙女，年五十六。于季夏下痢赤白，迁延至仲冬不愈。延医十余人，服药百剂，皆无效验，亦以为无药可医矣。后求愚诊治，脉象微弱，至数略数，饮食减少，头目时或眩晕，心中微觉烦热，便时下坠作疼，然不甚剧。询其平素，下焦畏凉。是以从前服药，略加温补，上即烦热，略为清理，下又腹疼泄泻也。为拟此方[三宝粥：生山药一两、三七二钱、鸦胆子（去皮）五十粒。上药三味，先用水四盅，调和山药末煮作粥。煮时，不住以箸搅之，一两沸即熟，约得粥一大碗。即用其粥送服三七末、鸦胆子。主治痢久，脓血腥臭，肠中欲腐，兼下焦虚惫，气虚滑脱者。编者注)，一日连服两次，其病遂愈。(《医学衷中参西录·治痢方·三宝粥》]

○ 陆军团长王剑秋，奉天铁岭人，年四十许。己未孟秋，自郑州病归，先泻后痢，腹疼重坠，赤白稠黏，一日夜十余次。先入奉天东人所设医院中，东人甚畏此证，处以隔离所，医治旬日无效。遂出院归寓，求为诊治。其脉弦而有力，知其下久阴虚，肝胆又蕴有实热也。投以此汤（通变白头翁汤：生山药一两、白头翁四钱、秦皮三钱、生地榆三钱、生杭芍四钱、甘草二钱、三七三钱、鸦胆子六十粒。上药共八味，先将三七、鸦胆子，用白蔗糖水送服一半，再将余煎汤服。其相去之时间，宜至点半钟。所余一半，至煎汤药渣时，仍如此服法。主治热痢下重腹疼，及患痢之人，从前曾有鸦片之嗜好者。编者注），一剂痢愈。仍变为泻，日四五次，自言腹中凉甚。愚因其疾原先泻，此时痢愈又泻，且恒以温水袋自熨其腹，疑其下焦或有伏寒，遂少投以温补之药。才服一剂，又变为痢，下坠腹疼如故，惟次数少减。知其病原无寒，不受温补。仍改用通变白头翁汤。一剂痢又愈，一日犹泻数次。继用生山药一两，龙眼、莲子各六钱，生杭芍三钱，甘草、茯苓各二钱，又少加酒曲、麦芽、白蔻消食之品，调补旬日痊愈。（《医学衷中参西录·治痢方》）

○ 施瑞臣，安徽蒙城人，五十六岁，居天津一区，得噤口痢证。

[**病因**] 举家数口，寄食友家不能还乡，后友家助以资斧令还乡，道路又复不通，日夜焦思，频动肝火，时当孟秋，心热贪凉，多食瓜果，致患下痢。

[**证候**] 一日夜下痢十五六次，多带鲜血，后重甚剧，腹偶觉疼即须入厕，便后移时疼始稍愈，病已五日，分毫不能进食，唯一日之间强饮米汤数口。其脉左部弦而硬，右部弦而浮，其搏五至，心中发热常觉恶心。

[**诊断**] 此肝火炽盛，肝血虚损，又兼胃气挟热上逆，是以下痢甚剧，而又噤口不食也。当治以滋阴、清热、平肝、降胃之品。

[**处方**] 生杭芍一两、生怀山药一两、滑石七钱、白头翁五钱、秦皮三钱、碎竹茹三钱、甘草三钱、鸦胆子（成实者，去皮）五十粒。

先用白糖水囫囵送服鸦胆子仁，再将余药煎汤一大盅，温服下。

复诊 将药如法服两剂，痢中已不见鲜血，次数减去三分之二。其脉左部较前和平，右部则仍有浮弦之象，仍然不能饮食，心中仍然发热，然不若从前之恶心，此宜用药再清其胃腑，必然能食矣。

[**处方**] 生怀山药两半、生石膏（捣细）两半、生杭芍六钱、白头翁四钱、秦皮二钱、甘草二钱。

共煎汤一大盅，分两次温服。

[**效果**] 将药煎服一剂，即能进食，痢已不见，变作泄泻，日四五次，俾用生怀山药细末煮作粥，少调以白糖服之，三日痊愈。（《医学衷中参西录·痢疾门·噤口痢》）

○ 天津大胡同，范姓媪，年过五旬，得温病兼下痢证。

[**病因**] 家务劳心，恒动肝火，时当夏初，肝阳正旺，其热下迫，遂患痢

证。因夜间屡次入厕，又受感冒兼发生温病。

[证候] 表里皆觉发热，时或作渴，心中烦躁，腹中疼甚剧，恒作呻吟。昼夜下痢十余次，旬日之后系纯白痢，其舌苔厚欲黄，屡次延医服药，但知治痢且用开降之品，致身体虚弱卧不能起，其脉左右皆弦而有力，重按不实，搏近五至。

[诊断] 此病因肝火甚盛，兼有外感之热已入阳明，所以脉象弦而有力。其按之不实者，因从前服开降之药过多也。其腹疼甚剧者，因弦原主疼，兹则弦而且有力，致腹中气化不和故疼甚剧也。其烦躁者，因下久阴虚，肾气不能上达与心相济，遂不耐肝火温热之灼耗，故觉烦躁也。宜治以清温凉肝之品，而以滋阴补正之药辅之。

[处方] 生杭芍一两、滑石一两、生怀山药一两、天花粉五钱、山楂片四钱、连翘三钱、甘草三钱。

共煎汤一大盅，温服。

复诊 将药煎服一剂，温热已愈强半，下痢腹疼皆愈，脉象亦见和缓，拟再用凉润滋阴之剂，以清其余热。

[处方] 生怀山药一两、生杭芍六钱、天花粉五钱、生怀地黄五钱、玄参五钱、山楂片三钱、连翘二钱、甘草二钱。

共煎汤一大盅，温服。

[效果] 将药连服两剂，病遂痊愈。惟口中津液短少，恒作渴，运动乏力，俾用生怀山药细末煮作茶汤，兑以鲜梨自然汁，当点心服之，日两次，浃辰之间当即可复原矣。盖山药多含蛋白质，原善滋阴，而其补益之力又能培养气化之虚耗。惟其性微温，恐与病后有余热者稍有不宜，借鲜梨自然汁之凉润以相济为用，则为益多矣。(《医学衷中参西录·温病门·温病兼下痢》)

○ 天津东门里李氏妇，年过四旬，患痢三年不愈，即稍愈旋又反复。其痢或赤或白或赤白参半，且痢而兼泻，其脉迟而无力。平素所服之药，宜热不宜凉，其病偏于凉可知。

俾先用生山药细末，日日煮粥服之，又每日嚼服蒸熟龙眼肉两许，如此旬日，其泻已愈，痢已见轻。又俾于服山药粥时，送服生硫黄细末三分，日两次，又兼用木贼一钱，淬水当茶饮之，如此旬日，其痢亦愈。(《医学衷中参西录·临证随笔》)

○ 乙丑春在沧州，遇沧州城南宜卿白君，非业医而好阅医书，言其族弟年三十余，患痢近一年，百药不效，浸至卧床不起，为开此方（通变白头翁汤：生山药一两、白头翁四钱、秦皮三钱、生地榆三钱、生杭芍四钱、甘草二钱、三七三钱、鸦胆子六十粒。上药共八味，先将三七、鸦胆子，用白蔗糖水送服一半，再将余煎汤服。其相去之时间，宜至点半钟。所余一半，至煎汤药渣时，仍如此服法。主治热痢下重腹疼，及患痢之人，从前曾有鸦片之嗜好者。编者注）授之，服三剂痊愈。（《医学衷中参西录·论痢证治法》）

用上方虽新痢、久痢皆可奏效，而其肠中大抵未至腐烂也。乃有腹中时时切疼后贡。所下者多如烂炙，杂以脂膜，是其肠中已腐烂矣，当治以拙拟通变白头翁汤方中之窟，用白头翁、秦皮、芍药、生地榆以清热；三七、鸦胆子以化瘀生新，治肠中腐烂；而又重用生山药以滋其久耗之津液，固其已虚之气化，所以奏效甚捷也。（《医学衷中参西录·论痢证治法》）

○ 戊午秋日，愚初至奉天，有铁岭李济臣，年二十八。下痢四十余日，脓血杂以脂膜，屡次服药，病益增剧，羸弱已甚。诊其脉，数而细弱，两尺尤甚。亦治以此方（三宝粥：生山药一两、三七二钱、鸦胆子去皮五十粒。上药三味，先用水四盅，调和山药末煮作粥。煮时，不住以箸搅之，一两沸即熟，约得粥一大碗。即用其粥送服三七末、鸦胆子。主治痢久，脓血腥臭，肠中欲腐，兼下焦虚惫，气虚滑脱者。编者注）。服后两点钟腹疼一阵，下脓血若干。病家言：从前腹疼不若是之剧，所下者亦不若是之多，似疑药不对证。愚曰：腹中瘀滞下尽即愈矣。俾再用白蔗糖化水，送服去皮鸦胆子五十粒。此时已届晚九点钟，一夜安睡，至明晨，大便不见脓血矣。后间日大便，又少带紫血，俾仍用山药粥送服鸦胆子二十粒，数次痊愈。（《医学衷中参西录·治痢方·三宝粥》）

○ 熊姓叟，年近七旬，精神矍铄，平素喜服热药，桂、附、参、茸诸品，未尝一日去口。十余年间，安泰无病，自以为服热药之功，而不知其因禀赋敦厚也。客秋患白痢，医者见其平素多服温补，疑其体弱受寒，治以附子理中汤，不效。旋又利下清谷，腹中痛满，直认为寒泻无疑，仍投以大剂附子理中汤，杂以消导之药。服后病益剧，继增发厥。医者断为高年气血两亏，病在不治。其婿魏君倩生往诊以决吉凶。其脉沉伏几不见，莫辨虚实，舌上无津，惟目光闪灼有神，言语急促似喘，所下极恶臭。直断为热邪内伏，阳极似阴之候。拟用生石膏四两，生山药、鲜石斛各一两，白头翁、天花粉各五钱为方。病家睹方骇甚，生晓之曰：尊翁资禀甚厚，宜享高年。其平素过服热药而能受者，亦禀赋过厚之故。

然附子有大毒，含麻醉性，如鸦片然，久服虽未见害，而药瘾已成，其毒性与血化合，真阴已暗耗甚多矣。今病若此，显系肠胃之阴液（含有稀盐酸能化食）已竭，而失其濡润消化之力，故下利清谷，以其恶臭似热酿成，故确断其为热无疑。且四肢发厥，热伤筋也。热深者厥亦深，因内有伏热、故厥而手足搐搦也。目为五脏之精华，今目光闪灼，阳有余也。言语急迫，火逆上冲也。若不急急泻热救阴，恐有顷刻亡阴之势。"病家闻之似有会悟，始敢将药煎服。服后诸病未退，转加烦躁，知药剂犹轻，不能胜病也，遂仍用前方，将生石膏倍作八两，煎汤数杯，徐徐服下。一日夜连进二剂，厥止手足已温，下痢亦疏。再倍加生山药为二两，又服二剂，其痢已愈强半。乃将石膏减为二两，去白头翁，加白芍五钱，甘草三钱，又服三剂，病始霍然。（本案为他人所治。编者注）。（《医学衷中参西录·周禹锡来函》）

○ 杨晴溪，沧县杨家石桥人，年三十五岁，业商，于季秋因下痢成肠溃疡证。

[病因] 因业商赔累歇业，心中懊忱，暗生内热，其肝胆之热下迫，致成痢疾。痢久不愈，又转为肠溃疡。

[证候] 其初下痢时，后重腹疼，一昼夜十七八次，所下者赤痢多带鲜血，间有白痢。延医治疗阅两月，病益加剧。所下者渐变为血水，杂以脂膜，其色腐败，其气腥臭，每腹中一觉疼即须入厕，一昼夜二十余次，身体羸弱，口中发干，心中怔忡，其脉左右皆弦细，其左部则弦而兼硬，一分钟九十二至。

[诊断] 此乃因痢久不愈，肠中脂膜腐败，由腐败而至于溃烂，是以纯下血水杂以脂膜，即西人所谓肠溃疡也。其脉象弦细者，气血两亏也。其左脉细而硬者，肝肾之阴亏甚也。其口干心中怔忡者，皆下血过多之所致也。此宜培养其气血而以解毒化瘀生新之药佐之。

[处方] 龙眼肉一两、生怀山药一两、熟地黄一两、金银花四钱、甘草三钱、广三七（轧细）三钱。

药共六味，将前五味煎汤，送服三七末一半，至煎渣再服时，仍送服其余一半。

［**方解**］龙眼肉为补益脾胃之药，而又善生心血以愈怔忡，更善治肠风下血，治此证当为主药。山药亦善补脾胃，而又能上益肺气下固肾气，其所含多量之蛋白质，尤善滋阴养血，凡气血两虚者，洵为当用之药。熟地黄不但补肾阴也，冯楚瞻谓能大补肾中元气，要亦气血双补之品也。此三味并用，久亏之气血自能渐复，气血壮旺自能长肌肉排腐烂。又佐以金银花甘草以解毒，三七以化瘀生新，庶能挽回此垂危之证也。

复诊 将药煎服三剂，病大见愈，一昼夜大便三四次，间见好粪，心中已不怔忡，脉象犹弦而左部不若从前之硬。因所服之药有效，遂即原方略为加减，又服数剂，其大便仍一日数次，血粪相杂，因思此证下痢甚久，或有阿米巴毒菌伏藏于内，拟方中加消除此毒菌之药治之。

［**处方**］龙眼肉一两、生怀山药一两、熟地黄一两、甘草三钱、生硫黄（研细）八分、鸦胆子（成实者，去皮）六十粒。

药共六味，将前四味煎汤一大盅，送服鸦胆子、硫黄末各一半，至煎渣再服时，仍送服其余一半。

［**方解**］方中用鸦胆子、硫黄者，因鸦胆子为治血痢要药，并善治二便下血；硫黄为除阿米巴痢之毒菌要药，二药并用，则凉热相济，性归和平，奏效当速也。

三诊 将药煎服两剂，其大便仍血粪相杂，一日数行。因思鸦胆子与硫黄并用虽能消除痢中毒菌，然鸦胆子化瘀之力甚大，硫黄又为润大便之药（本草谓其能使大便润、小便长，西人以硫黄为轻下药），二药虽能消除痢中毒菌，究难使此病完全除根，拟去此二药，于方中加保护脂膜固涩大便之品。

［**处方**］龙眼肉一两、生怀山药一两、大熟地黄一两、赤石脂（捣细）一两、甘草三钱、广三七（轧细）三钱。

药共六味，将前五味煎汤一大盅，送服三七细末一半，至煎渣再服时，仍送服其余一半。

［**效果**］将药连服五剂，下血之证痊愈，口中已不发干，犹日下溏粪两三次，然便时腹中分毫不疼矣。俾用生怀山药轧细末，每用两许煮作茶汤，调以白糖令适口，当点心服之，其大便久自能固。(《医学衷中参西录·痢疾门·痢疾转肠溃疡》)

○ 一人，年四十二，患白痢，常觉下坠，过午尤甚，心中发热，间作寒热。医者于治痢药中，重用黄连一两清之，热如故，而痢亦不愈。留连两月，浸至不起。诊其脉，洪长有力，亦投以此汤（通变白虎加人参汤：生石膏二两、生杭芍八钱、生山药六钱、人参五钱、甘草二钱。主治下痢，或赤，或白，或赤白参半，下重腹疼，周身发热，服凉药而热不休，脉象确有实热者。编者注）。为其间作寒热，加柴胡二钱，一剂热退痢止，犹间有寒热之时。再诊其脉，仍似有力，而无和缓之致。知其痢久，而津液有伤也，遂去白芍、柴胡，加玄参、知母各六钱，一剂寒热亦愈。（《医学衷中参西录·治痢方》）

○ 一人，年五十余，于暑日痢而且泻，其泻与痢俱带红色，下坠腹疼，噤口不食。医治两旬，病势浸增，精神昏愦，气息奄奄。诊其脉，细数无力，周身肌肤发热。询其心中亦觉热，舌有黄苔，知其证夹杂暑温。暑气温热，弥漫胃口，又兼痢而且泻，虚热上逆，是以不能食也。遂用生山药两半、滑石一两、生杭芍六钱、粉甘草三钱，一剂诸病皆见愈，可以进食。又服一剂痊愈。此证用滑石不用石膏者，以其证兼泻也。为不用石膏，即不敢用人参，故倍用山药以增其补力。此就通变之方，而又为通变也。（《医学衷中参西录·治痢方》）

痢证，又有肝胆肠胃先有郁热，又当暑月劳苦于烈日之中，陡然下痢，多带鲜血，脉象洪数，此纯是一团火气。宜急用大苦大寒之剂，若芩、连、知、柏、胆草、苦参之类，皆可选用。亦可治以白虎汤，方中生石膏必用至二两，再加生白芍一两。若脉大而虚者，宜再加人参三钱。若其脉洪大甚实者，可用大承气汤下之，而佐以白芍、知母。

有痢久而清阳下陷者，其人或间作寒热，或觉胸中短气。当于治痢药中，加生黄芪、柴胡以升清阳。脉虚甚者，亦可酌加人参。又当佐以生山药以固下焦，然用药不可失于热也。有痢初得，兼受外感者，宜于治痢药中，兼用解表之品。其外邪不随痢内陷，而痢自易治。不然，则成通变白虎加人参汤所主之证矣。

痢证初得虽可下之，然必确审其无外感表证，方可投以下药。其身体稍弱，又宜少用参、芪佐之。

痢证忌用滞腻之品，然亦不可概论。

痢证间有凉者，然不过百中之一耳，且又多系纯白之痢。又必脉象沉迟，且食凉物，坐凉处则觉剧者。治以干姜、白芍、小茴香各三钱，山楂四钱，生山药六钱，一两剂即愈。用白芍者，诚以痢证必兼下坠腹疼。即系凉痢，其凉在肠胃，而其肝胆间必有伏热，亦防其服热药，而生热也。

凡病患酷嗜之物，不可力为禁止。尝见患痢者，有恣饮凉水而愈者，有饱食西瓜而愈者。总之，人之资禀不齐，病之变态多端，尤在临证时，精心与之消息耳。（《医学衷中参西录·治痢方》）

〇 有汪汉章之内人患血痢十分危险，恶候俱见，医皆束手。后珍诊视，踌躇之间，忽忆《衷中参西录》中有治痢之方，名燮理汤（生山药八钱、金银花五钱、生杭芍六钱、牛蒡子二钱、甘草二钱、黄连钱半、肉桂一钱半。主治下痢服前药未痊愈者。若下痢已数日，亦可径服此汤。又治噤口痢。编者注）。遂照原方俾煎服。其证顿觉轻减，又服一剂病若失。后照此方治痢，莫不随手奏效，活人甚多。由此知此书诚堪宝贵，深加研究，恍若夜行得灯，拨云见日，询振古未有之奇编也（本案为他人所治。编者注）。（《医学衷中参西录·田聘卿来函》）

〇 又斯秋中元节后，愚自汉口赴奉，路过都门小住数日。有刘发起者，下痢两月不愈。持友人名片，造寓求为诊治。其脉近和平，按之无力，日便五六次，血液腐败，便时不甚觉疼，后重亦不剧。亦治以此方〔三宝粥：生山药一两、三七二钱、鸦胆子（去皮）五十粒。上药三味，先用水四盅，调和山药末煮作粥。煮时，不住以箸搅之，一两沸即熟，约得粥一大碗。即用其粥送服三七末、鸦胆子。主治痢久，脓血腥臭，肠中欲腐，兼下焦虚惫，气虚滑脱者。编者注〕，一剂病愈强半。翌日将行，嘱以再按原方服两剂当愈。后至奉，接其来函言：服第二剂，效验不如从前；至三剂，病转似增重。因恍悟，此证下痢两月，其脉毫无数象，且按之无力，其下焦当系寒凉。俾仍用山药粥送服炒熟小茴香末一钱，连服数剂痊愈。（《医学衷中参西录·治痢方·三宝粥》）

〇 又愚在奉天时，有二十七师炮兵第一营营长刘铁山，于初秋得痢证甚剧。其痢脓血稠黏，脉象弦细，重诊仍然有力。治以通变白头翁汤（生山药一两、白头翁四钱、秦皮三钱、生地榆三钱、生杭芍四钱、甘草二钱、三七三钱、鸦胆子六十粒。上药共八味，先将三七、鸦胆子，用白蔗糖水送服一半，再将余煎汤服。其相去之时间，宜至点半钟。所余一半，至煎汤药渣时，仍如此服法。主治热痢下重腹疼，及患痢之人，从前曾有鸦片之嗜好者。编者注），两剂痊愈。隔旬余，痢又反复，自用原方治之，病转增剧，复来院求诊。其脉弦细兼迟，不任循按，知其已成寒痢，所以不受原方也。俾用生怀山药细末煮粥，送服小茴香细末一钱、生硫黄细末四分，数次痊愈。(《医学衷中参西录·论痢证治法》)

○ 郑耀先，枣强人，年五旬，在天津一区为私塾教员，于孟秋得下痢证。

[**病因**] 连日劳心过度，心中有热，多食瓜果，遂至病痢。

[**证候**] 腹疼后重，下痢赤白参半，一日夜七八次，其脉左部弦而有力，右部浮而濡，重按不实，病已八日，饮食减少，肢体酸软。

[**诊断**] 证脉合参，当系肝胆因劳心生热，脾胃因生冷有伤，冷热相搏，遂致成痢。当清其肝胆之热，兼顾其脾胃之虚。

[**处方**] 生怀山药一两、生杭芍一两、当归六钱、炒薏米六钱、金银花四钱、竹茹（碎者）三钱、甘草三钱、生姜三钱。

共煎汤一大盅，温服。

复诊 服药两剂，腹疼后重皆除，下痢次数亦减，且纯变为白痢。再诊脉左部已和平如常，而右部之脉仍如从前，斯再投以温补脾胃之剂当愈。

[**处方**] 生怀山药一两、炒薏米五钱、龙眼肉五钱、山楂片三钱、干姜二钱、生杭芍二钱。

共煎汤一大盅，温服。

[**效果**] 将药煎汤服两剂痢遂痊愈。

[**说明**] 按：欲温补其脾胃而复用芍药者，防其肝胆因温补复生热也。用山楂片者，以其能化白痢之滞，且与甘草同用则酸甘化合，实有健运脾胃之功效也。(《医学衷中参西录·痢疾门·痢疾》)

胁　痛

○ 陈锡周，安徽人，寓天津一区，年六旬，得胁下作疼证。

[**病因**] 因操劳过度，遂得胁下作疼病。

[**证候**] 其疼或在左胁，或在右胁，或有时两胁皆疼，医者治以平肝、疏肝、柔肝之法皆不效。迁延年余，病势浸增，疼剧之时。觉精神昏愦。其脉左部微细，按之即无，右脉似近和平，其搏动之力略失于弱。

[**诊断**] 人之肝居胁下，其性属木，原喜条达，此因肝气虚弱不能条达，故郁于胁下作疼也。其疼或在左或在右者，《难经》云：肝之为脏其治在左，

其脏在右胁右肾之前并胃，着于胃之第九椎（《医宗金鉴》刺灸篇曾引此数语，今本《难经》不知被何人删去）。所谓脏者，肝脏所居之地也，谓治者肝气所行之地也。是知肝虽居右而其气化实先行于左。其疼在左者，肝气郁于所行之地也；其疼在右者，肝气郁于所居之地也；其疼剧时精神昏愦者，因肝经之病原与神经有涉也（肝主筋，脑髓神经为灰白色之筋，是以肝经之病与神经有涉）。治此证者，当以补助肝气为主。而以升肝化郁之药辅之。

[处方] 生箭芪五钱、生杭芍四钱、玄参四钱、滴乳香（炒）三钱、明没药（不炒）三钱、生麦芽三钱、当归三钱、川芎二钱、甘草钱半。

共煎汤一大盅，温服。

[方解] 方书有谓肝虚无补法者，此非见道之言也。《周易》谓：同声相应，同气相求。愚尝此理推之，确知黄芪当为补肝之主药，何则？黄芪之性温而能升，而脏腑之中秉温升之性者肝木也，是以各脏腑气虚，黄芪皆能补之。而以补肝经之气虚，实更有同气相求之妙，是以方中用之为主药。然因其性颇温，重用之虽善补肝气，恐并能助肝火，故以芍药、玄参之滋阴凉润者济之。用乳香、没药者以之融化肝气之郁也。用麦芽、川芎者以之升达肝气之郁也（麦芽生用有升达之力）。究之，无论融化升达，皆通行其经络使之通则不痛也。用当归者以肝为藏血之脏，既补其气，又欲补其血也。且当归味甘多液，固善生血，而性温味又兼辛，实又能调和气分也。用甘草者以其能缓肝之急，而甘草与芍药并用，原又善治腹疼，当亦可善治胁疼也。

再诊 将药连服四剂，胁疼已愈强半，偶有疼时亦不甚剧。脉象左部重按有根，右部亦较前有力，惟从前因胁疼食量减少，至此仍未增加，拟即原方再加健胃消食之品。

[处方] 生箭芪四钱、生杭芍四钱、玄参四钱、於白术三钱、滴乳香（炒）三钱、明没药（不炒）三钱、生麦芽三钱、当归三钱、生鸡内金（黄色的捣）二钱、川芎二钱、甘草钱半。

共煎汤一大盅，温服。

三诊 将药连服四剂，胁下已不作疼，饮食亦较前增加，脉象左右皆调和无病，惟自觉两腿筋骨软弱，此因病久使然也。拟再治以疏肝、健胃、强壮筋骨之剂。

[处方] 生箭芪四钱、生怀山药四钱、天花粉四钱、胡桃仁四钱、於白术三钱、生明没药三钱、当归三钱、生麦芽三钱、寸麦冬三钱、生鸡内金（黄

色的捣）二钱、真鹿角胶三钱。

药共十一味，将前十味煎汤一大盅，再将鹿角胶另用水炖化和匀，温服。

［效果］将药连服十剂，身体浸觉健壮，遂停服汤药，俾用生怀山药细末七八钱，或至一两，凉水调和煮作茶汤，调以蔗糖令其适口，当点心服之。服后再嚼服熟胡桃仁二三钱，如此调养，宿病可以永愈。（《医学衷中参西录·肢体疼痛门·胁疼》）

○ 齐斐章，县尹，吉林人，寓天津二区，年五旬，得胁下作疼，兼胃口疼病。

［病因］素有肝气不顺病，继因设买卖赔累，激动肝气，遂致胁下作疼，久之胃口亦疼。

［证候］其初次觉疼恒在申酉时，且不至每日疼，后浸至每日觉疼，又浸至无时不疼。屡次延医服药，过用开破之品伤及脾胃，饮食不能消化，至疼剧时恒连胃中亦疼。其脉左部沉弦微硬，右部则弦而无力，一息近五至。

［诊断］其左脉弦硬而沉者，肝经血虚火盛而肝气又郁结也。其右脉弦而无力者，土为木伤，脾胃失其蠕动健运也。其胁疼之起点在申酉时者，因肝属木申酉属金，木遇金时其气化益遏抑不舒也。《内经》谓："厥阴不治，求之阳明。"夫厥阴为肝，阳明为胃，遵《内经》之微旨以治此证，果能健补脾胃，俾中焦之气化营运无滞，再少佐以理肝之品，则胃疼可愈，而胁下之疼亦即随之而愈矣。

［处方］生怀山药一两、大甘枸杞六钱、玄参五钱、寸麦冬（带心）四钱、於白术三钱、生杭芍三钱、生麦芽三钱、桂枝尖二钱、龙胆草二钱、生鸡内金（黄色的捣）二钱、厚朴钱半、甘草钱半。

共煎汤一大盅，温服。

复诊 将药连服四剂，胃中已不作疼，胁下之疼亦大轻减，且不至每日作疼，即有疼时亦须臾自愈。脉象亦见和缓，遂即原方略为加减俾再服之。

［处方］生怀山药一两、大甘枸杞六钱、玄参四钱、寸麦冬（带心）四钱、於白术三钱、生杭芍三钱、当归二钱、桂枝尖二钱、龙胆草二钱、生鸡内金（黄色的捣）二钱、醋香附钱半、甘草钱半、生姜二钱。

共煎汤一大盅，温服。

［效果］将药连服五剂，胁下之疼霍然痊愈，肝脉亦和平如常矣。遂停服

汤药，俾日用生怀山药细末两许，水调煮作茶汤，调以蔗糖令适口，以之送服生鸡内金细末二分许，以善其后。

[或问] 人之手足皆有阳明经与厥阴经。《内经》浑言厥阴阳明，而未显指其为足经、手经，何以知其所称者为足厥阴肝、足阳明胃乎？答曰：此有定例，熟读《内经》者自能知之。盖人之足经长、手经短，足经原可以统手经也。是《内经》之论六经，凡不言手经、足经者，皆指足经而言，若所论者为手经则必明言为手某经矣。此不但《内经》为然，即如《伤寒论》以六经分篇，亦未尝指明为手经、足经，而所载诸方大抵皆为足经立法也。

[或问] 理肝之药莫如柴胡，其善疏肝气之郁结也。今治胁疼两方中皆用桂枝而不用柴胡，将毋另有取义？答曰：桂枝与柴胡虽皆善理肝，而其性实有不同之处。如此证之疼肇于胁下，是肝气郁结而不舒畅也，继之因胁疼累及胃中亦疼，是又肝木之横恣而其所能胜也。柴胡能疏肝气之郁，而不能平肝木之横恣，桂枝其气温升（温升为木气），能疏肝气之郁结则胁疼可愈，其味辛辣（辛辣为金味），更能平肝木横恣则胃疼亦可愈也。惟其性偏于温，与肝血虚损有热者不宜，故特加龙胆草以调剂之，俾其性归和平而后用之，有益无损也。不但此也，拙拟两方之要旨，不外升肝降胃，而桂枝之妙用，不但为升肝要药，实又为降胃要药。《金匮》桂枝加桂汤，治肾邪奔豚上干直透中焦，而方中以桂枝为主药，是其能降胃之明征也。再上溯《神农本草经》，谓桂枝主上气咳逆及吐吸（吸不归根即吐出，即后世所谓喘也），是桂枝原善降肺气，然必胃气息息下行，肺气始能下达无碍。细绎经旨，则桂枝降胃之功用，更可借善治上气咳逆吐吸而益显也。盖肝升胃降，原人身气化升降之常，顺人身自然之气化而调养之，则有病者自然无病，此两方之中所以不用柴胡皆用桂枝也。（《医学衷中参西录·肢体疼痛门·胁下疼兼胃口疼》）

〇 一妇人年近四旬，胁下常常作疼，饮食入胃常停滞不下行，服药数年不愈，此肝不升胃不降也。为疏方，用生麦芽四钱以升肝，生鸡内金二钱以降胃，又加生怀山药一两以培养脏腑之气化，防其因升之、降之而有所伤损，连服十余剂，病遂痊愈。

用麦芽应注意，视其生芽者，或未生芽而生根如白须者亦可。盖大麦经水浸，先生报而后生芽，借其生发之气比于春气之条达，故疏肝颇效也。受业孙静明识。（《医学衷中参西录·大麦芽解》）

黄　疸

○ 天津北大关下首，苏媪，年六十六岁，于仲春得黄疸证。

[病因] 事有拂意，怒动肝火，继又薄受外感，遂遍身发黄成疸证。

[证候] 周身黄色如橘，目睛黄尤甚，小便黄可染衣，大便色白而干，心中发热作渴，不思饮食。其脉左部弦长有力且甚硬，右部脉亦有力而微浮，舌苔薄而白无津液。

[诊断] 此乃肝中先有蕴热，又为外感所束，其热益甚，致胆管肿胀，不能输其胆汁于小肠，而溢于血中随血运遍周身，是以周身无处不黄。迨至随血运行之余，又随水饮渗出归于膀胱，是以小便亦黄。至于大便色白者，因胆汁不入小肠以化食，大便中既无胆汁之色也。《金匮》有硝石矾石散，原为治女劳疸之专方，愚恒借之以概治疸证皆效，而煎汤送服之药须随证更改。其原方原用大麦粥送服，而此证肝胆之脉太盛，当用泻肝胆之药煎汤送之。

[丸药] 净火硝（研细）一两、皂矾（研细）一两、大麦面（焙热，如无可代以小麦面）二两。

水和为丸，桐子大，每服二钱，日两次。此即硝石矾石散而变散为丸也。

[汤药] 生怀山药一两、生杭芍八钱、连翘三钱、滑石三钱、栀子二钱、茵陈二钱、甘草二钱。

共煎汤一大盅，送服丸药一次，至第二次服丸药时，仍煎此汤药之渣送之。再者此证舌苔犹白，右脉犹浮，当于初次服药后迟一点钟，再服西药阿司匹林一瓦，俾周身得微汗以解其未罢之表证。

[方解] 硝石矾石散，服之间有作呕吐者，今变散为丸，即无斯弊。又方中硝石，解者多谓系白矾，而兹方中用皂矾者，因本方后有病随大小便去，小便正黄，大便正黑数语。解者又谓大便正黑系瘀血下行，夫果系瘀血下行，当为紫黑何为正黑，盖人惟服皂矾其大便必正黑，矾石系为皂矾之明征。又尝考《本经》，硝石一名羽涅，《尔稚》又名为涅石，夫涅者染物使黑也，矾石既为染黑色所需之物，则为皂矾非白矾尤无疑矣。且此病发于肝胆，皂矾原为硫酸化铁而成，化学家既名之为硫酸铁，方中用矾石原借金能制木之义以制胆汁之妄行也。又尝阅西学医书，其治黄疸亦多用铁基之药，即中西医理汇通参观，则矾石为皂矾，而决非白矾不更分毫无疑哉。

复诊　将药连服四剂，阿司匹林服一次已周身得汗，其心中已不若从前之渴热，能进饮食，大便已变黑色，小便黄色稍淡，周身之黄亦见退，脉象亦较前和缓。俾每日仍服丸药两次，每次服一钱五分，所送服之汤药方则稍为加减。

[**汤药**] 生怀山药一两、生杭芍六钱、生麦芽三钱、茵陈二钱、鲜茅根三钱（茅根无鲜者可代以鲜芦根）、龙胆草二钱、甘草钱半。

共煎汤，送服丸药如前。

[**效果**] 将药连服五剂，周身之黄已减三分之二，小便之黄亦日见轻减，脉象已和平如常。遂俾停药勿服，日用生怀山药、生薏米等份轧细，煮作茶汤，调入鲜梨、鲜荸荠自然汁，当点心服之，阅两旬病遂痊愈。

[**或问**] 黄疸之证，中法谓病发于脾，西法谓病发于胆。今此案全从病发于胆论治，将勿中法谓病发于脾者不可信欤？答曰：黄疸之证有发于脾者，有发于胆者，为黄疸之原因不同，是以仲圣治黄疸之方各异，即如硝石矾石散，原治病发于胆者也。其矾石若用皂矾，固为平肝胆要药，至硝石确系火硝，其味甚辛，辛者金味，与矾石并用更可相助为理也。且西人谓有因胆石成黄疸者，而硝石矾石散，又善消胆石。有因钩虫成黄疸者，而硝石矾石散，并善除钩虫，制方之妙诚不可令人思议也。不但此也，仲圣对于各种疸证多用茵陈，因最善入少阳之腑以清热、舒郁、消肿、透窍，原为少阳之主药。仲圣若不知黄疸之证兼发于胆，何以若斯喜用少阳之药乎？是以至明季南昌喻氏出，深窥仲圣用药之奥旨，于治钱小鲁酒疸一案，直谓胆之热汁溢于外，以渐渗于经络则周身俱黄云云，不已显然揭明黄疸有发于胆经者乎？（《医学衷中参西录·黄疸门·黄疸兼外感》）

○ 王级三，奉天陆军连长，年三十二岁，于季秋得黄疸证。

[**病因**] 出外行军，夜宿帐中，勤苦兼受寒凉，如此月余，遂得黄疸证。

[**证候**] 周身黄色甚暗似兼灰色，饮食减少，肢体酸懒无力，大便一日恒两次，似完谷不化，脉象沉细，左部更沉细欲无。

[**诊断**] 此脾胃肝胆两伤之病也，为勤苦寒凉过度，以致伤其脾胃，是以饮食减少，完谷不化；伤其肝胆，是以胆汁凝结于胆管之中，不能输肠以化食，转由胆囊渗出，随血流行于周身而发黄。此宜用《金匮》硝石矾石散以化其胆管之凝结，而以健脾胃补肝胆之药煎汤送服。

[**丸方**] 用硝石矾石散所制丸药，每服二钱，一日服两次，用后汤药

送服。

[汤药] 生箭芪六钱、白术(炒)四钱、桂枝尖三钱、生鸡内金(黄色的捣)二钱、甘草二钱。

共煎汤一大盅，送服丸药一次，至第二次服丸药时，仍煎此汤药之渣送之。

复诊 将药连服五剂，饮食增加，消化亦颇佳良，体力稍振，周身黄退弱半，脉象亦大有起色。俾仍服丸药，一次服一钱五分，日两次，所送服之汤药宜略有加减。

[汤药] 生箭芪六钱、白术(炒)三钱、当归三钱、生麦芽三钱、生鸡内金(黄色的捣)二钱、甘草二钱。

共煎汤一大盅，送服丸药一次。至第二次服丸药时，仍煎此汤药之渣送服。

[效果] 将药连服六剂，周身之黄已退十分之七，身形亦渐强壮，脉象已复其常。俾将丸药减去一次，将汤药中去白术加生怀山药五钱，再服数剂以善其后。(《医学衷中参西录·黄疸门·黄疸》)

癥瘕

○ 奉天省议员孙益三之夫人，年四十许。自幼时有癥瘕结于下脘，历二十余年。癥瘕之积，竟至满腹，常常作疼，心中怔忡，不能饮食，求为诊治。因思此证，久而且剧，非轻剂所能疗。幸脉有根柢，犹可调治。遂投以理冲汤（生黄芪三钱、党参二钱、白术二钱、生山药五钱、天花粉四钱、知母四钱、三棱三钱、莪术三钱、生鸡内金三钱。用水三盅，煎至将成，加好醋少许，滚数沸服。服此汤十余剂后，虚证自退，三十剂后，瘀血可尽消。主治经闭或产后恶露不尽结为癥瘕、瘀癥、积聚、气郁、脾弱、满闷、痞胀。编者注），加水蛭三钱。恐开破之力太过，参、芪又各加一钱，又加天冬三钱，以解参、芪之热。数剂后，遂能进食。服至四十余剂，下瘀积若干，癥瘕消有强半。益三柳河人，因有事与夫人还籍，药遂停止。阅一载，腹中之积，又将复旧，复来院求为诊治。仍照前方加减，俾其补破凉热之间，与病体适宜。仍服四十余剂，积下数块。又继服三十余剂，瘀积大下。其中或片或块且有膜甚厚，若胞形。此时身体觉弱，而腹中甚松畅。恐瘀犹未净，又调以补正活血之药，以善其后。(《医学

○ 隔数月，益三又介绍其同邑友人王尊三之夫人，来院求为治癥瘕。自言瘀积十九年矣，满腹皆系硬块。亦治以理冲汤（生黄芪三钱、党参二钱、白术二钱、生山药五钱、天花粉四钱、知母四钱、三棱三钱、莪术三钱、生鸡内金三钱。用水三盅，煎至将成，加好醋少许，滚数沸服。服此汤十余剂后，虚证自退，三十剂后，瘀血可尽消。主治经闭、或产后恶露不尽结为癥瘕、癥瘕、积聚、气郁、脾弱、满闷、痞胀。编者注），为其平素气虚，将方中参芪加重，三棱、莪术减半。服数剂，饮食增加，将三棱、莪术渐增至原定分量。又服数剂，气力较壮，又加水蛭二钱、樗鸡（俗名红娘）十枚。又服二十余剂，届行经之期，随经下紫黑血块若干，病愈其半。又继服三十剂，届经期瘀血遂大下，满腹积块皆消。又俾服生新化瘀之药，以善其后。（《医学衷中参西录·治女科方·理冲汤》）

○ 邻村武生李卓亭夫人，年三十余，癥瘕起于少腹，渐长而上，其当年长者尚软，隔年即硬如石，七年之间上至心口，旁塞两肋，饮食减少，时而昏睡，剧时昏睡一昼夜，不饮不食，屡次服药无效。后愚为诊视，脉虽虚弱，至数不数，许为治愈，授以拙拟理冲汤方病人自揣其病断无可治之理，竟置不服。次年病益进，昏睡四日不醒，愚用药救醒之，遂恳切告之曰："去岁若用愚方，病愈已久，何至危困若此，然此病尚可为，慎勿再迟延也。"仍为开前方。病人喜，信愚言，连服三十余剂，磊块皆消。惟最初所结之病根，大如核桃之巨者尚在，又加水蛭（不宜炙），服数剂痊愈。（《医学衷中参西录·三棱、莪术解》）

○ 邻庄李边务，刘氏妇，年二十五岁，经血不行，结成癥瘕。

[病因] 处境不顺，心多抑郁，以致月信渐闭，结成癥瘕。

[证候] 癥瘕初结时，大如核桃，屡治不消，渐至经闭后则癥瘕浸长。三年之后大如覆盂，按之甚硬。渐至饮食减少，寒热往来，咳嗽吐痰，身体羸弱，亦以为无可医治待时而已。后忽闻愚善治此证，求为诊视。其脉左右皆弦细无力，一息近六至。

[诊断] 此乃由经闭而积成癥瘕，由癥瘕而浸成虚劳之证也。此宜先注意治其虚劳，而以消癥瘕之品辅之。

[处方] 生怀山药一两、大甘枸杞一两、生怀地黄五钱、玄参四钱、沙参

四钱、生箭芪三钱、天冬三钱、三棱钱半、莪术钱半、生鸡内金（黄色的捣）钱半。

共煎汤一大盅，温服。

[方解]方中用三棱、莪术，非但以之消癥瘕也。诚以此证廉于饮食，方中鸡内金固能消食，而三棱、莪术与黄芪并用，更有开胃健脾之功。脾胃健壮，不但善消饮食，兼能运化药力使病速愈也。

复诊 将药连服六剂，寒热已愈，饮食加多，咳嗽吐痰亦大轻减。癥瘕虽未见消，然从前时或作疼今则不复疼矣。其脉亦较前颇有起色。拟再治以半补虚劳半消瘕之方。

[处方]生怀山药一两、大甘枸杞一两、生怀地黄八钱、生箭芪四钱、沙参四钱、生杭芍四钱、天冬四钱、三棱二钱、莪术二钱、桃仁（去皮）二钱、生鸡内金（黄色的捣）钱半。

共煎一大盅，温服。

三诊 将药连服六剂，咳嗽吐痰皆愈。身形已渐强壮，脉象又较前有力，至数复常。至此虚劳已愈，无庸再治。其癥瘕虽未见消，而较前颇软。拟再专用药消之。

[处方]生箭芪六钱、天花粉五钱、生怀山药五钱、三棱三钱、莪术三钱、怀牛膝三钱、潞党参三钱、知母三钱、桃仁（去皮）二钱、生鸡内金（黄色的捣）二钱、生水蛭（捣碎）二钱。

共煎汤一大盅，温服。

[效果]将药连服十二剂，其瘀血忽然降下若干，紫黑成块，杂以脂膜，癥瘕全消。为其病积太久，恐未除根，俾日用山楂片两许，煮汤冲红蔗糖，当茶饮之以善其后。（《医学衷中参西录·妇女科·血闭成癥瘕》）

○ 天津特别一区三义庄张氏妇，年近四旬，自言："五年之前，因产后恶露未净，积为硬块，其大如橘，积久渐大。初在脐下，今则过脐已三四寸矣。其后积而渐大者，按之犹软。其初积之块，则硬如铁石，且觉其处甚凉。初犹不疼，自今年来渐觉疼痛。从前服药若干，分毫无效，转致饮食减少，身体软弱，不知还可治否？"言之似甚惧者。愚曰："此勿忧，保必愈。"因问其月信犹通否。言从前犹按月通行，今虽些许通行，已不按月，且其来浸少，今已两月未见矣。诊其脉，涩而无力，两尺尤弱。爰为疏方：生黄四钱，党参、白术、当归、生山药、三棱、莪术、生鸡内金各三钱，桃仁、红花、生水蛭各二钱，䗪虫五个，小茴香钱半。煎汤一大盅，温服。将药连服四剂，腹已不疼，病处已不觉凉，饮食加多，脉亦略有起色。遂即原方去小茴香，又服五剂，病虽未消而周遭已渐软。惟上焦觉微热。因于方中加玄参三钱，樗鸡八枚。又连服十余剂，其癥瘕全消。（《医学衷中参西录·论女子癥瘕治法》）

然癥瘕不必尽属瘀血也。大抵瘀血结为癥瘕者，其人必碍生育，月信恒闭。若其人不碍生育，月信亦屡见者，其癥瘕多系冷积。其身形壮实者，可用炒熟牵牛头次所轧之末三钱下之。所下之积恒为半透明白色，状若绿豆粉所熬之糊。若其身形稍弱者，亦可用黄芪、人参诸补气之药煎汤，送服牵牛末。若畏服此峻攻之药者，亦可徐服丸药化之。方用胡椒、白矾各二两，再用炒熟麦面和之为丸，桐子大。每服钱半，日两次。服至月余，其癥瘕自消。

若其处觉凉者，多服温暖宣通之药，其积亦可下。（《医学衷中参西录·论女子癥瘕治法》）

○ 一妇人，年二十余。癥瘕结于上脘，其大如橘，按之甚硬，时时上攻作疼，妨碍饮食。医者皆以为不可消。后愚诊视，治以此汤（理冲汤：生黄芪三钱、党参二钱、白术二钱、生山药五钱、天花粉四钱、知母四钱、三棱三钱、莪术三钱、生鸡内金三钱。用水三盅，煎至将成，加好醋少许，滚数沸服。服此汤十余剂后，虚证自退，三十剂后，瘀血可尽消。主治经闭，或产后恶露不尽结为癥瘕、痨瘵、积聚、气郁、脾弱、满闷、痞胀。编者注），连服四十余剂，消无芥蒂（方中鸡内金既善消极，又善为胃引经）。（《医学衷中参西录·治女科方·理冲汤》）

○ 邑城西韩家庄，韩氏妇，年三十六岁，得产后癥瘕证。

[病因] 生产时恶露所下甚少，未尝介意，迟至半年遂成癥瘕。

[证候] 初因恶露下少，弥月之后渐觉少腹胀满。因系农家，时当麦秋忙甚，未暇延医服药。又迟月余则胀而且疼，始服便方数次皆无效。后则疼处按之觉硬，始延医服药，延医月余，其疼似减轻而硬处转见增大，月信自产后未见。诊其脉左部沉弦，右部沉涩，一息近五至。

[诊断] 按生理正规，产后两月，月信当见；有孩吃乳，至四月亦当见矣。今则已半载月信未见，因其产后未下之恶露，结癥瘕于冲任之间，后生之血遂不能下为月信，而尽附益于其上，俾其日有增长，是以积久而其硬处益大也。是当以消癥瘕之药消之，又当与补益之药并用，使之消癥瘕而不至

有伤气化。

[处方]生箭芪五钱、天花粉五钱、生怀山药五钱、三棱三钱、莪术三钱、当归三钱、白术二钱、知母二钱、生鸡内金（黄色的捣）二钱、桃仁（去皮）二钱。

共煎汤一大盅，温服。

复诊　将药连服六剂，腹已不疼，其硬处未消，按之觉软，且较从前食量减少，至斯已复其旧。其脉亦较前舒畅，遂即原方为之加减，俾再服之。

[处方]生箭芪五钱、天花粉五钱、生怀山药四钱、三棱三钱、莪术三钱、怀牛膝三钱、野党参三钱、知母三钱、生鸡内金（黄色的捣）二钱、生水蛭（捣碎）二钱。

共煎汤一大盅，温服。

[效果]将药连服十五六剂（随时略有加减），忽下紫黑血块若干，病遂痊愈。

[说明]妇女癥瘕治愈者甚少，非其病之果难治也。《金匮》下瘀血汤，原可为治妇女癥瘕之主方。特其药性猛烈，原非长服之方。于癥瘕初结未坚硬者，服此药两三次或可将病消除。若至累月累年，癥瘕结如铁石，必须久服，方能奏效者，下瘀血汤原不能用。乃医者亦知下瘀血汤不可治坚结之癥瘕，遂改用桃仁、红花、丹参、赤芍诸平和之品；见其癥瘕处作疼，或更加香附、延胡、青皮、木香诸理气之品，如此等药用之以治坚结之癥瘕，可决其虽服至百剂，亦不能奏效。然仗之奏效则不足，伤人气化则有余。若视为平和而连次服之，十余剂外人身之气化即暗耗矣。此所以治癥瘕者十中难愈二三也。若拙拟之方其三棱、莪术、水蛭，皆为消癥瘕专药。即鸡内金人皆用以消食，而以消癥瘕亦甚有力。更佐以参、芪术诸补益之品，则消癥瘕诸药不虑其因猛烈而伤人。且又用花粉、知母以调剂补药之热，牛膝引药下行以直达病所，是以其方可久服无弊。而坚结之癥瘕即可徐徐消除也。至于水蛭必生用者，理冲丸后论之最详。且其性并不猛烈过甚，治此证者，宜放胆用之以挽救人命。（《医学衷中参西录·妇女科·产后癥瘕》）

○　愚之来奉也，奉天税捐局长齐自芸先生为之介绍也。时先生年已七旬，而精神矍铄，公余喜观医书，手不释卷。岁在戊午，天地新学社友人，将《医学衷中参西录》初期稿印行于奉天，先生见书奇尝之。适于局中书记之夫人患癥瘕证，数年不愈，浸至不能起床，向先生求方，先生简书中理冲汤方（生黄芪三钱、党参二钱、於术二钱、生山药五钱、天花粉四钱、知母四钱、三棱三钱、莪术三钱、生鸡内金三钱。主治闭经、癥瘕、气郁、脾弱、满闷、痞胀、不能饮食。编者注）与之。且按方后所注，若身体羸弱，脉象虚数者，去三棱、莪术，将方中鸡内金改用四钱，服至十余剂痊愈。先生遂购书若干遍送友人，因联合同志建立达医院延愚来奉矣。（《医学衷中参西录·鸡内金解》）

头　痛

○ 谈丹崖，北平大陆银行经理，年五十二岁，得脑充血头疼证。

[**病因**] 禀性强干精明，分行十余处多经其手段立，因此劳心过度，遂得脑充血头疼证。

[**证候**] 脏腑之间恒觉有气上冲，头即作疼，甚或至于眩晕，其夜间头疼益甚，恒至疼不能寐。医治二年无效，浸至言语謇涩，肢体渐觉不利，饮食停滞胃口不下行，心中时常发热，大便干燥。其脉左右皆弦硬，关前有力，两尺重按不实。

[**诊断**] 弦为肝脉，至弦硬有力无论见于何部，皆系有肝火过升之弊。因肝火过升，恒引动冲气胃气相并上升，是以其脏腑之间恒觉有气上冲也。人之血随气行，气上升不已，血即随之上升不已，以致脑中血管充血过甚，是以作疼。其夜间疼益剧者，因其脉上盛下虚，阴分原不充足，是以夜则加剧，其偶作眩晕亦职此也。至其心常发热，肝火炽其心火亦炽也。其饮食不下行，大便多干燥者，又皆因其冲气挟胃气上升，胃即不能传送饮食以速达于大肠也。其言语肢体蹇涩不利者，因脑中血管充血过甚，有妨碍于司运动之神经也。此宜治以镇肝、降胃、安冲之剂，而以引血下行兼清热滋阴之药辅之。又须知肝为将军之官，中藏相火，强镇之恒起其反动力，又宜兼用疏肝之药，将顺其性之作引也。

[**处方**] 生赭石（轧细）一两、生怀地黄一两、怀牛膝六钱、大甘枸杞六钱、生龙骨（捣碎）六钱、生牡蛎（捣碎）六钱、净萸肉五钱、生杭芍五钱、茵陈二钱、甘草二钱。

共煎汤一大盅，温服。

复诊　将药连服四剂，头疼已愈强半，夜间可睡四五点钟，诸病亦皆见愈，脉象之弦硬已减，两尺重诊有根，拟即原方略为加减，俾再服之。

[处方] 生赭石（轧细）一两、生怀地黄一两、生怀山药八钱、怀牛膝六钱、生龙骨（捣碎）六钱、生牡蛎（捣碎）六钱、净萸肉五钱、生杭芍五钱、生鸡内金（黄色的捣）钱半、茵陈钱半、甘草二钱。

共煎汤一大盅，温服。

三诊 将药连服五剂，头已不疼，能彻夜安睡，诸病皆愈。惟办事，略觉操劳过度，头仍作疼，脉象犹微有弦硬之意，其心中仍间有觉热之时，拟再治以滋阴清热之剂。

[处方] 生怀山药一两、生怀地黄八钱、玄参四钱、北沙参四钱、生杭芍四钱、净萸肉四钱、生珍珠母（捣碎）四钱、生石决明（捣碎）四钱、生赭石（轧细）四钱、怀牛膝三钱、生鸡内金（黄色的捣）钱半、甘草二钱。

共煎汤一大盅，温饮下。

[效果] 将药连服六剂，至经理事务时，头亦不疼，脉象已和平如常。遂停服汤药，俾日用生山药细末，煮作茶汤，调以白糖令适口，送服生赭石细末钱许，当点心服之，以善其后。

[说明] 脑充血之病名，倡自西人，实即《内经》所谓诸厥证，亦即后世方书所谓内中风证，三期七卷镇肝息风汤后及五期三卷建瓴汤后皆论之甚详，可参观。至西人论脑充血证，原分三种，其轻者为脑充血，其血虽充实于血管之中，犹未出于血管之外，其人不过头疼，或兼眩晕，或口眼略有歪斜，或肢体稍有不利；其重者为脑溢血，其血因充实过甚，或自分支细血管中滋出少许，或隔血管之壁因排挤过甚渗出少许，其所出之血着于司知觉之神经，则有累知觉，着于司运动之神经，则有累运动，治之得宜，其知觉运动亦可徐复其旧；其又重者为脑出血，其血管充血至于极点，而忽然破裂也，其人必忽然昏倒，人事不知，其稍轻者，或血管破裂不剧，血甫出即止，其人犹可徐徐苏醒。若其人不能自醒，亦可急用引血下行之药使之苏醒。然苏醒之后，其知觉之迟钝，肢体之痿废，在所不免矣。此证治之得宜，亦可渐愈，若欲治至脱然无累，不过百中之一二耳。至于所用诸种治法，五期三卷中论之颇详可参观。（《医学衷中参西录·脑充血门·脑充血头疼》）

○ 天津北马路西首，于氏妇，年二十二岁，得脑充血头疼证。

[病因] 其月信素日短少，不调，大便燥结，非服降药不下行，浸至脏腑

气化有升无降，因成斯证。

[**证候**]头疼甚剧，恒至夜不能眠，心中常觉发热，偶动肝火即发眩晕，胃中饮食恒停滞不消，大便六七日不行，必须服通下药始行。其脉弦细有力而长，左右皆然，每分钟八十至，延医诊治历久无效。

[**诊断**]此因阴分亏损，下焦气化不能固摄，冲气遂挟胃气上逆，而肝脏亦因阴分亏损水不滋木，致所寄之相火妄动，恒助肝气上冲。由斯脏腑之气化有升无降，而自心注脑之血为上升之气化所迫，遂至充塞于脑中血管而作疼作晕也。其饮食不消大便不行者，因冲胃之气皆逆也；其月信不调且短少者，因冲为血海，肝为冲任行气，脾胃又为生血之源，诸经皆失其常司，是以月信不调且少也；《内经》谓："血菀（同郁）于上，使人薄厥"，言为上升之气血逼薄而厥也。此证不急治则薄厥将成，宜急治以降胃、镇冲、平肝之剂，再以滋补真阴之药辅之，庶可转上升之气血下行不成薄厥也。

[**处方**]生赭石（轧细）一两、怀牛膝一两、生怀地黄一两、大甘枸杞八钱、生怀山药六钱、生杭芍五钱、生龙齿（捣碎）五钱、生石决明（捣碎）五钱、天冬五钱、生鸡内金（黄色的捣）二钱、苏子（炒捣）二钱、茵陈钱半、甘草钱半。

共煎汤一大盅，温服。

复诊 将药连服四剂，诸病皆见轻，脉象亦稍见柔和。惟大便六日仍未通行，因思此证必先使其大便如常，则病始可愈，拟将赭石加重，再将余药略为加减以通其大便。

[**处方**]生赭石（轧细）两半、怀牛膝一两、天冬一两、黑芝麻（炒捣）八钱、大甘枸杞八钱、生杭芍五钱、生龙齿（捣碎）五钱、生石决明（捣碎）五钱、苏子（炒捣）三钱、生鸡内金（黄色的捣）钱半、甘草钱半、净柿霜五钱。

药共十二味，将前十一味煎汤一大盅，入柿霜融化温服。

三诊 将药连服五剂，大便间日一行，诸症皆愈十之八九，月信适来，仍不甚多，脉象仍有弦硬之意，知其真阴犹未充足也。当即原方略为加减，再加滋阴生血之品。

[**处方**]生赭石（轧细）一两、怀牛膝八钱、大甘枸杞八钱、龙眼肉六钱、生怀地黄六钱、当归五钱、玄参四钱、沙参四钱、生怀山药四钱、生杭芍四钱、生鸡内金（黄色的捣）一钱、甘草二钱、生姜三钱、大枣（掰开）三枚。

共煎汤一大盅，温服。

[**效果**] 将药连服四剂后，心中已分毫不觉热，脉象亦大见和平，大便日行一次，遂去方中玄参、沙参，生赭石改用八钱，生怀山药改用六钱，俾多服数剂，以善其后。（《医学衷中参西录·脑充血门·脑充血头疼》）

○ 天津铃当阁于氏少妇，头疼过剧，且心下发闷作疼，兼有行经过多证，以建瓴汤（生怀山药一两、怀牛膝一两、生赭石八钱、生龙骨六钱、生牡蛎六钱、生怀地黄六钱、生杭芍四钱、柏子仁四钱。编者注）加减治愈。（《医学衷中参西录·治愈笔记》）

○ 天津一区，李氏妇，年过三旬，得脑充血头疼证。

[**病因**] 禀性褊急，家务劳心，常起暗火，因得斯证。

[**证候**] 其头疼或左或右，或左右皆疼，剧时至作呻吟。心中常常发热，时或烦躁，间有眩晕之时，其大便燥结非服通下药不行。其脉左右皆弦硬而长，重诊甚实，经中西医诊治二年，毫无功效。

[**诊断**] 其左脉弦硬而长者，肝胆之火上升也；其右脉弦硬而长者，胃气不降而逆行，又兼冲气上冲也。究之，左右脉皆弦硬，实亦阴分有亏损也。因其脏腑之气化有升无降，则血随气升者过多，遂至充塞于脑部，排挤其脑中之血管而作疼，此《内经》所谓血之与气，并走于上之厥证也。亦即西人所谓脑充血之证也。其大便燥结不行者，因胃气不降，失其传送之职也。其心中发烦躁者，因肝胃之火上升也。其头部间或眩晕者，因脑部充血过甚，有碍于神经也。此宜清其脏腑之热，滋其脏腑之阴，更降其脏腑之气，以引脑部所充之血下行，方能治愈。

[**处方**] 生赭石（轧细）两半、怀牛膝一两、生怀山药六钱、生怀地黄六钱、天冬六钱、玄参五钱、生杭芍五钱、生龙齿（捣碎）五钱、生石决明（捣碎）五钱、茵陈钱半、甘草钱半。

共煎汤一大盅，温服。

[**方解**] 赭石为铁氧化合，其质重坠下行，能降胃平肝镇安冲气。其下行之力，又善通大便燥结而毫无开破之弊。方中重用两半者，因此证大便燥结过甚，非服药不能通下也。盖大便不通，是以胃气不下降，而肝火之上升，冲气之上冲，又多因胃气不降而增剧。是治此证者，当以通其大便为要务，迨服药至大便自然通顺时，则病愈过半矣。牛膝为治腿疾要药，以其能引气

血下行也。而《名医别录》及《千金翼方》皆谓其除脑中痛，盖以其能引气血下行，即可轻减脑中之充血也。愚生平治此等证必此二药并用，而又皆重用之。用玄参、天冬、芍药者，取其既善退热兼能滋阴也。用龙齿、石决明者，以其皆为肝家之药，其性皆能敛戢肝火，镇息肝风，以缓其上升之势也。用山药、甘草者，以二药皆善和胃，能调和金石之药与胃相宜，犹白虎汤用甘草、粳米之义，而山药且善滋阴，甘草亦善缓肝也。用茵陈者，因肝为将军之官，其性刚果，且中寄相火，若但用药平之镇之，恒至起反动之力，茵陈最能将顺肝木之性，且又善泻肝热，李氏《本草纲目》谓善治头痛，是不但将顺肝木之性使不至反动，且又为清凉脑部之要药也。诸药汇集为方，久服之自有殊效。

复诊 将药连服二十余剂（其中随时略有加减），头已不疼，惟夜失眠时则仍疼，心中发热、烦躁皆无，亦不复作眩晕，大便届时自行，无须再服通药，脉象较前和平而仍有弦硬之意，此宜注意滋其真阴以除病根。

[处方] 生赭石（轧细）一两、怀牛膝八钱、生怀山药八钱、生怀地黄八钱、玄参六钱、大甘枸杞六钱、净萸肉五钱、生杭芍四钱、柏子仁四钱、生麦芽三钱、甘草二钱。

共煎汤一大盅，温服。方中用麦芽者，借以宣通诸药之滞腻也。且麦芽生用原善调和肝气，亦犹前方用茵陈之义也。

[效果] 将药又连服二十余剂（亦随时略有加减），病遂痊愈，脉象亦和平如常矣。(《医学衷中参西录·脑充血门·脑充血头疼》)

○ 又治天津河北王姓叟，年过五旬，因头疼、口眼歪斜，求治于西人医院，西人以表测其脉，言其脉搏之力已达百六十度，断为脑充血证，服其药多日无效，继求治于愚。其脉象弦硬而大，知其果系脑部充血，治以建瓴汤[生怀山药一两、怀牛膝一两、生赭石八钱、生龙骨六钱、生牡蛎六钱、生怀地黄六钱、生杭芍四钱、柏子仁四钱。若大便不实者去赭石，加建莲子（去心）三钱。若畏凉者，以熟地易生地。编者注]，将赭石改用一两，连服十余剂，觉头部清爽，口眼之歪斜亦愈，惟脉象仍未复常。

复至西人医院以表测脉，西医谓较前低二十余度，然仍非无病之脉也。后晤面向愚述之，劝其仍须多多服药，必服至脉象平和，方可停服。彼觉病愈，不以介意。后四阅月未尝服药。继因有事出门，劳碌数旬，甫归后又连

次竹战，一旦忽眩仆于地而亡。(《医学衷中参西录·论脑充血证可预防及其证误名中风之由》)

○ 在津曾治东门里友人迟华章之令堂，年七旬有四，时觉头目眩晕，脑中作疼，心中烦躁，恒觉发热，两臂觉撑胀不舒，脉象弦硬而大，知系为脑充血之征兆，治以建瓴汤。连服数剂，诸病皆愈，惟脉象虽不若从前之大，而仍然弦硬。因苦于吃药，遂停服。后月余，病骤反复。又用建瓴汤加减，连服数剂，诸病又愈。脉象仍未和平，又将药停服。后月余，病又反复，亦仍用建瓴汤加减，连服三十余剂，脉象和平如常，遂停药勿服，病亦不再反复矣。(《医学衷中参西录·论脑充血证可预防及其证误名中风之由》)

眩　晕

○ 邻村李子勋，年五旬，偶相值，求为诊脉，言前月有病服药已愈，近觉身体清爽，未知脉象何如。诊之，其脉尺部无根，寸部摇摇有将脱之势，因其自调病愈，若遽悚以危语，彼必不信，姑以脉象平和答之。遂秘谓其侄曰："令叔之脉甚危险，当服补敛之药，以防元气之暴脱。"其侄向彼述之，果不相信。后二日，忽遣人迎愚，言其骤然眩晕不起，求为诊治。既至见其周身颤动，头上汗出，言语错乱，自言心怔忡不能支持，其脉上盛下虚之象较前益甚，急投以净萸肉两半，生龙骨、生牡蛎、野台参、生赭石各五钱，一剂即愈。继将萸肉改用一两，加生山药八钱，连服数剂，脉亦复常。

按：此方赭石之分量，宜稍重于台参。(《医学衷中参西录·山萸肉解》)

○ 骆义波，住天津东门里进益里，年四十九岁，业商，得脑充血兼痰厥证。

[病因] 平素常患头晕，间有疼时，久则精神渐似短少，言语渐形謇涩，一日外出会友，饮食过度，归家因事有拂意，怒动肝火，陡然昏厥。

[证候] 闭目昏昏，呼之不应，喉间痰涎堵塞，气息微通。诊其脉左右皆弦硬而长，重按有力，知其证不但痰厥实素有脑充血病也。

[诊断] 其平素头晕作疼，即脑充血之现证也。其司知觉之神经为脑充血所伤，是以精神短少。其司运动之神经为脑充血所伤，是以言语謇涩。又凡脑充血之人，其脏腑之气多上逆，胃气逆则饮食停积不能下行，肝气逆则痰

火相并易于上干，此所以因饱食动怒而陡成痰厥也。此其危险即在目前，取药无及当先以手术治之。

［**手术**］治痰厥之手术，当以手指点其天突穴处，穴在结喉下宛宛中，即颈与胸交际之处也，点法用右手大指端着穴，指肚向外，指甲贴颈用力向下点之（不可向里），一点一起，且用指端向下向外挠动，令其堵塞之痰活动，兼可令其喉中发痒作嗽，兼用手指捏其结喉以助其发痒作嗽，如此近八分钟许，即咳嗽呕吐。约吐出痰涎饮食三碗许，豁然顿醒，自言心中发热，头目胀疼，此当继治其脑部充血以求痊愈。拟用建瓴汤方 [生怀山药一两、怀牛膝一两、生赭石八钱、生龙骨六钱、生牡蛎六钱、生怀地黄六钱、生杭芍四钱、柏子仁四钱。若大便不实者去赭石，加建莲子（去心）三钱。若畏凉者，以熟地易生地。编者注] 治之，因病脉之所宜而略为加减。

［**处方**］生赭石（轧细）一两、怀牛膝一两、生怀地黄一两、天花粉六钱、生杭芍六钱、生龙骨（捣碎）五钱、生牡蛎（捣碎）五钱、生麦芽三钱、茵陈钱半、甘草钱半。

磨取生铁锈浓水，以之煎药，煎汤一盅，温服下。

复诊 将药服三剂，心中已不发热，头疼目胀皆愈，惟步履之时觉头重足轻，脚底如踏棉絮。其脉象较前和缓似有上盛下虚之象，爰即原方略为加减，再添滋补之品。

［**处方**］生赭石（轧细）一两、怀牛膝一两、生怀地黄一两、大甘枸杞八钱、生杭芍六钱、净萸肉六钱、生龙骨（捣碎）五钱、生牡蛎（捣碎）五钱、柏子仁（炒捣）五钱、茵陈钱半、甘草钱半。

磨取生铁锈浓水以之煎药，煎汤一大盅，温服。

［**效果**］将药连服五剂，病遂脱然痊愈。将赭石、牛膝、地黄皆改用八钱，俾多服数剂，以善其后。（《医学衷中参西录·脑充血门·脑充血兼痰厥》）

〇 山药又宜与西药百布圣并用。盖凡补益之药，皆兼有壅滞之性，山药之重滞，较参、术、芪有差，而脾胃弱者多服、久服亦或有觉重滞之时。佐以百布圣以运化之，则毫无壅滞，其补益之力乃愈大。

奉天缉私督察处调查员罗荫华，年三十许，虚弱不能饮食，时觉眩晕，步履恒仆，自觉精神常欲涣散，其脉浮数细弱，知仓猝不能治愈。俾用生怀山药细末一两，煮作粥，调入百布圣五分服之，日两次，半月之后病大轻减，

月余痊愈。(《医学衷中参西录·山药解》)

○ 安东尉之凤，年二十余。时觉有热，起自下焦，上冲脑部。其脑部为热冲激，头巅有似肿胀，时作眩晕，心中亦时发热，大便干燥小便黄涩。经医调治，年余无效。求其处医士李亦泉寄函来问治法，其开来病案如此。且其脉象洪实，饮食照常，身体亦不软弱。知其伏有外感热邪，因其身体不弱，俾日用生石膏细末四两，煮水当茶饮之，若觉凉时即停服。后二十余日，其人忽来奉，言遵示服石膏六七斤，上冲之热见轻，而大便微溏，因停药不服。诊其脉仍然有力，问其心中仍然发热，大便自停药后即不溏矣。为开白虎加人参汤，方中生石膏重用三两，以生怀山药代粳米，连服六七剂，上冲之热大减，因出院还家。嘱其至家，按原方服五六剂，病当除根矣(《医学衷中参西录·石膏解》)

○ 又治邻村韩姓媪，年六旬。于外感病愈后，忽然胸膈连心下突胀，腹脐塌陷，头晕项强，妄言妄见，状若疯狂，其脉两尺不见，关前摇摇无根，数至六至，此下焦虚惫，冲气不摄，挟肝胆浮热上干脑部乱其神明也。遂用赭石、龙骨、牡蛎、山药、地黄(皆用生者)各一两，野台参、净萸肉各八钱，煎服一剂而愈。又少为加减再服一剂以善其后。(《医学衷中参西录·赭石斛》)

中　风

○ 湖北天门崔兰亭君来函：张港杨新茂粮行主任患脑充血证，忽然仆地，上气喘急，身如角弓，两目直视。全家惶恐，众医束手，殓服已备，迎为诊治。遵先生五期建瓴汤(生怀山药一两、怀牛膝一两、生赭石八钱、生龙骨六钱、生牡蛎六钱、生怀地黄六钱、生杭芍四钱、柏子仁四钱。编者注)原方治之，一剂病愈强半，后略有加减，服数剂，脱然痊愈。(《医学衷中参西录·治内外中风方·镇肝息风汤》)

○ 孙聘卿，住天津东门里季家大院，年四十六岁，得脑充血证遂至偏枯。

[病因] 禀性褊急，又兼处境不顺，恒触动肝火致得斯证。

[证候] 未病之先恒觉头疼，时常眩晕。一日又遇事有拂意，遂忽然昏倒，移时醒后，左手足皆不能动，并其半身皆麻木，言语謇涩。延医服药十

个月，手略能动，其五指则握而不伸，足可任地而不能行步，言语仍然謇涩，又服药数月病仍如故。诊其脉左右皆弦硬，右部似尤甚，知虽服药年余，脑充血之病犹未除也。问其心中发热乎？脑中有时觉疼乎？答曰：心中有时觉有热上冲胃口，其热再上升则脑中可作疼，然不若病初得时脑疼之剧也。问其大便两三日一行，证脉相参，其脑中犹病充血无疑。

[诊断] 按此证初得，不但脑充血实兼脑溢血也。其溢出之血，着于左边司运动之神经，则右半身痿废，着于右边司运动之神经，则左半身痿废，此乃交叉神经以互司其身之左右也。想其得病之初，脉象之弦硬，此时尤剧，是以头疼眩晕由充血之极而至于溢血，因溢血而至于残废也。即现时之证脉详参，其脑中溢血之病想早就愈，而脑充血之病根确未除也。宜注意治其脑充血，而以通活经络之药辅之。

[处方] 生怀山药一两、生怀地黄一两、生赭石（研细）八钱、怀牛膝八钱、生杭芍六钱、柏子仁（炒捣）四钱、白术（炒）三钱、滴乳香三钱、明没药三钱、土鳖虫四大个（捣）、生鸡内金（黄色的捣）钱半、茵陈一钱。

共煎汤一大盅，温服。

复诊 将药连服七剂，脑中已不作疼，心中间有微热之时，其左半身自觉肌肉松活，不若从前之麻木，言语之謇涩稍愈，大便较前通顺，脉之弦硬已愈十之七八，拟再注意治其左手足之痿废。

[处方] 生箭芪五钱、天花粉八钱、生赭石（轧细）六钱、怀牛膝五钱、滴乳香四钱、明没药四钱、当归三钱、丝瓜络三钱、土鳖虫四大个（捣）、地龙（去土）二钱。

共煎汤一大盅，温服。

三诊 将药连服三十余剂（随时略有加喊），其左手之不伸者已能伸，左足之不能迈步者今已举足能行矣。病人问从此再多多服药可能复原否？答曰：此病若初得即治，服药四十余剂即能脱然，今已迟延年余，虽服数百剂亦不能保痊愈，因关节经络之间瘀滞已久也。然再多服数十剂，仍可见愈，遂即原方略为加减，再设法以瞤动其神经补助其神经当更有效。

[处方] 生箭芪六钱、天花粉八钱、生赭石（轧细）六钱、怀牛膝五钱、滴乳香四钱、明没药四钱、当归三钱、土鳖虫（捣）四大个、地龙（去土）二钱、真鹿角胶（轧细）二钱、广三七（轧细）二钱、制马钱子末三分。

药共十二味，先将前九味共煎汤一大盅，送服后三味各一半，至煎渣再服时，仍送服其余一半。

[方解] 方中用鹿角胶者，因其可为左半身引经，且其角为督脉所生，是以其性善补益脑髓以滋养脑髓神经也，用三七者，关节经络间积久之瘀滞，三七能融化之也。用制马钱子者，以其能瞤动神经使灵活也。

[效果] 将药又连服三十余剂，手足之举动皆较前便利，言语之謇涩亦大见愈，可勉强出门做事矣。遂俾停服汤药，日用生怀山药细末煮作茶汤，调以白糖令适口，送服黄色生鸡内金细末三分许。当点心用之，以善其后。此欲用山药以补益气血，少加鸡内金以化瘀滞也。

[说明] 按：脑充血证，最忌用黄芪，因黄芪之性补而兼升，气升则血必随之上升，致脑中之血充而益充，排挤脑中血管可至溢血，甚或至破裂而出血，不可救药者多矣。至将其脑充血之病治愈，而肢体之痿废仍不愈者，皆因其经络瘀塞血脉不能流通也。此时欲化其瘀塞，通其血脉，正不妨以黄辅之，特是其脑中素有充血之病，终嫌黄芪升补之性能助血上升，故方中仍加生赭石、牛膝，以防血之上升，即所以监制黄也。又虑黄芪性温，温而且补即能生热，故又重用花粉以调剂之也。(《医学衷中参西录·脑充血门·脑充血兼偏枯》)

○ 天津南马路南东兴大街永和牲木厂经理贺化南，得脑充血证，左手足骤然痿废，其脉左右皆弦硬而长，其脑中疼而且热，心中异常烦躁。投以建瓴汤 [生怀山药一两、怀牛膝一两、生赭石八钱、生龙骨六钱、生牡蛎六钱、生怀地黄六钱、生杭芍四钱、柏子仁四钱。若大便不实者去赭石，加建莲子（去心）三钱。若畏凉者，以熟地易生地。编者注]，为其脑中疼而且热，更兼烦躁异常，加天花粉八钱。连服三剂后，觉左半身筋骨作疼，盖其左半身从前麻木无知觉，至此时始有知觉也。其脉之弦硬亦稍愈。遂即原方略为加减，又服数剂，脉象已近和平，手足稍能运动，从前起卧转身皆需人，此时则无需人矣。于斯改用起痿汤，服数剂，手足之运动渐有力，而脉象之弦硬又似稍增，且脑中之疼与热从前服药已愈，至此似又微觉疼热，是不受黄芪之升补也。因即原方将黄芪减去，又服数剂，其左手能持物，左足能任地矣，头中亦分毫不觉疼热。再诊其脉已和平如常，遂又加黄芪，将方中花粉改用八钱，又加天冬八钱，连服六剂可扶杖徐步，仍觉乏力。继又为拟养脑利肢汤，服数剂后，心中又似微热，因将花粉改用八钱，又加带心寸麦冬七钱，连服十剂痊愈。

按：此证之原因不但脑部充血，实又因脑部充血之极而至于溢血。迨至充血溢血治愈，而痿废仍不愈者，因从前溢出之血留滞脑中未化，而周身经络兼有闭塞处也。是以方中多用通气化血之品。又恐久服此等药或至气血有损，故又少加参、芪助之，且更用玄参、花粉诸药以解参、芪之热，赭石、牛膝诸药以防参、芪之升，可谓熟筹完全矣。然服后犹有觉热之时，其脉象仍有稍变弦硬之时，于斯或减参、芪，或多加凉药，精心酌斟，息息与病机相赴，是以终能治愈也。至于二方中药品平均之实偏于凉，而服之犹觉热者，诚以参、芪之性可因补而生热，兼以此证之由来，又原因脏腑之热挟气血上冲也。（《医学衷中参西录·论肢体痿废之原因及治法》）

○ 又尝治直求商品陈列所长王仰泉，其口眼略有歪斜，左半身微有不利，时作头疼，间或眩晕，其脉象洪实，右部尤甚，知其系脑部充血。问其心中，时觉发热。治以建瓴汤［生怀山药一两、怀牛膝一两、生赭石八钱、生龙骨六钱、生牡蛎六钱、生怀地黄六钱、生杭芍四钱、柏子仁四钱。若大便不实者去赭石，加建莲子（去心）三钱。若畏凉者，以熟地易生地。编者注］，连服二十余剂痊愈。

王君愈后甚喜，而转念忽有所悲，因告愚曰："五舍弟从前亦患此证，医者投以参、芪之剂，竟至不起。向以为病本不治，非用药有所错误，今观先生所用之方，乃知前方固大谬也。"统观此案及王君之言，则治偏枯者不可轻用补阳还五汤，不愈昭然哉！而当时之遇此证者，又或以为中风而以羌活、防风诸药发之，亦能助其血益上行，其弊与误用参者同也。盖此证虽有因兼受外感而得者，然必其外感之热传入阳明，而后激动病根而猝发，是以虽挟有外感，亦不可投以发表之药也。（《医学衷中参西录·论治偏枯者不可轻用王勋臣补阳还五汤》）

水　肿

○ 邻村霍氏妇，年二十余，因阴虚得水肿证。

［**病因**］因阴分虚损，常作灼热，浸至小便不利，积成水肿。

［**证候**］头面周身皆肿，以手按其肿处成凹，移时始能复原。日晡潮热，心中亦恒觉发热。小便赤涩，一日夜间不过通下一次。其脉左部弦细，右部弦而微硬，其数六至。

［**诊断**］此证因阴分虚损，肾脏为虚热所伤而生炎，是以不能漉水以利小

便。且其左脉弦细，则肝之疏泄力减。可致小便不利，右脉弦硬，胃之蕴热下溜，亦可使小便不利，是以积成水肿也。宜治以大滋真阴之品，俾其阴足自能退热，则肾炎可愈，胃热可清。肝木得肾水之涵濡，而其疏泄之力亦自充足，再辅以利小便之品作向导，其小便必然通利，所积之水肿亦不难徐消矣。

[处方] 生怀山药一两、生怀地黄六钱、生杭芍六钱、玄参五钱、大甘枸杞五钱、沙参四钱、滑石三钱。

共煎汤一大盅，温服。

复诊 将药连服四剂，小便已利，头面周身之肿已消弱半，日晡之热已无，心中仍有发热之时，惟其脉仍数逾五至，知其阴分犹未充足也。仍宜注重补其真阴而少辅以利水之品。

[处方] 熟怀地黄一两、生杭芍六钱、生怀山药五钱、大甘枸杞五钱、柏子仁四钱、玄参四钱、沙参三钱、生车前子（装袋）三钱、大云苓片二钱、鲜白茅根五钱。

药共十味，先将前九味水煎十余沸，再入鲜白茅根，煎四五沸取汤一大盅，温服。若无鲜白茅根，可代以鲜芦根。至两方皆重用芍药者，因芍药性善滋阴，而又善利小便，原为阴虚小便不利者之主药也。

[效果] 将药连服六剂，肿遂尽消，脉已复常，遂停服汤药，俾日用生怀山药细末两许，熬作粥，少兑以鲜梨自然汁，当点心服之，以善其后。(《医学衷中参西录·肿胀门·阴虚水肿》)

〇 一人，年四十余。小便不利，周身漫肿，自腰以下，其肿尤甚。上焦痰涎堵塞，剧时几不能息。咳嗽痰中带血，小便亦有血色。迁延半载，屡次延医服药，病转增剧。其脉滑而有力，疑是湿热壅滞，询之果心中发热。遂重用滑石、白芍以渗湿清热，佐以柴胡、乳香、没药以宣通气化。为其病久，不任疏通，每剂药加生山药两许，以固气滋阴。又用药汁送服三七末二钱，以清其血分。数剂热退血减，痰涎亦少，而小便仍不利。偶于诊脉时，见其由卧起坐，因稍费力，连连喘息十余口，呼吸始顺。且其脉从前虽然滑实，究在沉分。此时因火退，滑实既减，且有濡象，恍悟此证确系大气下陷。遂投以升陷汤（生箭芪六钱、知母三钱、柴胡一钱五分、桔梗一钱五分、升麻一钱。主治胸中大气下陷，气短不足以息，或努力呼吸，有似乎喘；或气息将停，危在顷刻。编者注），知母改用六钱，又加玄参五钱，木通二钱，一剂小便即利。又

服数剂，诸病痊愈。（《医学衷中参西录·治大气下陷方·升陷汤》）

淋　证

○ 所问妇人血淋之证，因日久损其脾胃，饮食不化，大便滑泄，且血淋又兼砂淋，洵为难治之证。今拟一方：生山药一斤轧细末，每用八钱，加生车前子二钱同煮作粥，送服三七细末、生鸡内金细末各五分，每日两次，当点心用之，日久可愈。

方中之意，用山药、车前煮粥以治泄泻。而车前又善治淋疼，又送服三七以治血淋，内金以消砂淋，且鸡内金又善消食，与山药并用，又为健补脾胃之妙品也。惟内金生用则力大，而稍有破气之副作用，若气分过虚时，宜先用生者轧细，焙熟用之。若服药数日而血淋不见轻者，可用荜澄茄细末一分，加西药哥拜拔油一分同服。又此症大便不止，血淋亦无从愈，若服山药车前粥而泻不止，可将熟鸡子黄二三枚捻碎，调在粥中，再煮一两开服之（本案为他人所治。编者注）。（《医学衷中参西录·诊余随笔·答吴自雄问病》）

○ 一人，年三十许，遗精白浊，小便时疼如刀割，又甚涩数。诊其脉滑而有力，知其系实热之证。为其年少，疑兼花柳毒淋，遂投以此汤（清肾汤：知母四钱、黄柏四钱、生龙骨四钱、生牡蛎三钱、海螵蛸三钱、茜草二钱、生杭芍四钱、生山药四钱、泽泻一钱半。主治小便频数疼涩，遗精白浊，脉洪滑有力，确系实热者。编者注），加没药（不去油）三钱、鸦胆子（去皮）四十粒（药汁送服），数剂而愈。（《医学衷中参西录·治淋浊方》）

○ 张灼芳，年二十八岁，小学教员，于去岁冬月初，得膏淋，继之血淋。所便者，或血条，或血块，后则继以鲜血，溺频茎疼。屡经医者调治，病转加剧。其气色青黑，六脉坚数，肝脉尤甚。与以淋浊门理血汤（生山药一两、生龙骨六钱、生牡蛎六钱、海螵蛸四钱、茜草二钱、生杭芍三钱、白头翁三钱、真阿胶三钱。主治血淋及溺血，大便下血证之由于热者。编者注），俾连服三剂，血止，脉稍平，他证仍旧。继按淋浊门诸方加减治之，十余剂痊愈。

灼芳谢曰："予得此证，食少不寐，肌肉消瘦，一月有余，屡治不效病势日增。不意先生用药如此神妙，竟能挽回垂危之命。"愚谓之曰："此非我之能，乃著《衷中参西录》张寿翁之大德也。"如以此证言之，非先生之妙方，

未有能治愈者（本案为他人所治。编者注）。（《医学衷中参西录·张让轩来函》）

白　浊

○ 李克明，天津东门里宝林书庄理事，年二十六岁，得小便白浊证。

[病因]其家在盐山，距天津二百余里，于季秋乘载货大车还家，中途遇雨，衣服尽湿，夜宿店中，又披衣至庭中小便，为寒风所袭，遂得白浊之证。

[证候]尿道中恒发刺痒，每小便完时有类精髓流出数滴。今已三阅月，屡次服药无效，颇觉身体衰弱，精神短少，其脉左部弦硬，右部微浮重按无力。

[诊断]《内经》谓肾主蛰藏，肝主疏泄，又谓风气通于肝，又谓肝行肾之气。此证因风寒内袭入肝，肝得风助，其疏泄之力愈大，故当小便时，肝为肾行气过于疏泄，遂致肾脏失其蛰藏之用，尿出而精亦随之出矣。其左脉弦硬者，肝脉挟风之象，其右脉浮而无力者，因病久而气血虚弱也。其尿道恒发刺痒者，尤显为风袭之明征也。此宜散其肝风，固其肾气，而更辅以培补气血之品。

[处方]生箭芪五钱、净萸肉五钱、生怀山药五钱、生龙骨（捣碎）五钱、生牡蛎（捣碎）五钱、生杭芍四钱、桂枝尖三钱、生怀地黄三钱、甘草钱半。

共煎汤一大盅，温服。

[方解]方中以黄芪为主者，因《神农本草经》原谓黄芪主大风，是以风之入脏者，黄芪能逐之外出，且其性善补气，气盛自无滑脱之病也。桂枝亦逐风要药，因其性善平肝，故尤善逐肝家之风，与黄芪相助为理则逐风之力愈大也。用萸肉、龙骨、牡蛎者，以其皆为收敛之品，又皆善收敛正气而不敛邪气，能助肾脏之蛰藏而无碍肝风之消散，药物解中论之详矣。用山药者，以其能固摄下焦气化，与萸肉同为肾气丸中要品，自能保合肾气不使虚泻也。用芍药、地黄者，欲以调剂黄芪、桂枝之热，而芍药又善平肝，地黄又善补肾，古方肾气丸以干地黄为主药，即今之生地黄也。用甘草者，取其能缓肝之急，即能缓其过于疏泄之力也。

[效果]将药连服三剂，病即痊愈，因即原方去桂枝以熟地易生地，俾再服数剂以善其后。（《医学衷中参西录·大小便病门·小便白浊》）

○ 一叟，年七十余，遗精白浊、小便频数，微觉疼涩。诊其六脉平和，两尺重按有力，知其年虽高，而肾经确有实热也。投以清肾汤（知母四钱、黄柏四钱、生龙骨四钱、生牡蛎三钱、海螵蛸三钱、茜草二钱、生杭芍四钱、生山药四钱、泽泻一钱半。主治小便频数疼涩，遗精白浊，脉洪滑有力，确系实热者。编者注），五剂痊愈。（《医学衷中参西录·治淋浊方》）

小便不禁

○ 陈禹廷，天津东四里沽人，年三十五岁，在天津业商，于孟冬得大气下陷兼小便不禁证。

[**病因**] 禀赋素弱，恒觉呼吸之气不能上达，屡次来社求诊，投以拙拟升陷汤（生黄芪六钱、知母三钱、柴胡一钱五分、桔梗一钱五分、升麻一钱；主治胸中大气下陷，气短不足以息。编者注）即愈。后以出外劳碌过度，又兼受凉，陡然反复甚剧，不但大气下陷，且又小便不禁。

[**证候**] 自觉胸中之气息息下坠，努力呼之犹难上达，其下坠之气行至少腹，小便即不能禁，且觉下焦凉甚，肢体无力，其脉左右皆沉濡，而右部寸关之沉濡尤甚。

[**诊断**] 此胸中大气下陷之剧者也。此证因大气虚陷，心血之循环无力，是以脉象沉濡而迟，肺气之呼吸将停，是以努力呼气外出而犹难上达。不但此也，大气虽在膈上，实能斡旋全身统摄三焦，今因下陷而失位无权，是以全身失其斡旋，肢体遂酸软无力，三焦失其统摄，小便遂泄泻不禁。其下焦凉甚者，外受之寒凉随大气下陷至下焦也。此证之危已至极点，当用重剂升举其下陷之大气，使复本位，更兼用温暖下焦之药，祛其寒凉庶能治愈。

[**处方**] 野台参五钱、乌附子四钱、生怀山药一两。

煎汤一盅，温服，此为第一方。

[**又方**] 生箭芪一两、生怀山药一两、白术（炒）四钱、净萸肉四钱、萆薢二钱、升麻钱半、柴胡钱半。

共煎药一大盅，温服。此为第二方。先服第一方，后迟一点半钟即服第二方。

[**效果**] 将药如法各服两剂，下焦之凉与小便之不禁皆愈，惟呼吸犹觉气分不足，肢体虽不酸软，仍觉无力。遂但用第二方，将方中柴胡减去，加桂枝尖钱半，连服数剂，气息已顺。又将方中升麻、桂枝，皆改用一钱，服至

五剂，身体健康如常，遂停药勿服。

[或问] 此二方前后相继服之，中间原为时无多，何妨将二方并为一方？答曰：凡欲温暖下焦之药，宜速其下行，不可用升药提之。若将二方并为一方，附子与升、柴并用，其上焦必生烦躁，而下焦之寒凉转不能去。惟先服第一方，附子得人参之助，其热力之敷布最速，是以为时虽无多，下焦之寒凉已化其强半；且参、附与山药并用，大能保合下焦之气化，小便之不禁者亦可因之收摄，此时下焦受参、附、山药之培养，已有一阳来复，徐徐上升之机。已陷之大气虽不能因之上升，实已有上升之根基。遂继服第二方，黄芪与升、柴并用，升提之力甚大，借之以升提下陷之大气，如人欲登高山则或推之，或挽之，纵肢体软弱，亦不难登峰造极也。且此一点余钟，附子之热力已融化于下焦，虽遇升、柴之升提，必不至上升作烦躁，审斯则二方不可相并之理由，及二方前后继服之利益不昭然乎。

[或问] 萆薢之性，《别录》谓其治失溺，是能缩小便也；甄权谓其治肾间膀胱缩水，是能利小便也，今用于第二方中，欲借之以治小便不禁明矣，是则《别录》之说可从，甄权之说不可从欤？答曰：二书论萆薢之性相反，而愚从《别录》不从甄权者，原从实验中来也。曾治以小便不通证，其人因淋疼，医者投以萆薢分清饮两剂，小便遂滴沥不通。后至旬月，迎愚为诊视。既至已舁诸床奄奄一息，毫无知觉，脉细如丝，一息九至。愚谓病家曰：此证小便不通，今夜犹可无碍，若小便通下则危在目前矣。病家再三恳求，谓小便通下纵有危险，断不敢怨先生。愚不得已为开大滋真阴之方，而少以利小便之药佐之。将药灌下，须臾小便通下，其人遂脱，果如所料。由此深知，萆薢果能缩小便，断不能通小便也。然此药在药房中，恒以土茯苓伪充。土茯苓固利小便者也，若恐此药无真者，则方中不用此药亦可。再者，凡药方之名美而药劣者，医多受其误，萆薢分清饮是也。其方不但萆薢能缩小便，即益智之涩、乌药之温亦皆与小便不利。尝见有以治水肿，而水肿反加剧者；以之治淋病，而淋病益增疼者，如此等方宜严加屏斥，勿使再见于方书，亦扫除医学障碍之一端也。（《医学衷中参西录·气病门·大气下陷兼小便不禁》）

血 证

○ 不惟吐衄之证有因寒者，即便血之证亦有因寒者，特其证皆不多见耳。

邻村高边务高某，年四十余，小便下血久不愈，其脉微细而迟，身体虚弱，恶寒，饮食减少。知其脾胃虚寒，中气下陷，黄坤载所谓"血之亡于便溺者，太阴不升也"。为疏方，干姜、於术各四钱，生山药、熟地黄各六钱，乌附子、炙甘草各三钱。煎服一剂血即见少，连服十余剂痊愈。此方中不用肉桂者，恐其动血分也。(《医学衷中参西录·论治吐血、衄血证间有因寒者》)

○ 冯松庆，年二十二岁，原籍浙江，在津充北宁铁路稽查，得吐血证久不愈。

[病因]处境多有拂意，继因办公劳心劳力过度，遂得此证。

[证候]吐血已逾二年，治愈，屡次反复。病将发时，觉胃中气化不通，满闷发热，大便滞塞，旋即吐血，兼咳嗽多吐痰涎。其脉左部弦长，右部长而兼硬，一息五至。

[诊断]此证当系肝火挟冲胃之气上冲，血亦随之上逆，又兼失血久而阴分亏也。为其肝火炽盛，是以左脉弦长；为其肝火挟冲胃之气上冲，是以右脉长而兼硬；为其失血久而真阴亏损，是以其脉既弦硬（弦硬即有阴亏之象）而又兼数也。此宜治以泻肝降胃之剂，而以大滋真阴之药佐之。

[处方]生赭石（轧细）一两、玄参八钱、大生地八钱、生怀山药六钱、瓜蒌仁（炒捣）六钱、生杭芍四钱、龙胆草三钱、川贝母三钱、甘草钱半、广三七（细末）二钱。

药共十味，先将前九味煎汤一大盅，送服三七细末一半，至煎渣重服时，再送服其余一半。

[效果]每日煎服一剂，初服后血即不吐，服至三剂咳嗽亦愈，大便顺利。再诊其脉，左右皆有和柔之象，问其心中闷热全无。遂去蒌仁、龙胆草，生山药改用一两，俾多服数剂，吐血之病可从此永远除根矣。(《医学衷中参西录·血病门·吐血证》)

○ 奉天警务处长王连波君夫人，患吐血证，来院诊治。其脉微数，按之不实。其吐血之先，必连声咳嗽，剧时即继之以吐血。因思此证若先治愈其咳嗽，其吐血当自愈。遂用川贝八钱，煎取清汤四盅，调入生怀山药细末一两，煮作粥，分数次服之。一日连进二剂，咳嗽顿止。以后日进一剂，嗽愈吐血亦愈。隔旬日，夜中梦被人凌虐过甚，遂于梦中哭醒，病骤反复。因知其肝气必遏郁也，治以调肝、养肝兼镇肝之药，数剂无效，且夜中若做梦恼怒，其日吐血必剧。精思再四，恍悟平肝之药，以桂为最要，单用之则失其热；降胃之药，以大黄为最要，单用之则失于寒，若二药并用，则寒热相济，性归和平，降胃平肝，兼顾无遗，必能奏效。遂用大黄、肉桂细末各一钱和匀，更用生赭石细末八钱煎汤送服，从此吐血遂愈，噩梦亦不复作矣。(《医学衷中参西录·论吐血衄血之原因及治法》)

○ 孙星桥，天津南开义聚成铁工厂理事，年二十八岁，得吐血兼咳嗽证。

[病因] 因天津南小站分有支厂，彼在其中经理，因有官活若干，工人短少，恐误日期，心中着急起火，遂致吐血咳嗽。

[证候] 其吐血之始，至今已二年矣。经医治愈，屡次反复，少有操劳，心中发热即复吐血。又频作咳嗽，嗽时吐痰亦恒带血。肋下恒作刺疼，嗽时其疼益甚，口中发干，身中亦间有灼热，大便干燥。其脉左部弦硬，右部弦长，皆重按不实，一息搏近五至。

[诊断] 此证左脉弦硬者，阴分亏损而肝胆有热也，右部弦长者，因冲气上冲并致胃气上逆也。为其冲胃气逆，是以胃壁血管破裂以至于吐血咳血也。其脉重按不实者，血亏而气亦亏也。至于口无津液，身或灼热，大便干燥，无非血少阴亏之现象。拟治以清肝、降胃、滋阴、化瘀之剂。

[处方] 生赭石（轧细）八钱、生怀地黄一两、生怀山药一两、生杭芍六钱、玄参五钱、川楝子（捣碎）四钱、生麦芽三钱、川贝母三钱、甘草钱半、广三七（细末）二钱。

药共十味，将前九味煎汤一大盅，送服三七末一半，至煎渣重服时，再送服其余一半。

[方解] 愚治吐血，凡重用生地黄，必用三七辅之，因生地黄最善凉血，以治血热妄行，犹恐妄行之血因凉而凝，瘀塞于经络中也。三七善化瘀血，与生地黄并用，血止后自无他虞；且此证肋下作疼，原有瘀血，则三七尤在所必需也。

复诊 将药连服三剂，吐血痊愈，咳嗽吐痰亦不见血，肋疼亦愈强半，灼热已无，惟口中仍发干，脉仍有弦象。知其真阴犹亏也，拟再治以滋补真阴之剂。

［处方］生怀山药一两、生怀地黄六钱、大甘枸杞六钱、生杭芍四钱、玄参四钱、生赭石（轧细）四钱、生麦芽二钱、甘草二钱、广三七（细末）二钱。服法如前。

［效果］将药连服五剂，病痊愈，脉亦复常，遂去三七，以熟地黄易生地黄，俾多服数剂以善其后。（《医学衷中参西录·血病门·吐血兼咳嗽》）

○ 堂侄女住姑，适邻村王氏，于乙酉仲春，得吐血证，时年三十岁。

［病因］因家务自理，劳心过度，且禀赋素弱，当此春阳发动之时，遂病吐血。

［证候］先则咳嗽痰中带血，继则大口吐血，其吐时觉心中有热上冲，一日夜吐两三次，剧时可吐半碗。两日之后，觉精神气力皆不能支持，遂急迎愚诊治。自言心中摇摇似将上脱，两颧发红，面上发热，其脉左部浮而动，右部浮而濡，两尺无根，数逾五至。

［诊断］此肝肾虚极，阴分阳分不相维系，而有危在顷刻之势。遂急为出方取药以防虚脱。

［处方］生怀山药一两、生怀地黄一两、熟怀地黄一两、净萸肉一两、生赭石（轧细）一两。

急火煎药取汤两盅，分两次温服下。

［效果］将药甫煎成未服，又吐血一次，吐后忽停息闭目，惝然罔觉。诊其脉跳动仍旧，知能苏醒，约四分钟呼吸始续，两次将药服下，其血从此不吐。俾即原方再服一剂，至第三剂即原方加潞党参三钱、天冬四钱，连服数剂，身形亦渐复原。继用生怀山药为细面，每用八钱煮作茶汤，少调以白糖，送服生赭石细末五分，作点心用之，以善其后。（《医学衷中参西录·血病门·咳血兼吐血证》）

○ 一妇人，年近三旬，咳嗽痰中带血，剧时更大口吐血，常觉心中发热。其脉一分钟九十至，按之不实。投以滋阴宁嗽降火之药数剂无效。因思此证，若用药专止其嗽，嗽愈其吐血亦当愈。遂用川贝九钱，煎取清汤四茶盅，调入生山药细末一两，煮作稀粥。俾于一日连进二剂，其嗽顿止（此方可为治虚嗽良方），吐血证亦遂愈。（《医学衷中参西录·治吐衄方·秘红丹》）

○ 一人，年十八，偶得吐血证，初不甚剧。因医者误治，遂大吐不止。

诊其脉如水上浮麻，莫辨至数，此虚弱之极候也。若不用药立止其血，危可翘足而待。遂投以此汤（寒降汤：生赭石六钱、清半夏三钱、蒌仁四钱、生杭芍四钱、竹茹三钱、牛蒡子三钱、粉甘草钱半。主治吐血、衄血。编者注），去竹茹，加生山药一两，赭石改用八钱，一剂血止。再诊其脉，左右皆无，重按亦不见。愚不禁骇然。询之心中亦颇安稳，惟觉酸懒无力。

〇 忽忆吕沧洲曾治一发斑证，亦六脉皆无，沧洲谓脉者血之波澜，今因发斑伤血，血伤不能复作波澜，是以不见，斑消则脉出矣。遂用白虎加人参汤，化其斑毒，脉果出（详案在第七卷青盂汤下）。今此证大吐亡血，较之发斑伤血尤甚，脉之重按不见，或亦血分虚极，不能作波澜欤？其吐之时，脉如水上浮麻者，或因气逆火盛，强迫其脉外现欤？不然闻其诊毕还里（相距十里），途中复连连呕吐，岂因路间失血过多欤？踌躇久之，乃放胆投以大剂六味地黄汤，减茯苓、泽泻三分之二，又加人参、赭石各数钱，一剂脉出。又服平补之药二十余剂，始复初。（《医学衷中参西录·治吐衄方·寒降汤》）

〇 一叟，年六十四，素有痨疾，因痨嗽太甚，呕血数碗。其脉摇摇无根，或一动一止，或两三动一止。此气血虚极，将脱之候也。诊脉时见其所咳吐者，痰血相杂。询其从前呕吐之时心中发热。为制此汤（保元寒降汤：生山药一两、野台参五钱、生赭石八钱、知母六钱、大生地六钱、生杭芍四钱、牛蒡子四钱、三七二钱。主治吐血过多，气分虚甚，喘促咳逆，血脱而气亦将脱。其脉上盛下虚，上焦兼烦热者。编者注），一剂而血止，又服数剂脉亦调匀。（《医学衷中参西录·治吐衄方·保元寒降汤》）

〇 以重用赭石及既济汤（熟地一两、萸肉一两、生山药六钱、生龙骨六钱、生牡蛎六钱、茯苓三钱、生杭芍三钱、附子一钱。主治大病后阴阳不相维系。编者注）加三七治愈大口吐血濒危者一人（本案为他人所治。编者注）。（《医学衷中参西录·高砚樵来函》）

又天津北宁路材料科委员赵一清，年近三旬，病吐血，经医治愈，而饮食之间若稍食硬物，或所食过饱，病即反复。诊其六脉和平，重按似有不足，知其脾胃消化弱，其胃中出血之处，所生肌肉犹未复原，是以被食物撑挤，因伤其处而复出血也。斯当健其脾胃，补其伤处，吐血之病庶可除根。为疏方，用生山药、赤石脂各八钱，煅龙骨、煅牡蛎、净萸肉各五钱，白术、生明没药各三钱，天花粉、甘草各二钱。按此方加减，服之旬余，病遂除根。

按：此方中重用石脂者，因治吐衄病凡其大便不实者，可用之以代赭石降胃。盖赭石能降胃而兼能通大便，赤石脂亦能降胃而转能固大便，且其性善保护肠胃之膜，而有生肌之效，使胃膜因出血而伤者可速愈也。此物原是陶土，宜兴茶壶即用此烧成，津沽药房恒将石脂研细，水和捏作小饼，煤火煅之，是将陶土变为陶瓦矣，尚可以入药乎？是以愚在天津，每用石脂，必开明生赤石脂，夫石脂亦分生熟，如此开方，实足贻笑于大雅也。

或问：吐血、衄血二证，方书多分治。吐血显然出于胃，为胃气逆上无疑。今遵《内经》阳明厥逆衄呕血一语，二证皆统同论之，所用之方无少差别，《内经》之言果信而有征乎？答曰：愚生平研究医学，必有确实征验，想后笔之于书，即对于《内经》亦未敢轻信。犹忆少年时，在外祖家，有表兄刘庆甫，年弱冠，时患衄血证。始则数日一衄，继则每日必衄，百药不效。适其比邻有少年病痨瘵者，常与同坐闲话。一日正在衄血之际，忽闻哭声，知痨瘵者已死，陡然惊惧寒战，其衄顿止，从此不再反复。夫恐则气下，《本经》原有明文，其理实为人所共知。因惊惧气下而衄止，其衄血之时，因气逆可知矣。盖吐血与衄血病状不同而其病因则同也，治之者何事过为区别乎。(《医学衷中参西录·论吐血衄血之原因及治法》)

○ 又治旧沧州北关赵姓，年过四旬，患吐血证，从前治愈，屡次反复，已历三年，有一年重于一年之势。其脉濡而迟，气息虚，常觉呼气不能上达，且少腹间时觉有气下坠，此胸中宗气（亦名大气）下陷也。《内经》谓宗气积于胸中，以贯心脉而行呼吸，是宗气不但能统摄气分，并能主宰血分，因其下陷，则血分失其统摄，所以妄行也。遂投以拙拟升陷汤（生箭芪六钱，知母四钱，桔梗、柴胡各钱半，升麻一钱），加生龙骨、生牡蛎各六钱。服两剂后，气息即顺，少腹亦不下坠。遂将升麻减去，加生怀山药一两，又服数剂，其吐血证自此除根。

按：吐衄证最忌黄芪、升、柴、桔梗诸药，恐其能助气上升血亦随之上升也。因确知病系宗气下陷，是以敢放胆用之，然必佐以龙骨、牡蛎，以固血之本源，始无血随气升之虞也。(《医学衷中参西录·论吐血衄血之原因及治法》)

○ 张焕卿，年三十五岁，住天津特别第一区三义庄，业商，得吐血证，年余不愈。

[**病因**] 禀性褊急，劳心之余又兼有拂意之事，遂得斯证。

[**证候**] 初次所吐甚多，屡经医治，所吐较少，然终不能除根。每日或一次或两次，觉心中有热上冲，即吐血一两口。因病久身羸弱，卧床不起，亦偶有扶起少坐之时，偶或微喘，幸食欲犹佳，大便微溏，日行两三次，其脉左部弦长，重按无力，右部大而芤，一息五至。

[**诊断**] 凡吐血久不愈者，多系胃气不降，致胃壁破裂，出血之处不能长肉生肌也。再即此脉论之，其左脉之弦，右脉之大，原现有肝火浮动挟胃气上冲之象，是以其吐血时，觉有热上逆，至其脉之弦而无力者，病久而气化虚也。大而兼芤者，失血过多也。至其呼吸有时或喘，大便日行数次，亦皆气化虚而不摄之故。治此证者，当投以清肝、降胃、培养气血、固摄气化之剂。

[**处方**] 赤石脂两半、生怀山药一两、净萸肉八钱、生龙骨（捣碎）六钱、生牡蛎（捣碎）六钱、生杭芍六钱、大生地黄四钱、甘草二钱、广三七二钱。

药共九味，将前八味煎汤，送服三七末。

[**方解**] 降胃之药莫如赭石，此愚治吐衄恒用之药也。此方中独重用赤石脂者，因赭石为铁氧化合，其重坠之力甚大，用之虽善降胃，而其力达于下焦，又善通大便，此证大便不实，赭石似不宜用；赤石脂之性，重用之亦能使胃气下降，至行至下焦，其黏滞之力又能固涩大便，且其性能生肌，更可使肠壁破裂出血之处早愈，诚为此证最宜之药也。所最可异者，天津药房中之赤石脂，竟有煅与不煅之殊。夫石药多煅用者，欲化质之硬者为软也。石脂原系粉末陶土，其质甚软，宜兴人以之烧作瓦器。天津药房其石脂之煅者，系以水和石脂作泥，在煤炉中煅成陶瓦。如此制药以入汤剂，虽不能治病，犹不至有害。然石脂入汤剂者少，入丸散者多。若将石脂煅成陶瓦竟作丸散用之，其伤胃败脾之病可胜言哉！是以愚在天津诊病出方，凡用石脂必于药名上加生字，所以别于煅也。然未免为大雅所笑矣。

[**效果**] 将药煎服两剂，血即不吐，喘息已平，大便亦不若从前之勤，脉象亦较前和平，惟心中仍有觉热之时。遂即原方将生地黄改用一两，又加熟地黄一两，连服三剂，诸病皆愈。(《医学衷中参西录·血病门·吐血证》)

○ 张耀华，年二十六岁，盐山人，寓居天津一区，业商，得肺病咳嗽吐血。

［**病因**］经商劳心，又兼新婚，失于调摄，遂患痨嗽。继延推拿者为推拿两日，咳嗽分毫未减，转添吐血之证。

［**证候**］连声咳嗽不已，即继以吐血。或痰中带血，或纯血无痰，或有咳嗽兼喘。夜不能卧，心中发热，懒食，大便干燥，小便赤涩。脉搏五至强，其左部弦而无力，右部浮取似有力，而尺部重按豁然。

［**处方**］生怀山药一两、大潞参三钱、生赭石（轧细）六钱、生怀地黄六钱、玄参六钱、天冬五钱、净萸肉五钱、生杭芍四钱、射干二钱、甘草二钱、广三七（轧细）二钱。

药共十一味，将前十味煎汤一大盅，送服三七末一半，至煎渣重服时，再送服其余一半。

复诊 此药服两剂后，血已不吐，又服两剂，咳嗽亦大见愈，大小便已顺利，脉已有根，不若从前之浮弦。遂即原方略为加减，俾再服之。

［**处方**］生怀山药一两、大潞参三钱、生赭石（轧细）六钱、生怀地黄六钱、大甘枸杞六钱、甘草二钱、净萸肉五钱、沙参五钱、生杭芍二钱、射干二钱、广三七（轧细）钱半。

药共十一味，将前十味煎汤一大盅，送服三七末一半，至煎渣重服时，再送其余一半。

［**效果**］将药连服五剂，诸病皆愈，脉已复常，而尺部重按仍欠实。遂于方中加熟怀地黄五钱，俾再服数剂，以善其后。(《医学衷中参西录·虚劳喘嗽门·肺病咳嗽吐血》)

○ 张姓，年过三旬，离居天津南门西沈家台，业商，偶患吐血证。

［**病因**］其人性嗜酒，每日必饮，且不知节。初则饮酒过量即觉胸间烦热，后则不饮酒时亦觉烦热，遂至吐血。

［**证候**］其初吐血之时，原不甚剧，始则痰血相杂，因咳吐出。即或纯吐鲜血，亦不过一日数口，继复因延医服药，方中有柴胡三钱，服药半点钟后，遂大吐不止，仓猝迎愚往视。及至，则所吐之血已盈痰盂，又复连连呕吐，若不立为止住，实有危在目前之惧。幸所携药囊中有生赭石细末一包，俾先用温水送下五钱，其吐少缓，须臾又再送下五钱，遂止住不吐。诊其脉弦而芤，数逾五至，其左寸摇摇有动意，问其心中觉怔忡乎？答曰：怔忡殊甚，几若不能支持。

［**诊断**］此证初伤于酒，继伤于药，脏腑之血几于倾囊而出。犹幸速为立止，宜急服汤药以养其血，降其胃气保其心气，育其真阴，连服数剂，庶其血不至再吐。

［**处方**］生怀山药一两、生赭石（轧细）六钱、玄参六钱、生地黄六钱、生龙骨（捣碎）六钱、生牡蛎（捣碎）六钱、生杭芍五钱、酸枣仁（炒捣）四钱、柏子仁四钱、甘草钱半、广三七（细末）三钱。

此方将前十味煎汤，三七分两次用，头煎及二煎之汤送服。

［**效果**］每日服药一剂，连服三日血已不吐，心中不复怔忡。再诊其脉芤动皆无，至数仍略数，遂将生地黄易作熟地黄，俾再服数剂以善其后。（《医学衷中参西录·血病门·吐血证》）

○ 近治奉天商埠警察局长张厚生，年近四旬，陡然鼻中衄血甚剧，脉象关前洪滑，两尺不任重按，知系上盛下虚之证，自言头目恒不清爽，每睡醒舌干无津，大便甚燥，数日一行。为疏方：赭石、生地黄、生山药各一两，当归、白芍、生龙骨、生牡蛎、怀牛膝各五钱，煎汤送服旱三七细末二钱（凡用生地治吐衄者，皆宜佐以三七，血止后不至瘀血留于经络），一剂血顿止。后将生地减去四钱，加熟地、枸杞各五钱，连服数剂，脉亦平和。

伤寒下早成结胸，瘟疫未下亦可成结胸。所谓结胸者，乃外感之邪与胸中痰涎互相凝结，滞塞气道，几难呼吸也。仲景有大陷胸汤、丸，原为治此证良方，然因二方中皆有甘遂，医者不敢轻用，病家亦不敢轻服，一切利气理痰之药，又皆无效，故恒至束手无策。向愚治此等证，俾用新炒蒌仁四两，捣碎煮汤服之，恒能奏效。后拟得一方，用赭石、蒌仁各二两，苏子六钱（方名荡胸汤），用之代大陷胸汤、丸，屡试皆能奏效。若其结在胃口，心下满闷，按之作疼者，系小陷胸汤证，又可将方中分量减半以代小陷胸汤，其功效较小陷胸汤尤捷。自拟此方以来，救人多矣，至寒温之证已传阳明之腑，却无大热，惟上焦痰涎壅滞，下焦大便不通者，亦可投以此方（分量亦宜斟酌少用），上清其痰，下通其便，诚一举两得之方也。（《医学衷中参西录·赭石解》）

○ 曾治一童子，年十五，大便下血，数月不愈，所下者若烂炙，杂以油膜，医者诿谓不治。后愚诊视其脉，弦数无力。俾用生山药轧细作粥，调血余炭六七分服之，日二次，旬日痊愈。

作血余炭法：用壮年剃头的短发，洗净剪碎，以锅炒至融化，晾凉轧细，

过罗服之。(《医学衷中参西录·治吐衄方·化血丹》)

○ 杜澧芑，年四十五岁，阜城建桥镇人，湖北督署秘书，得大便下血证。

[病因] 因劳心过度，每大便时下血，服药治愈。因有事还籍，值夏季暑热过甚，又复劳心过度，旧证复发，屡治不愈。遂来津入西医院治疗，西医为其血在便后，谓系内痔，服药血仍不止，因转而求治于愚。

[证候] 血随便下，且所下甚多，然不觉疼坠，心中发热懒食，其脉左部弦长，右部洪滑。

[诊断] 此因劳心生内热而牵动肝经所寄相火，致肝不藏血而兼与溽暑之热相并，所以血妄行也。宜治以清心凉肝兼消暑热之剂，而少以培补脾胃之药佐之。

[处方] 生怀地黄一两、白头翁五钱、龙眼肉五钱、生怀山药五钱、知母四钱、秦皮三钱、黄柏二钱、龙胆草二钱、甘草二钱。

共煎汤一大盅，温服。

复诊　上方煎服一剂，血已不见，服至两剂，少腹觉微凉。再诊其脉，弦长与洪滑之象皆减退，遂为开半清半补之方以善其后。

[处方] 生怀山药一两、熟怀地黄八钱、净萸肉五钱、龙眼肉五钱、白头翁五钱、秦皮三钱、生杭芍三钱、地骨皮三钱、甘草二钱。

共煎汤一大盅，温服。

[效果] 将药煎服一剂后，食欲顿开，腹已不疼，俾即原方多服数剂，下血病当可除根。(《医学衷中参西录·血病门·大便下血》)

○ 曾治一叟，年六十余，大便下血。医治三十余日，病益进。日下血十余次，且多血块，精神昏愦。延为诊视，脉洪实异常，至数不数，惟右部有止时，其止无定数，乃结脉也。其舌苔纯黑，知系温病大实之证。从前医者，但知治其便血，不知治其温病可异也。投以白虎加人参以山药代粳米汤 [生石膏（捣细）三两、知母一两、人参六钱、生山药六钱、粉甘草三钱。上五味，用水五盅，煎取清汁三盅，先温服一盅，病愈者，停后服。若未痊愈者，过两点钟，再服一盅。主治寒温实热已入阳明之腑，燥渴嗜饮凉水，脉象细数者。编者注]，将石膏改用四两，煎汤三盅，分三次温饮下。每次送服旱三七细末一钱。如此日服一剂，两日血止，大便仍滑泻，脉象之洪实减半，而其结益甚，且腹中觉胀。询其病因，知得诸恼怒之后。遂改用莱菔子六钱，而佐以白芍、滑石、花粉、茅根、甘草诸药，一剂胀消。脉之至数调匀，仍稍有洪实之象，滑泻亦减。再投以加味天水散（生山药一两、滑石六钱、甘草三钱。编者注）作汤服之，病遂痊愈（张氏在本案前论述说，结代之脉虽并论，究之结脉轻于代脉，故结脉间有宜开通者。编者注）。（《医学衷中参西录·治伤寒温病同用方·白虎加人参以山药代粳米汤》）

○ 一少妇，大便下血月余，屡次服药不效。愚为诊视，用理血汤（生山药一两、生龙骨六钱、生牡蛎六钱、海螵蛸四钱、茜草二钱、生杭芍三钱、白头翁三钱、真阿胶三钱。主治血淋及溺血，大便下血证之由于热者。编者注），去阿胶，加龙眼肉五钱治之。而僻处药房无白头翁。权服一剂，病稍见愈。翌日至他处药房，按方取药服之，病遂痊愈。则白头翁之功效何其伟哉！（《医学衷中参西录·治淋浊方》）

○ 以清降汤［生山药一两、清半夏三钱、净萸肉五钱、生赭石六钱、牛蒡子（炒捣）二钱、生杭芍四钱、甘草钱半。主治吐衄不止。编者注］加三七，治愈吐血甚重者一人（本案为他人所治。编者注）。（《医学衷中参西录·高砚樵来函》）

○ 袁镜如，住天津河东，年三十二岁，为天津统税局科员，得大便下血证。

［病因］先因劳心过度，心中时觉发热，继又因朋友宴会，饮酒过度遂得斯证。

［证候］自孟夏下血，历六月不止，每日六七次，腹中觉疼即须入厕，心中时或发热，懒于饮食。其脉浮而不实，有似芤脉，而不若芤脉之硬，两尺沉分尤虚，至数微数。

［诊断］此证临便时腹疼者，肠中有溃烂处也。心中时或发热者，阴虚之热上浮也。其脉近芤者，失血过多也。其两尺尤虚者，下血久而阴亏，更兼下焦气化不固摄也。此宜用化腐生肌之药治其肠中溃烂，滋阴固气之药固其下焦气化，则大便下血可愈矣。

［处方］生怀山药两半、熟地黄一两、龙眼肉一两、净萸肉六钱、樗白皮五钱、金银花四钱、赤石脂（研细）四钱、甘草二钱、鸦胆子仁（成实者）八十粒、生硫黄（细末）八分。

药共十味，将前八味煎汤，送服鸦胆子、硫黄各一半，至煎渣再服时，仍送服其余一半。

[**方解**] 方中鸦胆子、硫黄并用者，因鸦胆子善治下血，而此证之脉两尺过弱，又恐单用之失于寒凉，故少加硫黄辅之，况其肠中脂膜，因下血日久易至腐败酿毒，二药之性皆善消除毒菌也。又其腹疼下血，已历半载不愈，有似东人志贺洁所谓阿米巴赤痢，硫黄实又为治阿米巴赤痢之要药也。

复诊 前药连服三剂，下血已愈，心中亦不发热，脉不若从前之浮，至数如常。而其大便犹一日溏泻四五次，此宜投以健胃固肠之剂。

[**处方**] 炙箭芪三钱、炒白术三钱、生怀山药一两、龙眼肉一两、生麦芽三钱、建神曲三钱、大云苓片二钱。

共煎汤一大盅，温服。

[**效果**] 将药连服五剂，大便已不溏泻，日下一次，遂停服汤药。俾用生怀山药细末煮作粥，调以白糖，当点心服之，以善其后。(《医学衷中参西录·血病门·大便下血》)

瘀　血

○ 后又变通此方（赭石、当归各一两，丹参六钱。编者注），去丹参加生山楂、生山药各一两，治邻村少年瘀血证，亦服后降下瘀血若干。用山药者，以其脉甚虚也。(《医学衷中参西录·诊余随笔·答萧介青书》)

痰　饮

○ 友人毛仙阁，曾治一妇人，年四十余。上盛下虚，痰涎壅滞，饮食减少，动则作喘。他医用二陈汤加减治之，三年，病转增剧。后延仙阁诊视，投以此汤（理痰汤：生芡实一两、清半夏四钱、黑芝麻三钱、柏子仁二钱、生杭芍二钱、陈皮二钱、茯苓片二钱。主治痰涎郁塞胸膈，满闷短气。编者注），数剂病愈强半。又将芡实减去四钱，加生山药五钱，连服二十余剂，痰尽消，诸病皆愈。至今数年，未尝反复（本案为他人所治。编者注）。(《医学衷中参西录·治痰饮方》)

消　渴

○ 曾治一室女得此证（指消渴。编者注），用八味丸（指金匮肾气丸。编者

注）变作汤剂，按后世法，地黄用熟地、桂用肉桂，丸中用几两者改用几钱，惟茯苓、泽泻各用一钱，两剂而愈。(《医学衷中参西录·治消渴方·玉液汤》)

○ 以玉液汤(生山药一两、生黄芪五钱、知母六钱、生鸡内金二钱、葛根钱半、五味子三钱、天花粉三钱。主治消渴。编者注)，再每日用生山药四两煮水当茶，治愈数年糖尿证一人(本案为他人所治。编者注)。(《医学衷中参西录·高砚樵来函》)

○ 邑人某，年二十余，贸易津门，得消渴证。求津门医者，调治三阅月，更医十余人不效，归家就医于愚。诊其脉甚微细，旋饮水旋即小便，须臾数次。投以此汤，(生山药一两、生黄芪五钱、知母六钱、生鸡内金二钱、葛根钱半、五味子三钱、天花粉三钱。主治消渴。编者注)加野台参四钱，数剂渴见止，而小便仍数，又加萸肉（去净核）五钱，连服十剂而愈。

方书消证，分上消、中消、下消。谓上消口干舌燥，饮水不能解渴，系心移热于肺，或肺金本体自热不能生水，当用人参白虎汤；中消多食犹饥，系脾胃蕴有实热，当用调胃承气汤下之；下消谓饮一斗溲亦一斗，系相火虚衰，肾关不固，宜用八味肾气丸。

按：白虎加人参汤，乃《伤寒论》治外感之热，传入阳明胃腑，以致作渴之方。方书谓上消者宜用之，此借用也。愚曾试验多次，然必胃腑兼有实热者，用之方的。中消用调胃承气汤，此须细为斟酌，若其右部之脉滑而且实，用之犹可，若其人饮食甚勤，一时不食即心中怔忡，且脉象微弱者，系胸中大气下陷，中气亦随之下陷，宜用升补气分之药，而佐以收涩之品与健补脾胃之品，拙拟升陷汤后有治验之案可参观。若误用承气下之，则危不旋踵。至下消用八味肾气丸，其方《金匮》治男子消渴，饮一斗溲亦一斗。而愚尝试验其方，不惟治男子甚效，即治女子亦甚效。(《医学衷中参西录·治消渴方·玉液汤》)

汗　证

○ 邑进士张日睿之公子，年十八九，因伤寒服表药太过，汗出不止，心中怔忡，脉洪数不实，大便数日未行。为疏方，用净萸肉、生山药、生石膏各一两，知母、生龙骨、生牡蛎各六钱，甘草二钱，煎服两剂痊愈。(《医学衷中参西录·山萸肉解》)

○ 又绍文之族弟妇，年三十二，偶得外感，医者与以麻黄汤（麻黄、桂枝、杏仁、甘草。编者注），出大汗二次，竟身软无力，胸满气短，寒热如疟，间日一发，非大汗一身，热不能解，解后汗仍不止。有本庄医者投以截疟七宝饮，寒热更甚。诊其脉，浮大无力，沉部紧涩。谓病家曰："此非疟疾。脉浮大无力者，大汗亡阳也。沉部紧涩者，血塞凝滞也。"病人云："曩以产后受寒，致少腹作疼，已二年矣。"答曰："亡阳急证，宜先回其阳。瘀血证从缓，从末治之可也。"为开：生黄芪八钱，野台参五钱，知母、附子、於术各三钱，肉桂、甘草各二钱。服二剂，而寒热不发，汗止思食。逾三日，又为开理冲汤（生黄芪三钱、党参二钱、於术二钱、生山药五钱、天花粉四钱、知母四钱、三棱三钱、莪术三钱、生鸡内金三钱。主治闭经、癥瘕、气郁、脾弱、满闷、痞胀、不能饮食。编者注），知母减半，加附子二钱，生水蛭三钱。进七八剂，瘀血行而愈，今生一女矣（本案为他人所治。编者注）。（《医学衷中参西录·董寿山来函》）

虚　损

○ 弟长男媳，年二十四岁，于本年（丙寅）正月间患寒热往来，自因素畏服药，故隐忍不肯言，迨兵革稍静，弟赴沧时尚未知也。至四月初，家人来迓弟，言儿媳病剧。回家视之，虽未卧床不起，而瘦弱实难堪矣。诊其脉，弦而浮数。细询病情，言每逢午后先寒后热，时而微咳无痰，日夜作泻十余次，黎明则头汗出，胸间绵绵作疼，食一下咽即胀满难堪，而诸虚百损之状，显然尽露。筹思良久，为立逍遥散方。服两剂无效，因复至沧取药，适逢张相臣先生自津来沧，遂将儿媳之病细述本末。因相臣先生为当世之名医，故虚心以相质也。相臣先生曰："以弟之意，将用何方以治之？"答曰："余拟将《衷中参西录》中资生汤（生山药一两、玄参五钱、於术三钱、生鸡内金二钱、牛蒡子三钱。主治痨瘵羸弱已甚，饮食减少，喘促咳嗽，身热脉虚数者，闭经。编者注）、十全育真汤二方，汇通用之，可乎？"相臣先生曰："得之矣。此良方也，服之必效。"弟遂师二方之义，用生怀山药八钱，生白术、净萸肉、生鸡内金、生龙骨、生牡蛎、鲜石斛各三钱，丹参四钱。连服四剂，诸症皆大轻减。又于原方加三棱、莪术各一钱，粉丹皮、地骨皮各二钱。又连服八剂，诸病悉退，饮食增加，今已完全成功矣。

此病治愈之后，恒喜不成寝，玩索筹思，始悟《衷中参西录》有曰："至哉坤元，万物资生。"此言天地间之万物，其不藉土德而生长，而人之脏腑气血亦莫不藉脾土而生长也。由此，知我兄不徒精医李，而尤深《易》理。阐明人之未发，启后人之按昧，《衷中参西录》一书诚于医界大有裨益。医界同人果皆于此书精心研究，医学何患不振兴哉（本案为他人所治。编者注）。（《医学衷中参西录·李品三来函》）

○ 门生吴书林，年二十一。羸弱发热，脉象虚数，不能饮食。俾早晚服山药粥，加百布圣（张锡纯按：百布圣，乃取吃乳之小猪、小牛胃中津液，而制为白粉者也。其性善助胃消化，每食后服二瓦，则化食甚速），晌午单服玄参三钱，煎汤服。如此数日，食量增加，发热亦愈，自此健壮。（《医学衷中参西录·治泄泻方·薯蓣粥》）

○ 用十全育真汤治愈同学朱凤岩之夫人虚劳病。此病曾经汉泉著名西医江徐二君诊治年余，花费千元，不但无效，而且备后事矣。青见其所患与十全育真汤主治之病相同，为疏原方 [十全育真汤：野台参四钱、生黄芪四钱、生山药四钱、知母四钱、玄参四钱、生龙骨（捣细）四钱、生牡蛎（捣细）四钱、丹参二钱、三棱钱半、莪术钱半。主治虚劳，脉弦、数、细、微，肌肤甲错，形体羸瘦，饮食不壮筋力，或自汗，或咳逆，或喘促，或寒热不时，或多梦纷纭，精气不固。编者注] 服之。四剂病若失，群惊为神。因将《衷中参西录》追示众人，即迷信西医者阅之，无不服夫子立方之善，医学之精矣（本案为他人所治。编者注）。（《医学衷中参西录·萧介青来函》）

○ 沈阳商家子娄顺田，年二十二，虚劳咳嗽，甚形羸弱，脉数八至，按之即无。细询之，自言曾眠热炕之上，晨起觉心中发热，从此食后即吐出，夜间咳嗽甚剧，不能安寝。因二十余日寝食俱废，遂觉精神恍惚，不能支持。愚闻之，知脉象虽危，仍系新证，若久病至此，诚难挽回矣。遂投以醴泉饮（生山药一两、大生地五钱、人参四钱、玄参四钱、生赭石四钱、牛蒡子三钱、天冬四钱、甘草二钱。主治虚劳发热，或喘或嗽，脉数而弱。编者注），为其呕吐，将赭石改用一两（重用赭石之理详第二卷参赭镇气汤下），一剂吐即止，可以进食，嗽亦见愈。从前五六日未大便，至此大便亦通下。如此加减服之，三日后脉数亦见愈，然犹六至余，心中犹觉发热，遂将玄参、生地皆改用六钱，又每日于午时，用白蔗糖冲水，送服西药阿司匹林（药性详后参麦汤下）七厘许。数日诸病皆愈，脉亦复常。(《医学衷中参西录·治阴虚劳热方·醴泉饮》)

○ 天津东门里东箭道，宋氏妇，年四旬，于仲夏得大气下陷周身发冷证。

[病因] 禀赋素弱，居恒自觉气分不足，偶因努力搬运重物，遂觉呼吸短气，周身发冷。

[证候] 呼吸之间，恒觉气息不能上达，时当暑热，着夹衣犹觉寒凉，头午病稍轻，午后则渐剧，必努力始能呼吸，外被大氅犹或寒战，饮食少许，犹不消化。其脉关前沉细欲无，关后差胜亦在沉分，一息不足四至。

[诊断] 此上焦心肺之阳虚损，又兼胸中大气下陷也。为其心肺阳虚，是以周身恶寒而饮食不化，为其胸中大气下陷，是以呼吸短气，头午气化上升之时是以病轻，过午气化下降之时所以增剧也。拟治以回阳升陷汤（生黄芪六钱、知母三钱、柴胡一钱五分、桔梗一钱五分、升麻一钱；主治胸中大气下陷，气短不足以息。编者注）加党参之大力者以补助之。

[处方] 生箭芪八钱、野台党参四钱、干姜四钱、当归身四钱、桂枝尖三钱、甘草二钱。

共煎汤一大盅，温服。

[效果] 将药连服三剂，气息已顺，而兼有短气之时，周身已不发冷，惟晚间睡时仍须厚覆，饮食能消化，脉象亦大有起色。遂即原方去党参，将干姜、桂枝皆改用二钱，又加生怀山药八钱，俾再服数剂，以善其后。

[说明] 心为君火，全身热力之司命，肺与心同居膈上，一系相连，血脉之循环又息息相通，是以与心相助为理，同主上焦之阳气。然此气虽在上焦，实如日丽中天，照临下土，是以其热力透至中焦，胃中之饮食因之熟腐，更透至下焦，命门之相火因之生旺，内温脏腑，外暖周身，实赖此阳气为布护宣通也。特是，心与肺皆在胸中大气包举之中，其布护宣通之原动力，实又赖于大气。此证心肺之阳本虚，向赖大气为之保护，故犹可支持，迨大气陷而失其保护，遂致虚寒之象顿呈。此方以升补胸中大气为主，以培养心肺之阳为辅，病药针芥相投，是以服之辄能奏效也。(《医学衷中参西录·气病门·大气下陷身冷》)

○ 天津二区宁氏妇，年近四旬，家病虚劳，偶因劳碌过其益增剧。

［病因］处境不顺，家务劳心，饮食减少，浸成虚劳，已病倒卧懒起床矣。又因讼事，强令公堂对质，劳苦半日，归家病大加剧。

［证候］卧床闭目，昏昏似睡，呼之眼微开不发言语，有若能言而甚懒于言者。其面色似有浮热，体温三十八度八分，问其心中发热乎？觉怔忡乎？皆颔之。其左脉浮而弦硬，右脉浮而芤，皆不任重按，一息六至。两日之间，惟少饮米汤，大便数日未行，小便亦甚短少。

［诊断］即其脉之左弦右芤，且又浮数无根，知系气血亏极有阴阳不相维系之象。是以阳气上浮而面热，阳气外越而身热，此乃虚劳中极危险之证也。所幸气息似稍促而不至于喘，虽有咳嗽亦不甚剧，知尤可治。斯当培养其气血，更以收敛气血之药佐之，俾其阴阳互相维系，即可安然无虞矣。

［处方］野台参四钱、生怀山药八钱、净萸肉八钱、生龙骨（捣碎）八钱、大甘枸杞六钱、甘草二钱、生怀地黄六钱、玄参五钱、沙参五钱、生赭石（轧细）五钱、生杭芍四钱。

共煎汤一大盅，分两次温饮下。

复诊　将药连服三剂，已能言语，可进饮食，浮越之热已敛，体温度下降至三十七度六分，心中已不发热，有时微觉怔忡，大便通下一次，小便亦利，遂即原方略为加减，俾再服之。

［处方］野台参四钱、生怀山药一两、大甘枸杞八钱、净萸肉六钱、生怀地黄五钱、甘草二钱、玄参五钱、沙参五钱、生赭石（轧细）四钱、生杭芍三钱、生鸡内金（黄色的捣）钱半。

共煎汤一大盅，温服。

［方解］方中加鸡内金者，因虚劳之证，脉络多瘀，《金匮》所谓血痹虚劳也。用鸡内金以化其血痹，虚劳可以除根，且与台参并用，又能运化参之补力不使作胀满也。

［效果］将药连服四剂，新得之病痊愈，其素日虚劳未能尽愈。俾停服汤药，日用生怀山药细末煮粥，少加白糖当点心服。每服时送服生鸡内金细末少许，以善其后。（《医学衷中参西录·虚劳喘嗽门·虚劳兼劳碌过度》）

○ 一媪，年六十二，资禀素羸弱。偶当外感之余，忽然妄言妄见，惊惧异常，手足扰动，饥渴不敢饮食，少腹塌陷，胸膈突起。脉大于平时一倍，重按无力。知系肝肾大虚，冲气上逆，痰火上并，心神扰乱也。投以此汤（龙蛎理痰汤：清半夏四钱、生龙骨六钱、生牡蛎六钱、生赭石三钱、朴硝二钱、黑芝麻三钱、柏子仁三钱、生杭芍三钱、陈皮二钱、茯苓二钱。主治因思虑生痰，因痰生热，神志不宁。编者注），去朴硝，倍赭石，加生山药、山萸肉（去净核）、生地黄各六钱，又磨取铁锈水煎药（理详第七卷一味铁养汤下），一剂即愈。又服一剂，以善其后。（《医学衷中参西录·治痰饮方·龙蛎理痰汤》）

○ 一妇人，年三十许。胸中满闷，时或作疼，鼻息发热，常常作渴。自言得之产后数日，劳力过度。其脉迟而无力，筹思再三，莫得病之端绪。姑以生山药一两，滋其津液，鸡内金二钱，陈皮一钱，理其疼闷，服后忽发寒热。再诊其脉，无力更甚，知其气分郁结，又下陷也。遂为制此汤 [生黄芪六钱、知母三钱、当归身三钱、桂枝尖一钱半、柴胡钱半、乳香（不去油）三钱、没药（不去油）三钱。主治胸中大气下陷，又兼气分郁结，经络湮瘀者。编者注]，一剂诸病皆觉轻，又服四剂痊愈。（《医学衷中参西录·治大气下陷方·理郁升陷汤》）

○ 又愚曾治一温证，已过两旬，周身皆凉，气息奄奄。确知其因误治，胸中大气下陷。遂用人参一两，柴胡二钱，作汤灌之，两剂痊愈。此证详案，在拙拟升陷汤（生黄芪六钱、知母三钱、柴胡一钱五分、桔梗一钱五分、升麻一钱；主治胸中大气下陷，气短不足以息。或努力呼吸，有似乎喘。或气息将停，危在顷刻；气分虚极下陷者，酌加人参数钱，或再加山茱萸数钱，以收敛气分之耗散，使升者不至复陷更佳；若大气下陷过甚，至少腹下坠，或更作疼者，宜将升麻改用一钱半或倍作二钱。编者注）下可参观。（《医学衷中参西录·治伤寒温病同用方·白虎加人参以山药代粳米汤》）

腰　疼

○ 天津保安队长李雨霖，辽阳人，年三十四岁，得腰疼证。

[**病因**] 公事劳心过度，数日懒食，又勉强远出操办要务，因得斯证。

[**证候**] 其疼剧时不能动转，轻时则似疼非疼绵绵不已，亦恒数日不疼，或动气或劳力时则疼剧。心中非常发闷，其脉左部沉弦，右部沉牢，一息四至强。观其从前所服之方，虽不一致，大抵不外补肝肾强筋骨诸药，间有杂似祛风药者，自谓得病之初，至今已三年，服药数百剂，其疼卒未轻减。

[**诊断**]《内经》谓通则不痛，此证乃痛则不通也。肝肾果系虚弱，其脉

必细数，今左部沉弦，右部沉牢，其为腰际关节经络有瘀而不通之气无疑，拟治以利关节通经络之剂。

[处方] 生怀山药一两、大甘枸杞八钱、当归四钱、丹参四钱、生明没药四钱、生五灵脂四钱、穿山甲（炒捣）二钱、桃仁（去皮捣碎）二钱、红花钱半、土鳖虫（捣碎）五枚、广三七（轧细）二钱。

药共十一味，先将前十味煎汤一大盅，送服三七细末一半，至煎渣重服时，再送其余一半。

[效果] 将药连服三剂腰已不疼，心中亦不发闷，脉象虽有起色，仍未复常，遂即原方去山甲加川续断、生杭芍各三钱，连服数剂，脉已复常，自此病遂除根。

[说明] 医者治病不可预有成见，临证时不复细审病因。方书谓腰者肾之府，腰疼则肾脏衰惫，又谓肝主筋、肾主骨，腰疼为筋骨之病，是以肝肾主之。治腰疼者因先有此等说存于胸中，恒多用补肝肾之品。究之，此在由于肝肾虚者甚少，由于气血瘀者颇多，若因努力任重而腰疼者尤多瘀证（《医学衷中参西录·论腰疼治法》中也录有本案。编者注）。（《医学衷中参西录·肢体疼痛门·腰疼》）

腿　　疼

○ 窦英如，邻村蒙馆教员，年过三旬，于孟冬得腿疼证。

[病因] 禀赋素弱，下焦常畏寒凉，一日因出门寝于寒凉屋中，且铺盖甚薄，晨起遂病腿疼。

[证候] 初疼时犹不甚剧，数延医服药无效，后因食猪头肉其疼陡然加剧，两腿不能任地，夜则疼不能寐，其脉左右皆弦细无力，两尺尤甚，至数稍迟。

[诊断] 此证因下焦相火虚衰，是以易为寒侵，而细审其脉，实更兼气虚不能充体，即不能达于四肢以运化药力，是以所服之药纵对证亦不易见效也。此当助其相火祛其外寒，而更加补益气分之药，使气分壮旺自能运行药力以胜病也。

[处方] 野党参六钱、当归五钱、怀牛膝五钱、胡桃仁五钱、乌附子四钱、补骨脂（炒捣）三钱、滴乳香（炒）三钱、明没药（不炒）三钱、威灵

仙钱半。

共煎汤一大盅，温服。

复诊 将药连服五剂，腿之疼稍觉轻而仍不能任地，脉象较前似稍有力。问其心中服此热药多剂后仍不觉热，因思其疼在于两腿，当用性热质重之品，方能引诸药之力下行以达病所。

[**处方**] 野党参五钱、怀牛膝五钱、胡桃仁五钱、乌附子四钱、白术（炒）三钱、补骨脂（炒捣）三钱、滴乳香（炒）三钱、明没药（不炒）三钱、生硫黄（研细）一钱。

药共九味，将前八味煎汤一大盅，送服硫黄末五分，至煎渣再服时，又送服所余五分。

[**效果**] 将药连服八剂，腿疼大见轻减，可扶杖行步，脉象已调和无病，心中微觉发热，俾停服汤药，每日用生怀山药细末七八钱许，煮作茶汤，送服青娥丸三钱，或一次或两次皆可，后服至月余，两腿分毫不疼，步履如常人矣。

[**或问**] 猪肉原为寻常服食之物，何以因食猪头肉而腿疼加剧乎？答曰：猪肉原有苦寒有毒之说，曾见于各家本草。究之，其肉非苦寒，亦非有毒，而猪头之肉实具有咸寒开破之性（猪嘴能起土成沟，故有开破之性），是以善通大便燥结，其咸寒与开破皆与腿之虚寒作疼者不宜也，此所以食猪头肉后而腿之疼加剧也。（《医学衷中参西录·肢体疼痛门·腿疼》）

疟 病

○ 刘星垣，天津津浦路机械厂中工师，年三十二岁，于季秋患疟又兼下痢。

[**病因**] 因军事繁多，需车孔亟，机轮坏处，须得急速收拾，忙时恒彻夜不眠，劳苦过甚，遂至下痢，继又病疟。

[**证候**] 其痢赤白参半，一昼夜十余次，下坠腹疼，其疟间日一发，寒轻热重，其脉左右皆有弦象，而左关独弦而有力。

[**诊断**] 此证之脉，左右皆弦者，病疟之脉，大抵如此。其左关独弦而有力者，其病根在肝胆也。为肝胆有外受之邪，是以脉现弦象，而病疟为其所受之邪为外感之热邪，是以左关脉象弦而有力，其热下迫肠中而下痢。拟清

肝胆之热，散其外感之邪，则疟痢庶可同愈。

[处方]生杭芍一两、山楂片三钱、茵陈二钱、生麦芽二钱、柴胡钱半、常山（酒炒）钱半、草果（捣碎）钱半、黄芩钱半、甘草二钱、生姜三片。

煎汤一大盅，于不发疟之日晚间服之，翌晨煎渣再服一次。

[效果]将药如法服后，疟痢皆愈。又为开生怀山药一两，生杭芍三钱、黄色生鸡内金一钱，俾日煎服一剂，以滋阴、培气、化瘀，连服数日以善其后。（《医学衷中参西录·疟疾门·疟痢兼证》）

○ 吴元跻，天津华新纺纱厂理事，常州人，年三十二岁，于仲秋病疟久不愈。

[病因]厂中做工，歇人不歇机器，轮流恒有夜班。暑热之时，彻夜不眠，辛苦有火，多食凉物，入秋遂发疟疾。

[证候]其疟初发时，寒热皆剧，服西药金鸡纳霜治愈。旬日疟复发如前，又服金鸡纳霜治愈。七八日疟又发，寒轻热重，服金鸡纳霜不愈，服中药治疟汤剂亦不愈，迁延旬余，始求为诊治。自言疟作时发热固重，即不发疟之日身亦觉热，其脉左右皆弦而无力，数逾五至，知其阴分阳分俱虚，而阴分之虚尤甚也。此当培养其气血而以治疟之药辅之也。

[处方]玄参一两、知母六钱、天冬六钱、潞参三钱、何首乌三钱、炙鳖甲三钱、常山（酒炒）钱半、柴胡钱半、茵陈钱半、生姜三钱、大枣（掰开）三个。

此方于发疟之前一夕煎服，翌晨煎渣再服，又于发疟之前四点钟，送服西药盐酸规尼涅（即金鸡纳霜以盐酸制者）半瓦。

[效果]将药如法服之，一剂疟即不发。而有时身犹觉热，脉象犹数，知其阴分犹虚也。俾用玄参、生怀山药各一两，生姜三片，大枣三枚，同煎服，以服至身不发热时停服。（《医学衷中参西录·疟疾门·疟疾兼阴虚》）

○ 张宝华，住天津特别一区，年十九岁，习英文学生，于孟秋病疟，愈而屡次反复。

[病因]其人性笃于学，当溽暑放假之时，仍自补习功课，劳心过度，又复受热过度，兼又多食瓜果以解其热，入秋遂发疟疾。

[证候]自孟秋中旬病疟，服西药金鸡纳霜治愈，后旬日反复，又服金鸡纳霜治愈，后又反复，服金鸡纳霜无效。以中药治愈，隔旬余病又反复。服

中西药皆无效，因来社求治于愚。其脉洪滑而实，右部尤甚，自觉心中堵塞满闷，常觉有热上攻，其病疟时则寒热平均，皆不甚剧，其大便四日未行。

[诊断]此胃间积有热痰，又兼脾作胀也。方书谓久疟在胁下结有硬块名疟母，其块不消疟即不愈。而西人实验所结之块确系脾脏胀大，此证之自觉满闷，即脾脏胀大也。又方书谓无痰不作疟，是以治疟之方多用半夏、常山以理其痰，此证之自觉满闷且堵塞，又时有热上攻，实为热痰充塞于胃脘也。治之者宜消其脾之胀大，清其胃之热痰，兼以治疟之品辅之。且更可因其大便不通，驱逐脾之病下行自大便泻出，其病疟之根柢可除矣。

[处方]川大黄四钱、生鸡内金（黄色的捣）三钱、清半夏三钱、常山（酒炒）钱半、柴胡钱半、茵陈钱半、甘草钱半、净芒硝钱半。

药共八味，将前七味煎汤一盅，冲芒硝服之。其疟每日一发，在下午七点钟。宜于午前早将药服下，至午后两三点钟时，再服金鸡纳霜半瓦。

[效果]前午十点钟将药服下，至午后一点时下大便两次，其心中已不觉闷热堵塞，迟至两点将西药服下，其日疟遂不发。

俾再用生怀山药一两，熟莱菔子二钱，生鸡内金钱半煎汤，日服一剂，连服数日以善其后。（《医学衷中参西录·疟疾门·疟疾兼脾胀》）

危　证

○然内子大病半年，凡经危急三次，分别以石膏、萸肉、山药大剂转危为安，以有今日，此询为举家感德永世不忘者（本案为他人所治。编者注）。（《医学衷中参西录·高砚樵来函》）

霍　乱

○辽宁小南关，寇姓媪，年过六旬，得霍乱脱证。

[病因]孟秋下旬染霍乱，经医数人调治两日，病势垂危。

[证候]其证从前吐泻交作，至此吐泻全无。奄奄一息，昏昏似睡，肢体甚凉，六脉全无。询之犹略能言语，惟觉心中发热难受。

[诊断]此证虽身凉脉闭，而心中自觉发热，仍当以热论。其所以身凉脉闭者，因霍乱之毒菌窜入心脏，致心脏行血之机关将停，血脉不达于周身，

第三章　医案

199

所以内虽蕴热而仍身凉脉闭也。此当用药消其毒菌，清其内热，并以助心房之跳动，虽危险仍可挽回。

[处方] 镜面朱砂钱半、粉甘草（细面）一钱、冰片三分、薄荷冰二分。

共研细末，分作三次服，病急者四十分钟服一次，病缓者一点钟服一次，开水送下。

复诊 将药末分三次服完，心热与难受皆愈强半。而脉犹不出，身仍发凉，知其年过花甲，吐泻两日，未进饮食，其血衰惫已极，所以不能鼓脉外出以温暖于周身。

[处方] 野台参一两、生怀地黄一两、生怀山药一两、净萸肉八钱、甘草（蜜炙）三钱。

煎汤两大盅，分两次温服。

[方解] 方中之义，用台参以回阳，生怀地黄以滋阴，萸肉以敛肝之脱（此证吐泻之始，肝木助邪侮土，至吐泻之极，而肝气转先脱），炙甘草以和中气之漓。至于生山药其味甘性温，可助台参回阳，其汁浆稠润又可助地黄滋阴。且此证胃中毫无谷气，又可借之以培养脾胃，俾脾胃运化诸药有力也。

[效果] 将药两次服完，脉出周身亦热，惟自觉心中余火未清，知其阴分犹亏不能潜阳也。又用玄参、沙参、生山药各六钱，煎汤服下，病遂痊愈。

[说明] 此证初次所服之药末，原名急救回生丹。载在三期七卷霍乱门。因民纪八稔孟秋，霍乱盛行，时在辽宁立达医院，拟得此方，登报广告，凡用此方者皆愈。时桓仁友人袁霖普，为河北故城县尹，用此方施药二百六十剂，即救愈二百六十人。复将此方遍寄河北、山东各县署，又呈明省长，登于《北洋公报》。次年河北南半省又有霍乱证，复为寄去卫生防疫宝丹（甘草十两、细辛一两半、白芷一两、薄荷冰四钱、冰片二钱、朱砂三两。主治霍乱吐泻转筋，下痢腹痛，及一切痧证。平素口含化服，能防一切疠疫传染。编者注），袁君按方施药六大料，救愈千人。又将其方传遍各处，呈明省长及警务处长，登之《北洋公报》，袁君可为好行其德者矣。大抵前方治霍乱阳证最宜，后方则无论阴阳证及阴阳参半之证用之皆效。（《医学衷中参西录·霍乱门·霍乱脱证》）

○ 门人高如璧，曾治一少妇。吐泻一昼夜，甚是困惫，浓煎人参汤，送服益元散（滑石、甘草、朱砂。编者注）而愈。盖独参汤能回阳，益元散能滋阴，又能和中（滑石、甘草能和中以止吐泻）解毒（甘草、朱砂能解毒），且可引毒气自小便出，是以应手奏效。此亦拙拟急救回阳汤 [潞党参八钱、生山药一两、生杭芍五钱、山萸肉八钱、炙甘草三钱、赭石（研细）四钱、朱砂研细五分。先用童便半盅炖热，送下朱砂，继服汤药。主治霍乱吐泻已极，精神昏昏，气息奄奄，至危之候。编者注] 之意也。

此证之转筋者，多因吐泻不已，肝木乘脾气之虚而侮土。故方书治转筋多用木瓜，以其酸能敛肝，即所以平肝也。然平肝之药，不必定用木瓜。壬寅秋际，霍乱流行，曾单用羚羊角三钱治愈数人。因羚羊角善解热毒，又为平肝之妙药也。又曾有一人，向愚询治泄泻之方，告以酸石榴连皮捣烂，煎汤服之。后值霍乱发生，其人用其方治霍乱初起之泄泻者，服之泻愈，而霍乱亦愈。由是观之，石榴亦为敛肝之要药，而敛肝之法，又实为治霍乱之要着也（本案为他人所治。编者注）。（《医学衷中参西录·治霍乱方·急救回阳汤》）

○ 王格言，盐山人，年三十八岁，在天津南开开义聚成铁工厂，于季冬得霍乱证。

［病因］厂中腊底事务烦杂，劳心过度，暗生内热，又兼因怒激动肝火，怒犹未歇，遽就寝睡，至一点钟时，觉心中扰乱，腹中作疼，移时则吐泻交作，遂成霍乱。

［证候］心中发热而渴，恶心怔忡，饮水须臾即吐，腹中时疼时止，疼剧时则下泻，泻时异常觉热，偶有小便热亦如斯，有时两腿筋转，然不甚剧，其脉象无力，却无闭塞之象。

［诊断］霍乱之证，恒有脉象无火而其实际转大热者。即或脉闭身冷显露寒凉之象，亦不可遽以凉断。此证脉象不见有热，而心中热而且渴，二便尤甚觉热，其为内蕴实热无疑。至其脉不见有热象者，以心脏因受毒麻痹，而机关之启闭无力也。拟用大剂寒凉清其内热，而辅以解毒消菌之品。

［处方］生石膏（捣细）三两、生杭芍八钱、清半夏（温水淘三次）五钱、生怀山药五钱、嫩竹茹（碎的）三钱、甘松二钱、甘草三钱。

共煎汤三盅，分三次温服下。每次送服卫生防疫宝丹（甘草十两、细辛一两半、白芷一两、薄荷冰四钱、冰片二钱、朱砂三两。主治霍乱吐泻转筋，下痢腹痛，及一切痧证。平素口含化服，能防一切疠疫传染。编者注）五十粒。甘松亦名甘松香，即西药中之缬草也。《纲目》谓：马氏《开宝本草》，载其主恶气，卒心腹痛满。西人谓其善治转筋，是以为治霍乱要药。且其性善熏瘭疬，诚有

第三章 医案

解毒除菌之力也。

复诊 将药分两次服完,吐泻、腹疼、转筋诸症皆愈。惟心中犹觉热作渴,二便仍觉发热。诊其脉较前有力,显呈有火之象。盖其心脏至此已不麻痹,启闭之机关灵活,是以脉象更改也。其犹觉热与渴者,因系余火未清,而吐泻之甚者最足伤阴,阴分伤损,最易生热,且善作渴,此不可但治以泻火之凉药也,拟兼投以大滋真阴之品。

[**处方**] 生怀山药一两、大甘枸杞一两、北沙参一两、离中丹五钱。

药共四味,将前三味煎汤一大盅,送服离中丹一半,迟四点钟,再将药渣煎汤一大盅,送服其余一半。离中丹载虚劳喘嗽门叶案中。

[**效果**] 将药分三次服完,热退渴止,病遂痊愈。

[**说明**] 霍乱之证,原阴阳俱有。然愚五十年经验以来,知此证属阳,而宜治以凉药者十居其八;此证属阴,而宜治以热药者十居其一;此证属半阴半阳,当凉热之药并用,以调剂其阴阳者,又十居其一。而后世论者,恒以《伤寒论》所载之霍乱为真霍乱,至于以凉药治愈之霍乱,皆系假霍乱,不知《伤寒论》对于霍乱之治法亦非专用热药也。有如其篇第七节云,霍乱、头痛、发热、身疼痛、热多,欲饮水者五苓散主之;寒多,不用水者理中丸主之。夫既明言热多寒多,是显有寒热可分也。虽所用之五苓散中亦有桂枝而分量独轻,至泽泻、茯苓、猪苓其性皆微凉,其方原不可以热论也。且用显微镜审察此病之菌,系弯曲杆形,是以此证无论凉热,惟审察其传染之毒菌,现弯曲杆形即为霍乱无疑也。至欲细审此病之凉热百不失一,当参观三期七卷霍乱门,及五期六卷论霍乱治法篇,自能临证无误。

卫生防疫宝丹方:粉甘草细末十两、细辛细末两半、香白芷细末一两、薄荷冰细末三钱、樟脑所升冰片细末二钱、镜面朱砂三两,将前五味共和泛水为丸,如薏米粒大,晾干(忌晒),将朱砂研细为衣,勿令余剩,瓶贮密封。以治霍乱宜服八十粒,不效,迟两三点钟可再服八十粒,无论霍乱凉热,服之皆宜。(《医学衷中参西录·霍乱门·霍乱兼转筋》)

○ 邑北境故城县,刘氏妇,年近四旬,得霍乱暴脱证。

[**病因**] 受妊五六个月,时当壬寅秋令,霍乱盛行,因受传染,吐泻一昼夜,病似稍愈,而胎忽滑下。自觉精神顿散,心摇摇似不能支持。遂急延为诊视。

［证候］迨愚至欲为诊视，则病势大革，殓服已备，着于身将舁诸床，病家辞以不必入视。愚曰：此系暴脱之证，一息尚存，即可挽回。遂入视之，气息若无，大声呼之亦不知应，脉象模糊如水上浮麻，莫辨至数。

［诊断］此证若系陈病状况，至此定难挽回，惟因霍乱吐泻已极，又复流产，则气血暴脱，故仍可用药挽救。夫暴脱之证，其所脱者元气也。凡元气之上脱必由于肝（所以人之将脱者，肝风先动），当用酸敛之品直趋肝脏以收敛之。即所以堵塞元气上脱之路，再用补助气分之药辅之。虽病势垂危至极点，亦可挽回性命于呼吸之间。

［处方］净杭萸肉二两、野党参一两、生怀山药一两。

共煎汤一大盅，温服。

方虽开就而药局相隔数里，取药迫不及待，幸其比邻刘翁玉是愚表兄，有愚所开药方，取药二剂未服，中有萸肉共六钱，遂急取来暴火煎汤灌之。

［效果］将药徐徐灌下，须臾气息稍大，呼之能应，又急煎渣灌下，较前尤明了。问其心中何如，言甚难受，其音惟在喉间，细听可辨。须臾药已取到，急煎汤两茶杯，此时已自能服药。俾分三次温服下，精神顿复，可自动转。继用生山药细末八钱许，煮作茶汤，调以白糖，令其适口当点心服之。日两次，如此将养五六日以善其后。

［说明］人之气海有二，一为先天之气海，一为后天之气海。《内经》论四海之名，以膻中（即膈上）为气海，所藏者大气，即宗气也，养生家及针灸家皆以脐下为气海，所藏者元气，即养生家所谓祖气也。此气海之形状，若倒提鸡冠花形，纯系脂膜结成而中空（剖解猪腹者，名之为鸡冠油），肝脏下垂之脂膜与之相连，是以元气之上行，原由肝而敷布，而元气之上脱，亦即由肝而疏泄也（《内经》谓肝主疏泄）。惟重用萸肉以酸敛防其疏泄，借以堵塞元气上脱之路，而元气即可不脱矣。所最足明征者，若初次即服所开之方以治愈此证，鲜不谓人参之功居多，乃因取药不及，遂单服萸肉，且所服者只六钱即能建此奇功。由此知萸肉救脱之力，实远胜人参。盖人参以救无气之下脱，犹足恃，而以救元气之上脱，若单用之转有气高不返之弊（说见俞氏《寓意草》），以其性温而兼升也。至萸肉则无论上脱下脱，用之皆效。盖元气之上脱由于肝，其下脱亦由于肝，诚以肝能为肾行气（《内经》谓肝行肾之气），即能泻元气自下出也。为其下脱亦由于肝，故亦可重用萸肉治之也。

［**或问**］同为元气之脱何以辨其上脱下脱？答曰：上脱与下脱，其外现之证可据以辨别者甚多。今但即脉以论，如此证脉若水上浮麻，此上脱之征也。若系下脱其脉即沉细欲无矣。且元气上脱下脱之外，又有所谓外脱者。周身汗出不止者是也。萸肉最善敛汗，是以萸肉亦能治之。来复汤及山萸肉解后载有治验之案数则，可参观也。(《医学衷中参西录·霍乱门·霍乱暴脱证》)

奔　豚

○ 一媪，年过六旬，胸腹满闷，时觉有气自下上冲，饮食不能下行。其子为书贾，且知医。曾因卖书至愚书校，述其母病证，且言脉象大而弦硬。为拟此汤（镇摄汤：野台参五钱、生赭石五钱、生芡实五钱、生山药五钱、萸肉五钱、清半夏二钱、茯苓二钱。主治胸膈满闷，其脉大而弦，按之似有力，非真有力，此脾胃真气外泄，冲脉逆气上干之证，慎勿作实证治之。编者注），服一剂满闷即减，又服数剂痊愈。(《医学衷中参西录·治阴虚劳热方·镇摄汤》)

○ 一人，年近五旬，心中常常满闷，呕吐痰水。时觉有气起自下焦，上冲胃口。其脉弦硬而长，右部尤甚，此冲气上冲，并迫胃气上逆也。问其大便，言甚干燥。遂将方中赭石改作一两，又加知母、生牡蛎各五钱，厚朴、苏子各钱半，连服六剂痊愈。(《医学衷中参西录·治阴虚劳热方·镇摄汤》)

○ 张继武，住天津河东吉家胡同，年四十五岁，业商，得冲气上冲兼奔豚证。

［**病因**］初秋之时，患赤白痢证，医者两次用大黄下之，其痢愈而变为此证。

［**证候**］每夜间当丑寅之交，有气起自下焦挟热上冲，行至中焦觉闷而且热，心中烦乱，迟十数分钟其气上出为呃，热即随之消矣。其脉大致近和平，惟两尺稍浮，按之不实。

［**诊断**］此因病痢时，连服大黄下之，伤其下焦气化，而下焦之冲遂挟肾中之相火上冲也。其在丑寅之交者，阳气上升之时也。宜用仲师桂枝加桂汤加减治之。

［**处方**］桂枝尖四钱、生怀山药一两、生芡实（捣碎）六钱、清半夏（水洗三次）四钱、生杭芍四钱、生龙骨（捣碎）四钱、生牡蛎（捣碎）四钱、

张锡纯用山药

生麦芽三钱、生鸡内金（黄色的捣）二钱、黄柏二钱、甘草二钱。

共煎汤一大盅，温服。

[**效果**] 将药煎服两剂，病愈强半，遂即原方将桂枝改用三钱，又加净萸肉、甘枸杞各四钱，连服三剂痊愈。

[**说明**] 凡气之逆者可降，郁者可升，惟此证冲气挟相火上冲，则升降皆无所施。桂枝一药而升降之性皆备，凡气之当升者遇之则升，气之当降者遇之则降，此诚天生使独而为不可思议之妙药也。山药、芡实皆能补肾，又皆能敛戢下焦气化；龙骨、牡蛎，亦收敛之品，然敛正气而不敛邪气，用于此证初无收敛过甚之虞，此四药并用，诚能于下焦之气化培养而镇安之也。用芍药、黄柏者，一泻肾中之相火，一泻肝中之相火，且桂枝性热，二药性凉，凉热相济，方能奏效。用麦芽、鸡内金者，所以运化诸药之力也。用甘草者，欲以缓肝之急，不使肝木助气冲相火上升也。至于服药后病愈强半，遂减轻桂枝加萸肉、枸杞者，俾肝肾壮旺自能扫除病根。至医界同人，或对于桂技升降之妙用而有疑义者，观本书三期二卷参赭镇气汤后所载单用桂枝治愈之案自能了然。（《医学衷中参西录·气病门·冲气上冲兼奔豚》）

鼠 疫

〇 民国十年，黑龙江哈尔滨一带鼠疫盛行，奉天防范甚严，未能传染入境。惟中国银行与江省银行互相交通，鼠疫之毒菌因之有所传。其行中经理施兰孙者，浙江人，年三十余，发生肺炎性鼠疫，神识时明时愦，恒作谵语，四肢逆冷，心中发热，思食凉物，小便短赤，大便数日未行。其脉沉细而迟，心虽发热而周身肌肤之热度无异常人，且闭目昏昏似睡，呼之眼微开，此诚《伤寒论》少阴篇所谓但欲寐之景象也。其舌上无苔，干亮如镜，喉中亦干甚，且微觉疼，时作干咳，此乃因燥生热，肾气不能上达，阴阳不相接续，故证象、脉象如此，其为鼠疫无疑也。此证若燥热至于极点，肺叶腐烂，咳吐血水，则不能治矣。犹幸未至其候，急用药调治，尚可挽回。其治之之法，当以润燥清热为主，又必须助其肾气，使之上达，与上焦之阳分相接续而成坎离相济之实用，则脉变洪大，始为吉兆。爰为疏方于下：

生石膏（捣细）三两、知母八钱、生怀山药六钱、野台参五钱、甘草三钱。

共煎汤三茶盅，分三次温饮下。

按：此方即拙著《衷中参西录》三期六卷中白虎加人参汤以山药代粳米而又加玄参也。方中之义，用石膏以清外感之实热；用山药、知母、玄参以下滋肾阴、上润肺燥；用人参者，诚以热邪下陷于少阴，遏抑肾气不能上达，而人参补而兼升之力既能助肾气上达，更能助石膏以逐除下陷之热邪，使之上升外散也。且凡阴虚兼有实热者，恒但用白虎汤不能退热，而治以白虎加人参汤始能退热，是人参与石膏并用，原能立复真阴于邪热炽盛之时也。

将药三次服完，身热，脉起，舌上微润，情神亦明了，惟大便犹未通下，内蕴之热犹未尽清。俾即原方再服一剂，其大便遂通下，余热亦遂尽消矣。为此证无结核败血之现象，而有肺燥、舌干、喉疼之征，故可名之为肺炎性鼠疫也。(《医学衷中参西录·论鼠疫之原因及治法》)

○ 后又治一人，其病之状况大致皆与前证同（神识时明时惯，恒作谵语，四肢逆冷，心中发热，思食凉物，小便短赤，大便数日未行。其脉沉细而迟，心虽发热而周身肌肤之热度无异常人，且闭目昏昏似睡，呼之眼微开，此诚《伤寒论》少阴篇所谓但欲寐之景象也。其舌上无苔，干亮如镜，喉中亦干甚，且微觉疼，时作干咳。编者注），惟其脉之沉细及咽喉之干疼则较前尤甚，仍投以前方，俾用鲜白茅根煎汤，以之代水煎药，及将药煎成，又调入生鸡子黄同服。服后效验异常，因名其方为坎离互根汤。爰将其方详细录出，以备医界之采用。

坎离互根汤：生石膏（捣细）三两、知母八钱、玄参八钱、野台参五钱、生怀山药五钱、甘草二钱、鸡子黄三枚、鲜茅根（切碎）四两。

先将茅根煎数沸，视茅根皆沉水底，取其汤以之代水，煎方中前六味，取汤三盅，分三次温服下。每服一次，调入生鸡子黄一枚。此方比前方多鸡子黄，而又以茅根汤煎药者，因鸡子黄生用善滋肾润肺，而茅根禀少阳最初之气，其性凉而上升，能发起脉象之沉细也。上方乃取《伤寒论》少阴篇黄连阿胶汤与太阳篇白虎加人参汤之义，而合为一方也。黄连阿胶汤原黄连、黄芩、芍药、阿胶、鸡子黄并用，为此时无真阿胶，故以玄参代之；为方中有石膏、知母，可以省去黄连、黄芩诸药。西人谓鸡子黄中含有副肾髓质之分泌素，故能大滋肾中真阴，实为黄连阿胶汤中之主药，而不以名汤者，以其宜生调入而不可煎汤也。是以单用此一味，而黄连阿胶汤之功用仍在。至于白虎加人参汤中去粳米，而以生山药代之，以山药之性既能和胃（原方用粳米亦取其和胃），又能助玄参、鸡子黄滋肾也。用白虎汤以解伏气之热，而更加人参者，取人参与石膏并用，最善生津止渴，以解寒温之燥热，而其补益之力，又能入于下焦，以助肾气之上达，俾其阴阳之气相接续，其脉之微细者可变为供大，而邪可外透矣。继又服之，脉之洪大者渐臻于和平，而病即痊愈矣。(《医学衷中参西录·论鼠疫之原因及治法》)

放血欲脱

○ 夫子之书，博大精深，包含弘富，固也。然一种仁慈恺恻之情浩瀚无极，而语语本诸实验，不设疑阵，不尚空谈，果能心小胆大，遵用方论，莫不左右逢源，遂使读斯书者，苟无先入之见横亘于胸，皆能心悦诚服，临风膜拜也。勋于医学，本无深切之研究。去秋于友人处得见大著，如获拱璧，立即函购，并尽力宣传，以为斯书多流通一部，即可多救无数之人命。是以会中同人，为先生忠纯信徒者，已不乏人，皆能遵信书中方论，屡愈大证。其尤者，则为海关秦君甲先。此君年力方壮，男于任事，实具心小胆大之天然资格。当夏秋之交，虎疫猖狂，被聘为烟台防疫医院救济医生。每遇摇乱之轻者，皆以卫生防疫宝丹取效。凡至吐泻已极，气息濒危之候，均放胆用急救回阳汤挽救，有照原方加至半倍者。又多有并非霍乱，经粗野针师用宽扁之针放血至数碗，以致奄奄欲脱者，率以数两萸肉、生山药救其急，而以大剂既济汤善其后。其有证本温病，误针放血欲脱，服既济汤[大熟地一两、净萸肉一两、生山药六钱、生龙骨（捣细）六钱、生牡蛎（捣细）六钱、茯苓三钱、白芍三钱、附子一钱。主治大病后阴阳不相维系。编者注]后脉象转实，大热大渴，辄用大剂白虎加人参以山药代粳米汤，石膏有用至三两者，率能得燥粪而愈（本案为他人所治。编者注）。(《医学衷中参西录·高砚樵来函》)

第二节 妇科医案

月经量多

○ 沈阳县尹朱公之哲嗣际生，愚之门生也。黎明时来院叩门，言其夫人因行经下血不止，精神昏愦，气息若无。急往诊视，六脉不全仿佛微动，急用生黄芪、野台参、净萸肉各一两，煅龙骨、煅牡蛎各八钱，煎汤灌下，血止强半，精神见复，过数点钟将药剂减半，又加生怀山药一两，煎服痊愈。

(《医学衷中参西录·黄芪解》)

闭　经

○ 初制此方（系指醴泉饮，生山药一两、大生地五钱、人参四钱、玄参四钱、生赭石四钱、牛蒡子三钱、天冬四钱、甘草二钱。治虚劳发热，或喘或嗽，脉数而弱。编者注）时，原无赭石，有丹参三钱，以运化人参之补力。

后治一年少妇人，信水数月不行，时作寒热，干嗽连连，且兼喘逆，胸膈满闷，不思饮食，脉数几至七至。治以有丹参原方不效，遂以赭石易丹参，一剂咳与喘皆愈强半，胸次开通，即能饮食，又服数剂脉亦和缓，共服二十剂，诸病皆愈。

以后凡治妇女月闭血枯，浸至虚劳，或兼咳嗽满闷者，皆先投以此汤，俾其饮食加多，身体强壮，经水自通。间有瘀血暗阻经道，或显有癥瘕可据者，继服拙拟理冲汤，或理冲丸（皆在第八卷）以消融之，则妇女无难治之病矣。若其人胸中素觉短气，或大便易滑泻者，又当预防其大气下陷（大气下陷详第四卷升陷汤）。用醴泉饮时，宜减赭石、牛蒡子，并一切苏子、蒌仁、紫菀、杏仁，治咳喘套药皆不宜用。

按：短气与喘原迥异。短气者难于呼气不上达也。喘者难于吸气不下降也。而不善述病情者，往往谓喘为“上不来气”，是以愚生平临证，凡遇自言上不来气者，必细经询问，确知其果系呼气难与吸气难，而后敢为施治也。

(《医学衷中参西录·治阴虚劳热方·醴泉饮》)

○ 甘肃马姓，寓天津英租界安居里，有女十七岁。自十六岁秋际，因患右目生内障，服药不愈，忧思过度，以致月闭。自腊月服药，直至次年孟秋月底不愈。其兄向为陆军团长，时赋闲家居，喜涉阅医书。见愚新出版五期《衷中参西录》，极为推许。遂来寓问询，求为诊治。其人体质瘦弱，五心烦热，过午两颧色红，灼热益甚，心中满闷，饮食少许，即停滞不下，夜不能寐。脉搏五至，弦细无力。为其饮食停滞，夜不能寐，投以资生通脉汤（炒白术三钱、生怀山药一两、生鸡内金二钱、龙眼肉六钱、净山萸肉四钱、枸杞子四钱、玄参三钱、生杭芍三钱、桃仁二钱、红花一钱半、甘草二钱。主治室女月闭血枯，饮食减少，灼热咳嗽。编者注），加生赭石（研细）四钱，熟枣仁三钱，服至四剂，饮食加多，夜已能寐，灼热稍退，遂去枣仁，减赭石一钱，又加地黄五钱，丹皮三钱，服约十剂，灼热大减。又去丹皮，将龙眼肉改用八钱，再加怀牛膝五钱。连服十余剂，身体浸壮健。因其月事犹未通下，又加䗪虫五枚、樗鸡十枚。服至五剂，月事已通。然下者不多，遂去樗鸡、地黄。加当归五钱，俾服数剂，以善其后。（《医学衷中参西录·治女科方·资生通脉汤》）

○ 民国二年，客居大名。治一室女，痨瘵年余，月信不见，羸弱不起。询方于愚，为拟此汤（资生汤：治痨瘵羸弱已甚，饮食减少，喘促咳嗽，身热脉虚数者。亦治女子血枯不月。生山药一两、玄参五钱、於术三钱、生鸡内金二钱、牛蒡子三钱。编者注），连服数剂，饮食增多。身犹发热，加生地黄五钱，五六剂后热退，渐能起床，而腿疼不能行动。又加丹参、当归各三钱，服至十剂腿愈，月信亦见。又言有白带甚剧，向忘言及。遂去丹参加生牡蛎六钱，又将於术加倍，连服十剂带证亦愈。（《医学衷中参西录·治阴虚劳热方》）

○ 天津南开中学旁，陈氏女，年十七岁，经通忽又半载不至。

［病因］项侧生有瘰疬，服药疗治，过于咸寒，致伤脾胃，饮食减少，遂至经闭。

［证候］午前微觉寒凉日加，申时，又复潮热，然不甚剧。黎明时或微出汗，咳嗽有痰，夜间略甚，然仍无妨于安眠。饮食消化不良，较寻常减半。心中恒觉发热思食凉物，大便干燥，三四日一行。其脉左部弦而微硬，右部脉亦近弦，而重诊无力，一息搏逾五至。

［诊断］此因饮食减少，生血不足以至经闭也。其午前觉凉者，其气分亦有不足，不能乘阳气上升之时而宣布也。至其晚间之觉热，则显为血虚之象。至于心中发热，是因阴虚生内热也。其热上升伤肺易生咳嗽，胃中消化不良易生痰涎，此咳嗽又多痰也。其大便燥结者，因脾胃伤损失传送之力，而血虚阴亏又不能润其肠也。左脉弦而兼硬者，心血虚损不能润肝滋肾也。右脉弦而无力者，肺之津液、胃之酸汁皆亏，又兼肺胃之气分皆不足也。拟治以资生通脉汤（方在三期八卷），复即原方略为加减，俾与证相宜。

［处方］白术（炒）三钱、生怀山药八钱、大甘枸杞六钱、龙眼肉五钱、生怀地黄五钱、玄参四钱、生杭芍四钱、生赭石（轧细）四钱、当归四钱、桃仁二钱、红花钱半、甘草二钱。

共煎汤一大盅，温服。

复诊 将药连服二十余剂（随时略有加减），饮食增多，身形健壮，诸病皆愈。惟月信犹未通，宜再注意通其月信。

[**处方**] 生水蛭（轧为细末）一两、生怀山药（轧为细末）半斤。

每用山药末七钱，凉水调和煮作茶汤，加红蔗糖融化，令其适口，以之送服水蛭末六分，一日再服，当点心用之，久则月信必通。

[**效果**] 按方服过旬日，月信果通下，从此经血调和无病。

[**方解**] 水蛭《本经》原无炙用之文，而后世本草谓若不炙即用之，得水即活，殊为荒唐之言。尝试用此药，先用炙者无效，后改用生者，见效甚速（三期七卷理冲丸后附有医案，且论水蛭之性甚详），其性并不猛烈，惟稍有刺激性。屡服恐于胃不宜，用山药煮粥送服，此即《金匮》硝石矾石散送以大麦粥之义也。且山药饶有补益之力，又为寻常服食之品，以其粥送水蛭，既可防其开破伤正，且又善于调和胃腑也。(《医学衷中参西录·妇女科·处女经闭》)

○ 杨姓女，年十九岁，出嫁二载，月事犹未见，身体羸瘦，饮食减少，干咳无痰，五心烦热，诊其脉细数有力。仿用《衷中参西录》资生汤方（生山药一两、玄参五钱、於术三钱、生鸡内金二钱、牛蒡子三钱。主治痨瘵羸弱已甚，饮食减少，喘促咳嗽，身热脉虚数者，闭经。编者注），用生山药两，於术二钱，牛蒡子三钱，玄参五钱，生地黄四钱，生鸡内金一钱。连服五剂，热退咳减，食欲增加。遂于原方中去生地，倍於术。又服三剂，汛潮忽至。共服二十剂痊愈。(《医学衷中参西录·周禹锡来函》)

○ 一室女，月信年余未见，已成痨瘵，卧床不起，治以拙拟资生汤（方载三期一卷：生山药一两、玄参五钱、白术三钱、生鸡内金二钱、牛蒡子三钱。主治痨瘵羸弱已甚，饮食减少，喘促咳嗽，身热脉虚数者，闭经。编者注），复俾日用生山药四两煮汁当茶饮之，一月之后，体渐复初，月信亦通，见者以此证可愈，讶为异事(《医学衷中参西录·治阴虚劳热方·一味薯蓣饮》中也录有本案。编者注)。(《医学衷中参西录·山药解》)

倒　　经

○ 曾治一室女，倒经年余不愈，其脉象微弱。投以此汤（加味麦门冬汤：

麦门冬五钱、野台参四钱、清半夏三钱、生山药四钱、生杭芍三钱、丹参三钱、甘草二钱、生桃仁二钱、大枣三枚。主治倒经。编者注），服药后甚觉短气。再诊其脉，微弱益甚。自言素有短气之病，今则益加重耳。恍悟其胸中大气，必然下陷，故不任半夏之降也。遂改用拙拟升陷汤（生黄芪六钱、知母三钱、柴胡一钱五分、桔梗一钱五分、升麻一钱；主治胸中大气下陷，气短不足以息。编者注），连服十剂。短气愈，而倒经之病亦愈。（《医学衷中参西录·治女科方·加味麦门冬汤》）

月经未来

○ 沧州城东，曹庄子曹姓女，年十六岁，天癸犹未至。饮食减少，身体羸瘦，渐觉灼热。其脉五至，细而无力。治以资生通脉汤（炒白术三钱、生怀山药一两、生鸡内金二钱、龙眼肉六钱、净山萸肉四钱、枸杞子四钱、玄参三钱、生杭芍三钱、桃仁二钱、红花一钱半、甘草二钱。主治室女月闭血枯，饮食减少，灼热咳嗽。编者注），服至五剂，灼热已退，饮食加多。遂将方中玄参、芍药各减一钱，又加当归、怀牛膝各三钱。服至十剂，身体较前胖壮，脉象亦大有起色。又于方中，加樗鸡（俗名红娘虫）十枚，服至七八剂，天癸遂至。遂减去樗鸡，再服数剂，以善其后。（《医学衷中参西录·治女科方·资生通脉汤》）

○ 又治一妇人，十七岁，自二七出嫁，未见行经。先因腹胁作疼求为诊治，投以活络效灵丹（当归五钱、丹参五钱、生明乳香五钱、生明没药五钱。若为散，一剂分作四次服，温酒送下。主治气血凝滞，疬癖癥瘕，心腹疼痛，腿疼臂疼，内外疮疡，一切脏腑积聚，经络湮瘀。编者注）。继欲调其月事，投以理冲汤（生黄芪三钱、党参二钱、於术二钱、生山药五钱、天花粉四钱、知母四钱、三棱三钱、莪术三钱、生鸡内金三钱。主治妇女经闭不行或产后恶露不尽，结为癥瘕，以致阴虚作热，阳虚作冷，食少痨嗽，虚证叠来。并治男子痨瘵、一切脏腑癥瘕、积聚、气郁、脾弱、满闷、痞胀、不能饮食。编者注）三剂，月经亦通，三日未止。犹恐瘀血未化，改用王清任少腹逐瘀汤，亦三剂，其人从此月事调顺，身体强壮矣（本案为他人所治。编者注）。（《医学衷中参西录·宾仙园来函》）

带 下 病

○ 一妇人，年二十余，患白带甚剧，医治年余不愈。后愚诊视，脉甚微弱。自言下焦凉甚，遂用此方 [清带汤：生山药一两、生龙骨（捣细）六钱、生牡蛎（捣细）六钱、海螵蛸四钱、茜草三钱。主治带下病。编者注]，加干姜六钱、鹿角霜三钱，连服十剂痊愈。(《医学衷中参西录·治女科方·清带汤》)

○ 又一媪年六旬。患赤白带下，而赤带多于白带，亦医治年余不愈。诊其脉甚洪滑，自言心热头昏，时觉眩晕，已半载未起床矣。遂用清带汤，加白芍六钱，数剂白带不见，而赤带如故，心热、头眩晕亦如故。又加苦参、龙胆草、白头翁各数钱。连服七八剂，赤带亦愈，而诸疾亦遂痊愈。自拟此方以来，用治带下，愈者不可胜数。而独载此两则者（本医案与上医案。编者注），诚以二证病因寒热悬殊。且年少者用此方，反加大热之药，年老者用此方，反加苦寒之药。欲临证者，当知审证用药，不可拘于年岁之老少也。

按：白头翁不但治因热之带证甚效也。邑治东二十里，有古城址基，周十余里，愚偶登其上，见城背阴多长白头翁，而彼处居人未之识也，遂剖取其鲜根，以治血淋、溺血与大便下血之因热而得者甚效，诚良药也。是以仲景治厥阴热痢有白头翁汤也。愚感白头翁具此良材，而千百年埋没于此不见用，因作俚语以记之曰：白头翁住古城阴，埋没英材岁月深，偶遇知音来劝驾，出为斯世起疴沉。

带证，若服此汤未能除根者，可用此汤送服秘真丹（在第二卷）一钱。(《医学衷中参西录·治女科方·清带汤》)

○ 又本邑一少妇，累年多病，身形羸弱，继又下白带甚剧，屡经医治不效。诊其脉迟弱无力，自觉下焦凉甚，治以清带汤，为加干姜六钱、鹿角胶三钱、炙甘草三钱，连服十剂痊愈。统以上经验观之，则海螵蛸、茜草之治带下不又确有把握哉。至其能消癥瘕与否，因未尝单重用之，实犹欠此经验而不敢遽定也。(《医学衷中参西录·海螵蛸、茜草解》)

○ 至于海螵蛸、茜草之治带证，愚亦有确实经验。初临证时，以妇女之带证原系微末之疾，未尝注意，后治一妇人，因病带已不起床，初次为疏方不效，后于方中加此二药遂大见效验，服未十剂，脱然痊愈。于斯愚拟得清带汤方，此二药与龙骨、牡蛎、山药药并用，登于处方编中为治带证的方。(《医学衷中参西录·海螵蛸、茜草解》)

妊娠恶阻

○ 奉天交涉署科员王禅唐之夫人，受妊恶阻呕吐，半月勺水不存，无论何药下咽即吐出，势极危险。势极危险。爰用自制半夏二两（自制者中无矾味，善止呕吐）、生赭石细末半斤、生怀山药两半，共煎汤八百瓦药瓶一瓶（约二十两强），或凉饮温饮，随病人所欲，徐徐饮下，二日尽剂而愈。夫半夏、赭石皆为妊妇禁药，而愚如此放胆用之毫无顾忌者，即《内经》所谓"有故无殒亦无殒也"。然此中仍另有妙理，详参赭镇气汤下，可参观。（《医学衷中参西录·论用药以胜病为主不拘分量之多少》）

○ 天津一区，王氏妇，年二十六岁，受妊后，呕吐不止。

[**病因**] 素有肝气病，偶有拂意，激动肝气，恒作呕吐。至受妊后，则呕吐连连不止。

[**证候**] 受妊至四十日时，每日必吐，然犹可受饮食，后则吐浸加重，迨至两月以后勺水不存。及愚诊视时，不能食者已数日矣。困顿已极，不能起床。诊其脉虽甚虚弱，仍现滑象，至数未改，惟左关微浮，稍似有力。

[**诊断**] 恶阻呕吐，原妊妇之常，兹因左关独浮而有力，知系肝气、胆火上冲，是以呕吐特甚。有谓恶阻呕吐虽甚剧无碍者，此未有阅历之言。愚自行道以来，耳闻目睹，因此证偾事者已有多人，甚勿忽视。此宜急治以镇肝降胃之品，不可因其受妊而不敢放胆用药也。

[**处方**] 生赭石（轧细）两半、党参三钱、生怀山药一两、生怀地黄八钱、生杭芍六钱、大甘枸杞五钱、净萸肉四钱、青黛三钱、清半夏六钱。

药共九味，先将半夏用温水淘三次，将矾味淘净，用做饭小锅煮取清汤一盅，调以面粉煮作茶汤，和以白糖令其适口，服下其吐可止。再将余药八味煎汤一大盅，分三次温服。

复诊 将药连服两剂，呕吐即止。精神气力稍振，可以起坐，其脉左关之浮已去，六部皆近和平。惟仍有恶心之时，懒于饮食，拟再治以开胃、理肝、滋阴、清热之剂。

[**处方**] 生怀山药一两、生杭芍五钱、冬瓜仁（捣碎）四钱、北沙参四钱、碎竹茹三钱、净青黛二钱、甘草二钱。

共煎汤一大盅，分两次温服下。

[**效果**] 将药连服三剂，病遂痊愈，体渐复原，能起床矣。

[**或问**] 赭石《别录》称其能坠胎，原为催生要药，今重用之以治恶阻呕吐，独不虑其有坠胎之弊乎？答曰：《别录》谓其能坠胎者，为赭石之质重坠，可坠已成形之胎也。若胎至五六月时诚然忌之。若在三月以前之胎，虽名为胎不过血脉一团族聚耳。此时惟忌用破血之品，而赭石毫无破血之性。且《本经》谓治赤沃漏下，李氏《纲目》谓治妇人血崩，则其性可知。且其质虽重坠，不过镇降其肝胃上逆之气使归于平，是重坠之力上逆之气当之，即病当之非人当之也。况又与潞参、萸肉、山药诸补益之药并用，此所谓节制之师，是以战则必胜也。(《医学衷中参西录·妇女科·受妊呕吐》)

堕 胎

○ 一妊妇得霍乱证，吐泻约一昼夜，病稍退胎忽滑下。觉神气顿散，心摇摇似不能支持，求愚治疗。既至，则病势大革，殓服在身，已舁诸床，病家欲竟不诊视。愚曰：一息犹存，即可挽回。诊之，脉若有若无，气息奄奄，呼之不应。取药无及，适此舍翁，预购药两剂未服，亦系愚方，共有萸肉六钱，急拣出煎汤灌下，气息稍大，呼之能应。又取萸肉、生山药各二两，煎汤一大碗，徐徐温饮下，精神顿复。俾日用生山药末两余，煮粥服之，以善其后。(《医学衷中参西录·治阴虚劳热方·来复汤》)

子 痫

○ 一娠妇，日发痫风。其脉无受妊滑象，微似弦而兼数。知阴分亏损，血液短少也。亦俾煮山药粥，服之即愈。又服数次，永不再发(《医学衷中参西录·山药解》中也录有本案。编者注)。(《医学衷中参西录·治泄泻方·薯蓣粥》)

妊娠温病

○ 长安县尹，何霖皋君夫人，年三十二岁，受妊五月，于孟秋感受温病。

[**病因**] 怀妊畏热，夜眠当窗，未上窗幔，自窗纱透风，感冒成温。

[**证候**] 初病时调治失宜，温热传里，阳明腑实，延医数人皆言病原当

用大凉之药，因怀妊实不敢轻用，继延愚为诊视，见其面红气粗，舌苔白厚，中心已黄，大便干燥，小便短赤。诊其脉左右皆洪滑而实，一息五至强。

[**诊断**]据此症状脉象观之，不但阳明胃腑之热甚实，即肝胆之热亦甚盛。想其未病之前必曾怒动肝火，若不急清其热，势将迫血妄行，危险即在目前。治以白虎加人参汤，以白虎汤解其热，加参以保其胎，听吾用药可保万全无虞。病家闻此言深相信服，遂为疏方俾急服之。

[**处方**]生石膏（捣细）三两、野党参四钱、生怀地黄一两、生怀山药一两、生杭芍五钱、甘草三钱。

共煎汤三盅，分三次温服下。

[**方解**]此方虽非白虎加人参汤原方，而实以生地黄代知母，以生山药代粳米，而外加芍药也。盖知母地黄同能滋阴退热，而知母性滑，地黄则饶有补肾之力（八味丸中干地黄即药房之中生地黄），粳米与山药皆有浓汁能和胃，而粳米汁浓而不黏，山药之汁浓而且黏，大有固肾之力。如此通变原方，自于胎妊大有益也。外加芍药者，欲借之以清肝胆之热也。

复诊 将药分三次服完，翌日午前大便通下一次，热已退十之七八，脉象已非洪实，仍然有力，心中仍觉发热，拟再用凉润滋阴之品清之。

[**处方**]玄参一两、生怀地黄一两、天花粉五钱、生杭芍五钱、鲜茅根四钱、甘草二钱。

共煎汤两盅，分两次温服下。

[**效果**]将药煎服两剂，病遂霍然痊愈。

[**说明**]凡外感有热之证，皆右部之脉盛于左部之脉，至阳明腑实之证，尤必显然于右部见之。因胃腑之脉原候于右关也。今此证为阳明腑实，其右部之脉洪滑而实宜矣。而左部之脉亦现此象，是以知其未病之先肝中先有郁热，继为外感之热所激，则勃然发动而亦现洪滑而实之脉象也。(《医学衷中参西录·妇女科·怀妊受温病》)

○ 天津北阁西，董绍轩街长之夫人，年三十四岁，怀妊，感受温病兼有痰作喘。

[**病因**]受妊已逾八月，心中常常发热。时当季春，喜在院中乘凉，为风袭遂成此证。

[**证候**]喘息有声，呼吸迫促异常，昼夜不能少卧，心中烦躁。舌苔白厚

欲黄。左右寸脉皆洪实异常，两尺则按之不实，其数八至。大便干燥，小便赤涩。

[诊断]此证前因医者欲治其喘，屡次用麻黄发之。致其元气将脱，又兼外感之热已入阳明。其实热与外感之气相并上冲，是以其脉上盛下虚，喘逆若斯迫促，脉七至即为绝脉，今竟八至恐难挽回。欲辞不治而病家再三恳求，遂勉为拟方。以清其热，止其喘，挽救其气化之将脱。

[处方]净萸肉一两、生怀地黄一两、生龙骨（捣碎）一两、生牡蛎（捣碎）一两。

将四味煎汤，送服生石膏细末三钱，迟五点钟若热犹不退。煎渣再服，仍送服生石膏细末三钱。

复诊　服药头煎、次煎后，喘愈强半，遂能卧眠，迨至黎明胎忽滑下，且系死胎。再诊其脉较前更数，一息九至，然不若从前之滑实，而尺脉则按之即无。其喘似又稍剧，其心中烦躁依旧，且觉怔忡，不能支持。此乃肝肾阴分大亏，不能维系阳分而气化欲涣散也。当峻补肝肾之阴，兼清外感未尽之余热。

[处方]生怀山药六两、玄参两半、熟鸡子黄（捻碎）六个、真西洋参（捣为粗末）二钱。

先将山药煎十余沸，再入玄参、鸡子黄煎汤一大碗，分多次徐徐温饮下。每饮一次，送服洋参末少许，饮完再煎渣取汤接续饮之，洋参末亦分多次送服，勿令余剩。

三诊　翌日又为诊视，其脉已减去三至为六至，尺脉按之有根，知其病已回生。问其心中已不怔忡，惟其心中犹觉发热，此非外感之热，乃真阴未复之热也。当纯用大滋真阴之品以复其阴。

[处方]玄参三两、生怀山药两半、当归四钱、真西洋参（捣为粗末）二钱。

将前三味共煎汤一大碗，分多次温饮下。每饮一次送服洋参末少许。

[四诊]前方服一剂，心中已不觉热，惟腹中作疼，问其恶露所下甚少，当系瘀血作疼。治以化瘀血之品，其疼当自愈。

[处方]生怀山药一两、当归五钱、怀牛膝五钱、生鸡内金（黄色的捣）二钱、桃仁二钱、红花钱半、真西洋参（捣为粗末）二钱。将前六味共煎汤一大盅，送服洋参末一半，至煎渣服时再送服余一半。

［**效果**］前方日服一剂，服两日病遂痊愈。(《医学衷中参西录·妇女科·怀妊得温病兼痰喘》)

不 孕 症

〇 一妇人，自二十出嫁，至三十未育子女。其夫商治于愚。因细询其性质禀赋，言生平最畏寒凉，热时亦不敢食瓜果。其经脉则大致调和，偶或后期两三日。知其下焦虚寒，因思《本经》谓紫石英：气味甘温，治女子风寒在子宫，绝孕十年无子。遂为拟此汤（温冲汤：生山药八钱、当归四钱、附子二钱、肉桂二钱、补骨脂三钱、小茴香二钱、核桃仁二钱、紫石英八钱、鹿角胶二钱。编者注），方中重用紫石英六钱，取其性温质重，能引诸药直达于冲中，而温暖之。服药三十余剂，而畏凉之病除。后数月遂孕，连生子女。益信《本经》所谓治十年无子者，诚不误也。(《医学衷中参西录·治女科方·温冲汤》)

产后神昏

〇 本村张氏妇，得温病，继而小产，犹不以为意。越四五日，其病大发。遍请医生，均谓温病小产，又兼邪热太甚，无方可治。有人告以生自奉天新归，共夫遂造门求为诊治。生至其家，见病人目不识人，神气恍惚，渴嗜饮水，大便滑泻，脉数近八至，且微细无力，舌苔边黄中黑，缩不能伸。举家泣问："此病尚可救否？"答曰："此病按常法原在不治之例。然余受名师传授，竭吾能力，或可挽回。"为其燥热，又兼滑泻，先投以《衷中参西录》滋阴清燥汤（滑石二两、甘草三钱、生杭白芍四钱、生山药一两。主治感冒久在太阳，致热蓄膀胱，小便赤涩，或因小便秘而大便滑泻。或温病，太阳未解，渐入阳明。其人胃阴素亏，阳明腑证证未实，已燥渴多饮。饮水过多，不能运化，遂成滑泻，而燥渴益甚。或喘，或自汗，或小便秘。温疹中多有类此证者，尤属危险之候，用此汤亦宜。此乃胃腑与膀胱同热，又兼虚热之证也。或外表已解，其人或不滑泻，或兼喘息，或兼咳嗽，频吐痰涎，却有外感实热，而脉象虚数者。滑石性近石膏，能清胃腑之热，淡渗利窍，能清膀胱之热，同甘草生天一之水，又能消阴虚之热，一药而三善备，故为之为君。而重用山药之大滋真阴，大固元气者，以为之佐使。且山药生用，则汁浆稠黏，同甘草之甘缓者，能逗留滑石于胃中，使之由胃输脾，由脾达肺，水精四布，循三焦而下通膀胱，则烦热除，小便利，而滑泻止矣。方见治《温病方》。编者注）。一剂泻止，热稍见愈。继投以大剂白虎加人参以山药代粳米汤，为其产后，以玄参代知母，为其舌缩脉数，阴分大亏，又加枸杞、生地。煎汤一大碗，调入生鸡子黄三枚，分数次徐徐温饮下。精神清爽，舌能伸出。连服三剂痊愈。众人皆曰神医。生曰："此皆遵余师之训也。若拘俗说，产后不敢用石膏，庸有幸乎。待是用石膏必须仿白虎加人参汤之义，而以参佐之耳，余师所著《衷中参西录》中论之详矣"（本案为他人所治。编者注）。（《医学衷中参西录·杨鸿恩来函》）

产后下血

○ 天津河东十字街东，李氏妇，年近四旬，得产后下血证。

[**病因**] 身形素弱，临盆时又劳碌过甚，遂得斯证。

[**证候**] 产后未见恶露，纯下鲜血。屡次延医服药血终不止。及愚诊视，已二十八日矣。其精神衰惫，身体羸弱，周身时或发灼，自觉心中怔忡莫支。其下血剧时腰际疼甚，呼吸常觉短气，其脉左部弦细，右部沉虚，一分钟八十二至。

[**诊断**] 即此脉证细参，当系血下陷气亦下陷。从前所服之药，但知治血，不知治气，是以屡次服药无效。此当培补其气血，而以收敛固涩之药佐之。

[**处方**] 生箭芪一两、当归身一两、生怀地黄一两、净萸肉八钱、生龙骨（捣碎）八钱、桑叶十四片、广三七（细末）三钱。

药共七味，将前六味煎汤一大盅，送服三七末一半，至煎渣再服时，仍送服其余一半。

[**方解**] 此乃傅青主治老妇血崩之方。愚又为之加生地黄、萸肉、龙骨也。其方不但善治老妇血崩，即用以治少年者亦效。初但用其原方，后因治一壮年妇人患血崩甚剧，投以原方不效，且服药后心中觉热，遂即原方为加生地黄一两则效。从此，愚再用其方时，必加生地黄一两，以济黄芪之热，皆可随手奏效。今此方中又加萸肉、龙骨者，因其下血既久，下焦之气化不能固摄，加萸肉、龙骨所以固摄下焦之气化也。

复诊 服药两剂，下血与短气皆愈强半，诸病亦皆见愈，脉象亦有起色。

而起坐片时自觉筋骨酸软，此仍宜治以培补气血，固摄下焦气化，兼壮筋骨之剂。

[**处方**] 生箭芪一两、龙眼肉八钱、生怀地黄八钱、净萸肉八钱、胡桃肉五钱、北沙参五钱、升麻一钱、鹿角胶三钱。

药共八味，将前七味煎汤一大盅，鹿角胶另炖化兑服。方中加升麻者，欲以助黄芪升补气分使之上达，兼以升提血分使不下陷也。

三诊 将药连服三剂，呼吸已不短气，而血分则犹见少许，然非鲜血而为从前未下之恶露，此吉兆也。若此恶露不下，后必为羔。且又必须下净方妥，此当兼用化瘀之药以催之速下。

[**处方**] 生箭芪一两、龙眼肉八钱、生怀地黄八钱、生怀山药六钱、胡桃肉五钱、当归四钱、北沙参三钱、鹿角胶四钱、广三七（细末）三钱。

药共九味，先将前七味煎汤一大盅，鹿角胶另炖化兑汤药中，送服三七末一半，至煎渣再服时，仍将所余之鹿角胶炖化兑汤药中，送服所余之三七末。

[**方解**] 此方欲用以化瘀血，而不用桃仁、红花诸药者，恐有妨于从前之下血也。且此方中原有善化瘀血之品，鹿角胶、三七是也。盖鹿角之性原善化瘀生新，熬之成胶其性仍在。前此之恶露自下，实多赖鹿角胶之力，今又助之以三七，亦化瘀血不伤新血之品。连服数剂，自不难将恶露尽化也。

[**效果**] 将药连服五剂，恶露下尽，病遂痊愈。(《医学衷中参西录·妇女科·产后下血》)

○ 一妇人，年二十余。小产后数日，恶露已尽，至七八日，忽又下血。延医服药，二十余日不止。诊其脉洪滑有力，心中热而且渴。疑其夹杂外感，询之身不觉热，又疑其血热妄行，遂将方中生地改用一两，又加知母一两，服后血不止，而热渴亦如故。因思此证，实兼外感无疑。遂改用白虎加人参汤，以山药代粳米。方中石膏重用生者三两。煎汤两盅，分两次温饮下。外感之火遂消，血亦见止。仍与安冲汤一剂 [炒白术六钱、生黄芪六钱、生龙骨（捣细）六钱、生牡蛎（捣细）六钱、大生地六钱、生杭芍三钱、海螵蛸（捣细）四钱、茜草三钱、川续断四钱。主治月经量多、崩漏、月经淋漓不断。编者注]，**遂痊愈**。又服数剂，以善其后。(《医学衷中参西录·治女科方·安冲汤》)

产后温病

○ 天津一区，李氏妇，年二十七岁，于中秋节后得温病。

[**病因**] 产后六日，更衣入厕，受风。

[**证候**] 自厕返后，觉周身发冷，更数小时，冷已又复发热，自用生姜、红糖煎汤乘热饮之，周身得汗稍愈，至汗解而其热如故。迁延两日热益盛，心中烦躁作渴。急延愚为诊视，见其满面火色，且微喘，诊其脉象洪实，右部尤甚，一分钟九十三至。舌苔满布白而微黄，大便自病后未行。

[**诊断**] 此乃产后阴虚生内热，略为外感拘束而即成温病也。其心中烦躁而渴者，因产后肾阴虚损，不能上达舌本，且不能与心火相济也。其微喘者，因肾虚不能纳气也。其舌苔白而微黄者，热已入阳明之腑也。其脉洪实兼数者，此阳明腑热已实，又有阴虚之象也。宜治以白虎加人参汤更少为变通之，方于产后无碍。

[**处方**] 生石膏（捣细）三两、野台参四钱、玄参一两、生怀山药八钱、甘草三钱。

共煎汤三盅，分三次温饮下。

[**方解**] 此方即白虎加人参汤，以玄参代知母，生山药代粳米也。《伤寒》书中用白虎汤之定例，汗吐下后加人参，以其虚也；渴者加人参，以其津液不上潮也，至产后则虚之尤虚，且又作渴，其宜加人参明矣。至以玄参代知母者，因玄参《神农本草经》原谓其治产乳余疾也。以生山药代粳米者，因山药之甘温既能代粳米和胃，而其所含多量之蛋白质，更能补益产后者之肾虚也。如此变通，其方虽在产后用之，可毫无妨碍，况石膏《本经》原谓其微寒，且明载其主产乳乎。

复诊 服药一剂，热退强半，渴喘皆愈。脉象已近和平，大便犹未通下。宜大滋真阴以退其余热，而复少加补气之药佐之。诚以气旺则血易生，即真阴易复也。

[**处方**] 玄参二钱、野党参五钱。

共煎汤两盅，分两次温饮下。

[**效果**] 将药煎服两剂，大便通下，病遂痊愈。(《医学衷中参西录·妇女科·产后温病》)

○ 铁岭友人吴瑞五精医学，尤笃信拙著《衷中参西录》中诸方，用之辄能奏效。其侄文博亦知医。有戚家延之治产后病，临行瑞五嘱之曰："果系产后温热，阳明胃腑大实，非用白虎加人参汤不可，然用时须按《医学衷中参西录》中讲究，以生山药代粳米、玄参代知母，方为万全之策，审证确时，立放胆用之，勿为群言所阻挠也。"及至诊视，果系产后温病，且证脉皆大实，文博遵所嘱开方取药，而药房皆不肯与，谓产后断无用石膏之理，病家因此生疑。文博辞归，病家又延医治数日，病势垂危，复求为诊治。文博携药而往，如法服之，一剂而愈（本案为他人所治。编者注）。（《医学衷中参西录·石膏解》）

○ 一赵姓妇，年二十余，产后八九日，忽得温病。因误用热药发汗，致热渴喘促，舌苔干黑，循衣摸床，呼索凉水，病家不敢与。脉弦数有力，一息七至。急投以白虎加人参以山药代粳米汤。为系产后，更以玄参代知母。方中生石膏重用至四两。又加生地、白芍各数钱。煎汤一大碗，分四次温饮下。尽剂而愈。

当时有知医者在座，疑而问曰："产后忌用寒凉，何以如此放胆，重用生石膏？且知母、玄参皆系寒凉之品，何以必用玄参易知母？"答曰："此理俱在《衷中参西录》。"遂于行箧中出书示之。医者细观移时，始喟然叹服（本案为他人所治。编者注）。（《医学衷中参西录·董寿山来函》）

○ 又马家庄外祖家表妹，字于孙庆屯张姓。因产后病温，服补药二十余剂，致大热、大渴、大汗，屡索凉水。医者禁勿与饮，急欲投井。及生视之，舌黑唇焦，目睛直视，谵语发狂。诊其脉，细数有力。问其小便赤涩，大便紫黑黏滞，不甚通利。盖以产后血虚，又得温病，兼为补药所误，以致外邪无由而出，内热如焚，阴血转瞬告罄。

急投以白虎加人参汤，仍用山药、玄参代粳米、知母。服后一夜安稳，黎明旋又反复，热渴又如从前。细思产后血室空虚，邪热乘虚而入，故大便紫黑，宜调以桃仁承气场，以下其瘀血，邪热当随之俱下。因小便赤涩，膀胱蓄热，又加滑石四钱，甘草钱半。乃开药房者系其本族，谓此药断不可服。病家疑甚，复延前医相质。前医谓，此病余连治三次，投以温补药转剧，昨服白虎加人参汤，既稍见轻，想服承气汤亦无妨也。病家闻之，始敢煎服。因方中大黄重用六钱，俾煎汤一盅半，分三次温饮下。逾三点钟，降下大便如胶漆者二次，鲜红色者一次，小便亦清利，脉净身凉而愈（本案为他人所治。

编者注）。(《医学衷中参西录·董寿山来函》)

产后喘证

○ 奉天大东关关氏少妇，素有痨疾，因产后暴虚，喘嗽大作。治以山药粥，日服两次，服至四五日，喘嗽皆愈，又服数日，其痨疾自此除根。(《医学衷中参西录·山药解》)

○ 同庄张氏女，适邻村郭氏，受妊五月，偶得伤寒，三四日间，胎忽滑下。上焦燥渴，喘而且呻，痰涎壅盛，频频咳吐，延医服药，病未去而转增滑泻，昼夜十余次，医者辞不治，且谓危在旦夕。其家人惶恐，因其母家介绍迎愚诊视。其脉似洪滑，重按指下豁然，两尺尤甚，然为流产才四五日，不敢剧用山药滑石方。遂先用生山药二两，酸石榴一个，连皮捣烂，同煎汁一大碗，分三次温饮下，滑泻见愈，他病如故。再诊其脉，洪滑之力较实，因思此证虽虚，且当忌用寒凉之时，然确有外感实热，若不解其热，他病何以得愈。时届晚三句钟，病人自言每日此时潮热，又言精神困倦已极，昼夜苦不得睡。遂放胆投以生山药两半，滑石一两，生杭芍四钱，甘草三钱，煎汤一大碗，徐徐温饮下，一次只饮药一口，诚以产后脉象又虚，欲其药力常在上焦，不欲其寒凉侵下焦也。斯夜遂得安睡，渴与滑泻皆愈，喘与咳亦愈其半。又将山药、滑石各减五钱，加生龙骨、生牡蛎各八钱，一剂而愈。(《医学衷中参西录·山药解》)

○ 一妇人，产后数日，大喘大汗，身热痨嗽，医者用黄芪、熟地、白芍等药，汗出愈多。后愚诊视，脉甚虚弱，数至七至，审证论脉，似在不治。俾其急用生山药六两，煮汁徐徐饮之，饮完添水重煮，一昼夜所饮之水皆取于山药中，翌日又换山药六两，仍如此煮饮之，三日后诸病皆愈。(《医学衷中参西录·山药解》)

产后痞满

○ 天津一区，张氏妇，年二十六岁，流产之后胃脘满闷，不能进食。

[病因] 孕已四月，自觉胃口满闷，倩人以手为之下推，因用力下推至脐，遂至流产。

［证候］流产之后，忽觉气血上涌充塞胃口，三日之间分毫不能进食。动则作喘，头目眩晕，心中怔忡，脉象微弱，两尺无根。

［诊断］此证因流产后下焦暴虚，肾气不能固摄冲气，遂因之上冲。夫冲脉原上隶阳明胃腑，其气上冲胃气即不能下降（胃气以息息下行为顺），是以胃中胀满，不能进食。治此等证者，若用开破之药开之，胀满去而其人或至于虚脱。宜投以峻补之剂，更用重镇之药辅之以引之下行，则上之郁开而下焦之虚亦即受此补剂之培养矣。

［处方］大潞参四钱、生赭石（轧细）一两、生怀山药一两、熟怀地黄一两、玄参八钱、净萸肉八钱、紫苏子（炒捣）三钱、生麦芽三钱。

共煎汤一大盅，分两次温服下。

［方解］方中用生麦芽，非取其化食消胀也。诚以人之肝气宜升，胃气宜降，凡用重剂降胃，必须少用升肝之药佐之，以防其肝气不舒。麦芽生用原善疏肝，况其性能补益胃中酸汁，兼为化食消胀之妙品乎。

［效果］将药煎服一剂，胃中豁然顿开，能进饮食，又连服两剂，喘与怔忡皆愈。(《医学衷中参西录·妇女科·流产后满闷》)

产后痢疾

邻村泊北庄李氏妇，产后数日，恶露已尽，至七八口，忽又下血。延医服药二十余日不止，其脉洪滑有力，心中热而且渴，疑其夹杂外感，询之身不觉热，舌上无苔，色似微白，又疑其血热妄行，投以凉血兼止血之药，血不止而热渴亦如故。因思此证实夹杂外感无疑，遂改用白虎加人参汤，方中生石膏重用三两，更以生山药代粳米，煎汤三盅，分三次温饮下，热渴遂愈，血亦见止，又改用凉血兼止血之药而愈（张氏在医案前论述说，在女子有因外感之热内迫，致下血不止者，亦可重用白虎加人参汤治之。编者注)。(《医学衷中参西录·石膏解》)

产后汗证

族家嫂，产后十余日，周身汗出不止，且四肢发搐，此因汗出过多而内风动也。急用净萸肉、生山药各二两，俾煎汤服之，两剂愈。(《医学衷中参西录·山萸肉解》)

产后虚劳

○ 又十年春，族弟妇产后虚羸少食，迁延月余，渐至发灼、自汗、消瘦、乏气、干呕、头晕等证，此方书所谓蓐劳也。经医四人治不效，并添颧红作泻。适生自安东归，为之诊视，六脉虚数。检阅所服之方，有遵《医宗金鉴》三合饮者，有守用养荣汤者，要皆平淡无奇。然病势至此，诚难入手，幸脉虽虚数，未至无神，颧虽红，犹不抟聚（若抟聚则阴阳离矣，不抟聚是阴阳犹未离），似尚可治。此盖素即阴虚，又经产后亡血，气亦随之，阴不中守，阳不外固，故汗出气乏；其阴阳不相维系，阴愈亏而阳愈浮，故发烧咳嗽头晕。其颧红者，因其部位应肾，肾中真阳上浮，故发现于此，而红且热也。其消瘦作泻者，以二阳不纳，无以充肌肉，更不特肾阴虚，而脾阴胃液均虚，中权失司，下陷不固，所必然者。此是病之原委欤。再四思维，非《衷中参西录》资生汤（生山药一两、玄参五钱、於术三钱、生鸡内金二钱、牛蒡子三钱。主治痨瘵羸弱已甚，饮食减少，喘促咳嗽，身热脉虚数者，闭经。编者注）不可。遂处方用生怀山药二两，於术三钱，玄参四钱，鸡内金、牛蒡子各二钱，外加净萸肉、龙骨、牡蛎各五钱，止汗并以止泻。五剂后，汗与泻均止，饮食稍进，惟干咳与发热仅去十之二三。又照原方加粉甘草、天冬、生地等味，连服七剂。再照方减萸肉，加党参二钱，服四剂后，饮食大进，并能起坐矣。惟经尚未行。更按资生汤原方，加当归四钱。服数剂后，又复少有加减，一月经脉亦通（本案为他人所治。编者注）。(《医学衷中参西录·万泽东来函》)

产后怔忡

○ 一妇人，产后发汗过多，覆被三层皆湿透，因致心中怔忡，精神恍惚，时觉身飘飘上至屋顶，此虚极将脱，而神魂飞越也。延愚诊视，见其汗出犹不止，六脉皆虚浮，按之即无。急用生山药、净萸肉各一两，生杭芍四钱，煎服。汗止精神亦定。翌日药力歇，又病而反复。时愚已旋里，病家复持方来询。为添龙骨、牡蛎(皆不用煅)各八钱，且嘱其服药数剂，其病必愈。

执意药房中，竟谓方中药性过凉，产后断不宜用，且言此证系产后风，彼有治产后风成方，屡试屡验，怂恿病家用之。病家竟误用其方，汗出不止而脱。夫其证原属过汗所致，而再以治产后风发表之药，何异鸩毒。斯可为

发汗不审虚实者之炯戒矣。(《医学衷中参西录·治女科方·和血息风汤》)

第三节　儿科医案

伤　寒

○ 李姓童子，年十四岁，天津河北耀华织布工厂学徒，得伤寒脉闭证。

[病因] 其左肋下素有郁气，发动时辄作疼，一日发动疼剧，头上汗出，其汗未解，出冒风寒，遂得斯证。

[证候] 头疼身冷，恶寒无汗，心中发热，六脉皆闭。

[诊断] 因其素有肋下作疼之病，身形羸弱；又当汗出之时感冒风寒，则风寒之入者必深，是以脉闭身寒；又肋下素有郁气，其肝胆之火必然郁滞，因外感所束激动其素郁之火，所以心中觉热。法当以发表之药为主，而以清热理郁兼补正之药佐之。

[处方] 麻黄二钱、玄参六钱、生怀山药六钱、野台参二钱、生鸡内金二钱、天花粉五钱、甘草钱半。

先煎麻黄数沸，吹去浮沫，再入诸药同煎一大盅，温服取汗，若不出汗时，宜再服西药阿司匹林一瓦以助其汗。

[效果] 服药两点钟，周身微发热，汗欲出不出，遂将阿司匹林服下，须臾汗出遍体，翌日复诊，其脉已出，五至无力，已不恶寒，心中仍觉发热，遂去麻黄，将玄参、山药皆改用一两，服至三剂后，心中已不发热，遂将玄参、天花粉各减半，再服数剂以善其后。(《医学衷中参西录·伤寒门·伤寒脉闭》)

○ 一童子，年十三，于孟冬得伤寒证。七八日间，喘息鼻煽动，精神昏愦，时作谵语，所言者皆劳力之事。其脉微细而数，按之无力。欲视其舌，干缩不能外伸，启齿探视，舌皮有斑点作黑色，似苔非苔，频饮凉水，毫无濡润之意。愚曰：此病必得之劳力之余，胸中大气下陷，故津液不能上潮，气陷不能托火外出，故脉道瘀塞。不然何以脉象若是，恣饮凉水而不滑泻乎？遂治以白虎加人参以山药代粳米汤 [白虎加人参以山药代粳米汤：生石膏（捣细）三两、知母一两、人参六钱、生山药六钱、粉甘草三钱。上五味，用水五盅，煎取清汁三盅，先温服一盅，病愈者，停后服。若未痊愈者，过两点钟，再服一盅。

主治寒温实热已入阳明之腑，燥渴嗜饮凉水，脉象细数者。编者注），煎汁一大碗，徐徐温饮下，一昼夜间连进二剂，其病遂愈。(《医学衷中参西录·治伤寒温病同用方·白虎加人参以山药代粳米汤》)

又按：脉虚数而舌干者，大便虽多日不行，断无可下之理，即舌苔黄而且黑亦不可下。惟按上所载治法，使其大便徐徐自通，方为稳善。若大便通后，而火犹炽，舌仍干者，可用潞参一两，玄参二两煮汁，徐徐饮之，以舌润火退为度。若或因服药失宜，大便通后，遂滑泻，其虚火上逆，舌仍干者，可用拙拟滋阴固下汤 [滋阴固下汤：生山药两半、怀熟地两半、野台参八钱、滑石五钱、生杭芍五钱、甘草二钱、酸石榴（连皮捣烂）一个。上药七味，用水五盅，先煎酸石榴十余沸，去滓再入诸药，煎汤两盅，分二次温饮下。若无酸石榴，可用煅牡蛎一两代之。汗多者，加山萸肉六钱。主治前证服药后，外感之火已消，而渴与泻仍未痊愈，或因服开破之药伤其气分，致滑泻不止；其人或兼喘逆，或兼咳嗽，或自汗，或心中怔忡者，皆宜急服此汤。编者注] 去滑石，加沙参数钱。若其为日既久，外感之火全消，而舌干神昏，或呼吸之间，常若气不舒，而时作太息者，此大气因服药下陷，病虽愈而不能自复也。宜单用人参两许煎汤服之，或少加柴胡亦可。若微有余热，可加玄参佐之。(《医学衷中参西录·治伤寒温病同用方·白虎加人参以山药代粳米汤》)

温　病

曾治奉天同善堂中孤儿院刘小四，年八岁。孟秋患温病，医治十余日，病益加剧。表里大热，喘息迫促，脉象洪数，重按有力，知犹可治。问其大便，两日未行，投以大剂白虎汤，重用生石膏二两半，用生山药一两以代方中粳米。且为其喘息迫促，肺中伏邪，又加薄荷叶一钱半以清之。俾煎汤两茶盅，作两次温饮下，一剂病愈强半，又服一剂痊愈（张氏在医案前论述说，外感痰喘，宜投以《金匮》小青龙加石膏汤。若其外感之热，已入阳明之腑，而小青龙中之麻、桂、姜、辛诸药，实不宜用。编者注）。(《医学衷中参西录·石膏解》)

○ 奉天小南关马氏幼女，年六七岁，得温病，屡经医治，旬余病势益进，亦遂委之于命，不复治疗。适其族家有幼子得险证，经愚治愈，因转念其女病犹可治，殷勤相求。其脉象数而有力，肌肤热而干涩，卧床上辗转不安，其心中似甚烦躁。以为病久阴亏，不堪外感之灼热，或其痧疹之毒伏藏于内，久未透出，是以其病之现状如是也。问其大便，数日一行。

遂为疏方，生石膏细末二两，潞党参四钱，玄参、天冬、知母、生怀山药各五钱，连翘、甘草各二钱，蝉蜕一钱，煎汤两盅，分数次温饮下。连服二剂，大热已退，大便通下，其精神仍似骚扰不安。再诊其脉，较前无力而浮。疑其病已还表，其余热当可汗解，用西药阿司匹林二分强，和白蔗糖水冲服下。周身微汗，透出白㾦若干而愈。乃知其从前辗转骚扰不安者，因其白㾦未发出也。为每剂中皆有透表之品，故其病易还表，而其痧疹之毒复亦易随发汗之药透出也。(《医学衷中参西录·治幼年温热证宜预防其出痧疹》)

○ 辽宁清丈局科员刘敫辰之幼子，年七岁，于暮春得温病。

[**病因**] 因赴澡堂洗澡，汗出未竭，遽出冒风，遂成温病。

[**证候**] 病初得时，医者不知，用辛凉之药解饥，而竟用温热之药为发其汗，迨汗出遍体，而灼热转剧。又延他医遽以承气下之，病尤加剧，因其无可下之证而误下也。从此不敢轻易服药，迟延数日见病势浸增，遂延愚为诊视，其精神昏愦，间作谵语，气息微喘，肌肤灼热。问其心中亦甚觉热，唇干裂有凝血，其舌苔薄而黄，中心干黑，频频饮水不能濡润。其脉弦而有力，搏近六至，按之不实，而左部尤不任重按，其大便自服药下后未行。

[**诊断**] 此因误汗、误下，伤其气化，兼温热既久阴分亏耗，乃邪实正虚之候也。宜治以大剂白虎加人参汤。以白虎汤清其热，以人参补其虚，再加滋阴之品数味，以滋补阴分之亏耗。

[**处方**] 生石膏(捣细)四两，知母一两、野党参五钱、大生地黄一两、生怀山药七钱、玄参四钱、甘草三钱。

共煎汤三大盅，分三次温饮下。病愈者勿须尽剂，热退即停服。白虎加人参汤中无粳米者，因方中有生山药可代粳米和胃也。

[**效果**] 三次将药服完，温热大减，神已清爽。大便犹未通下，心中犹觉发热，诊其脉仍似有力，遂将原方去山药仍煎三盅，俾徐徐温饮下，服至两盅大便通下，遂停药勿服，病痊愈。(《医学衷中参西录·温病门·温病体虚》)

○ 天津估衣街西头万全堂药局，侯姓学徒，年十三岁，得暑温兼泄泻。

[**病因**] 季夏天气暑热，出门送药受暑，表里俱觉发热，兼头目眩晕。服药失宜，又兼患泄泻。

[**证候**] 每日泄泻十余次，已逾两旬，而心中仍觉发热懒食，周身酸软无

力，时或怔忡，小便赤涩发热，其脉左部微弱，右部重按颇实，搏近六至。

[诊断] 此暑热郁于阳明之腑，是以发热懒食，而肝肾气化不舒，是以小便不利致大便泄泻也。当清泻胃腑，调补肝肾，病当自愈。

[处方] 生怀山药两半、滑石一两、生杭芍六钱、净萸肉四钱、生麦芽三钱、甘草三钱。

共煎汤一大盅，温服。

复诊 服药一剂泻即止，小便通畅，惟心中犹觉发热，又间有怔忡之时，遂即原方略为加减，俾再服之。

[处方] 生怀山药一两、生怀地黄一两、净萸肉八钱、生杭芍六钱、生麦芽二钱、甘草二钱。

共煎汤一大盅，温服。

[效果] 将药连服两剂，其病霍然痊愈。

[说明] 初次所用之方，即拙拟之滋阴清燥汤加山萸肉、生麦芽也。从来寒温之热传入阳明，其上焦燥热下焦滑泻者，最为难治，因欲治其上焦之燥热，则有碍下焦之滑泻；欲补其下焦之滑泻，则有碍上焦之燥热，是以医者对之恒至束手。然此等证若不急为治愈，则下焦滑泻愈久，上焦燥热必愈甚，是以本属可治之证，因稍为迟延竟至不可救者多矣。惟拙拟之滋阴清燥汤，山药与滑石并用，一补大便，一利小便。而山药多液，滑石性凉，又善清上焦之燥热，更辅以甘草、芍药以复其阴（仲景谓作甘草芍药汤以复其阴），阴复自能胜燥热，而芍药又善利小便，甘草亦善调大便，汇集四味为方，凡遇证之上焦燥热下焦滑泻者，莫不随手奏效也。间有阳明热实，服药后滑泻虽止而燥热未尽清者，不妨继服白虎汤。其热物理虚者，或服白虎加人参汤，若虑其复作滑泻，可于方中仍加滑石三钱，或更以生山药代粳米煎取清汤，一次只饮一大口，徐徐将药服完，其热全消，亦不至复作滑泻。愚用此法救人多矣，滋阴清燥汤后，附有治愈多案可参观也。至此案方中加萸肉、生麦芽者，因其肝脉弱而不舒，故以萸肉补之，以生麦芽调之，所以遂其条达之性也。至于第二方中为泻止小便已利，故去滑石。为心中犹怔忡，故将萸肉加重。为犹有余热未清，故又加生地黄。因其余热无多，如此治法已可消除净尽，无须服白虎汤及白虎加人参汤也。（《医学衷中参西录·温病门·暑温兼泄泻》）

○ 一农家孺子，年十一。因麦秋农家忙甚，虽幼童亦作劳田间，力薄不堪重劳，遂得温病。手足扰动，不能安卧，谵语不休，所言者皆劳力之事，昼夜目不能瞑。脉象虽实，却非洪滑。拟投以此汤（白虎加人参以山药代粳米汤。编者注），又虑小儿少阳之体，外邪方炽，不宜遽用人参，遂用生石膏两半、蝉蜕一钱，煎服后，诸病如故。复来询方，且言其苦于服药，昨所服者，呕吐将半。愚曰：单用生石膏二两，煎取清汁，徐徐温饮之，即可不吐，乃如言服之，病仍不愈。再为诊视，脉微热退，谵语益甚，精神昏昏，不省人事。急用野台参两半、生石膏二两，煎汁一大碗，分数次温饮下。身热脉起，目遂得瞑，手足稍安，仍作谵语。又于原渣加生石膏、麦冬各一两，煎汁二盅，分两次温饮下，降大便一次，其色甚黑，病遂愈。

按：此证若早用人参，何至病势几至莫救。幸即能省悟，犹能竭力挽回，然亦危而后安矣。愚愿世之用白虎汤者，宜常存一加人参之想也。

又按：此案与前案［指一童子，年十七。于孟夏得温证，八九日间，呼吸迫促，频频咳吐，痰血相杂。其咳吐之时，疼连胸胁，上焦微嫌发闷。诊其脉，确有实热，而数至七至，摇摇无根。盖其资禀素弱，又兼读书劳心，其受外感又甚剧，故脉象若是之危险也。为其胸胁疼闷兼吐血，遂减方中人参之半，加竹茹、三七（捣细冲服）各二钱。用三七者，不但治吐血，实又兼治胸胁之疼也。一剂血即不吐，诸病亦见愈。又服一剂痊愈。编者注］观之，凡用白虎汤而宜加人参者，不必其脉现虚弱之象也。凡诊知其人劳心过度，或劳力过度，或在老年，或有宿疾，或热已入阳明之腑，脉象虽实，而无洪滑之象，或脉有实热，而至数甚数者，用白虎汤时，皆宜酌加人参。（《医学衷中参西录·治伤寒温病同用方·白虎加人参以山药代粳米汤》）

○ 有外感之实热日久不退，致其人气血两亏，危险迫于目前，急救以白虎加人参汤，其病只愈一半，必继服他种补益之药始能痊愈者，今试详述一案以征明之。

一幼女年九岁，于季春上旬感受温病，医者以热药发之，服后分毫无汗，转觉表里大热，盖已成白虎汤证也。医者不知按方施治，迁延二十余日，身体尪羸，危险之征兆歧出，其目睛上窜，几至不见，筋惕肉瞤，周身颤动，时作嗳声，间有喘时，精神昏愦，毫无知觉，其肌肤甚热，启其齿见舌缩而干，苔薄微黄，其脉数逾六至，左部弦细而浮，不任重按，右部亦弦细而重诊似有力，大便旬日未行。此久经外感之热灼耗，致气血两虚，肝风内动，真阴失守，元气将脱之候也。宜急治以白虎加人参汤，再辅以滋阴固气之品，庶可救愈，特虑病状若此，汤药不能下咽耳。其家人谓偶与以勺水或米汤犹知下咽，想油以药亦知下咽也，于斯遂为疏方。

[处方] 生石膏细末二两，野台参三钱，生怀山药六钱，生怀地黄一两，生净萸肉一两，甘草二钱。

共煎汤两大盅，分三次温饮下。

按：此方即白虎加人参汤以生地黄代知母，生山药代粳米，而又加山萸肉也。此方若不加萸肉，为愚常用之方，以治寒温证当用白虎加人参汤而体弱阴亏者。今重加山萸肉一两者，诚以人当元气不固之时，恒因肝脏之疏泄而上脱，此证目睛之上窜，乃显露之征兆（当属于肝），重用萸肉以收敛肝脏之疏泄，元气即可不脱。且喻嘉言谓，上脱之证，若但知重用人参，转令人气高不返。重用萸肉为之辅弼，自无斯弊，可稳重建功。

将药三次服完，目睛即不上窜，身体安稳，嗳声已止，气息已匀，精神较前明了，而仍不能言，大便犹未通下，肌肤犹热，脉数已减，不若从前之浮弦，右部重诊仍似有力，遂即原方略为加减，俾再服之。

[第二方] 生石膏细末两半，野台参三钱，生怀地黄一两，生净萸肉六钱，天冬六钱，甘草二钱。

煎汤两盅，分两次温饮下，每饮一次调入生鸡子黄一枚。

按：目睛已不上窜而犹用萸肉者，诚以此证先有嗳气之病，是其气难于上达也。凡气之难于上达者，须防其大便通后，气或下脱，故用萸肉以预防之。至于鸡子黄，化学家谓其含有副肾髓质，即善滋真阴，生用之又善润大便，是以加之。

此药日服一剂，服两日热已全退，精神之明了似将复原，而仍不能言，大便仍未通下，间有努力欲便之状。诊其脉热象已静且微弱，拟用灌肠法通其大便。先用野台参三钱，萸肉、天冬各四钱，煎汤服下。然后用灌肠法以通其大便。安然通下，仍不能言，细诊其脉微弱益甚，右部关前之脉几至不见。乃恍悟其所以不能言者，胸中大气下陷也，升补其胸中大气，使之上达于舌本必能言矣。

[第三方] 生箭芪三钱，野台参三钱，生怀山药一两，大甘枸杞一两，北沙参一两，天冬六钱，寸冬（带心）六钱，升麻一钱，桔梗钱半。

共煎汤一盅半，分两次温服下。

此方连服两剂，遂能言语，因方中重用滋阴之药以培养其精神，而精神亦复常矣。（《医学衷中参西录·续申白虎加人参汤之功用》）

○ 又奉天大南关烧锅胡同刘世忱之幼女，年五岁，周身发热，上焦燥渴，下焦滑泻，迁延日久，精神昏愦，危至极点，脉象数而无力，重诊即无。

为疏方：生怀山药一两，滑石八钱，连翘、生杭芍、甘草各三钱，蝉蜕、羚羊角（此一味另煎当水饮之，煎至数次尚有力）各一钱半，煎汤一盅半，分三次温服下，周身发出白痧，上焦烦渴、下焦滑泻皆愈。

按：此方即滋阴宣解汤加羚羊角也。凡幼年得温热病即滑泻者，尤须防其痧疹之毒内伏不能外出（滑泻则身弱，恒无力托痧疹之毒外出），此方既能清热止泻，又能表毒外出，所以一药而愈也。（《医学衷中参西录·治幼年温热证宜预防其出痧疹》）

咳　　嗽

○ 抚顺姚旅长公子，年九岁，因有外感实热久留不去，变为虚劳咳嗽证。

[病因] 从前曾受外感，热入阳明。医者纯用甘寒之药清之，致病愈之后，犹有些些余热稽留脏腑，久之阴分亏耗，浸成虚劳咳嗽证。

[证候] 心中常常发热，有时身亦觉热，懒于饮食，咳嗽频吐痰涎，身体瘦弱。屡服清热宁嗽之药，即稍效病仍反复，其脉象弦数，右部尤弦而兼硬。

[诊断] 其脉象弦数者，热久涸阴血液亏损也。其右部弦而兼硬者，从前外感之余热，犹留滞于阳明之腑也。至其咳嗽吐痰，亦热久伤肺之现象也。欲治此证，当以清其阳明余热为初步，热清之后，再用药滋养其真阴，病根自不难除矣。

[处方] 生石膏（捣细）两半、大潞参三钱、玄参五钱、生怀山药五钱、鲜茅根三钱、甘草二钱。

共煎汤一盅半，分两次温饮下。若无鲜茅根时，可用鲜芦根代之。

[方解] 此方即白虎加人参汤以玄参代知母，生山药代粳米，而又加鲜茅根也。盖阳明久郁之邪热，非白虎加人参汤不能清之，为其病久阴亏，故又将原方稍微变通，使之兼能滋阴也。加鲜茅根者，取其具有升发透达之性，

与石膏并用，能清热兼能散热也。

复诊 将药煎服两剂，身心之热大减，咳嗽吐痰已愈强半，脉象亦较前和平。知外邪之热已清，宜再用药专滋其阴分，俾阴分充足自能尽消其余热也。

[**处方**] 生怀山药一两、大甘枸杞八钱、生怀地黄五钱、玄参四钱、沙参四钱、生杭芍三钱、生远志二钱、白术二钱、生鸡内金（黄色的捣）二钱、甘草钱半。

共煎汤一盅，温服。

[**效果**] 将药连服三剂，饮食加多，诸病皆愈。

[**方解**] 陆九芝谓："凡外感实热之证，最忌但用甘寒滞腻之药治之。其病纵治愈，亦恒稽留余热，永锢闭于脏腑之中，不能消散，致热久耗阴，浸成虚劳，不能救药者多矣。"此诚见道之言也。而愚遇此等证，其虚劳不至过甚，且脉象仍有力者，恒治以白虎加人参汤，复略微变通，使之退实热兼能退虚热，约皆可随手奏效也。(《医学衷中参西录·虚劳喘嗽门·虚劳咳嗽兼外感实热证》)

○ 近族曾孙女莹姐，自幼失乳，身形羸弱，自六七岁时恒发咳嗽，后至十一二岁嗽浸增剧，概服治嗽药不效。愚俾用生怀山药细末熬粥，调以白糖令适口，送服生鸡内金细末二三分，或西药百布圣二瓦，当点心服之，年余未间断。痨嗽虽见愈，而终不能除根。诊其脉，肺胃似皆有热，遂俾用北沙参轧为细末，每服二钱，日两次。服至旬余，咳嗽痊愈。然恐其沙参久服或失于凉，改用沙参三两，甘草二两，共轧细，亦每服二钱，以善其后。

按：沙参出于吉林者良，其色白质坚，称为北沙参。究之沙参为肺家要药，其质宜空。吾邑海滨产有空沙参，实较北沙参尤良，惜岁出无多，不能远及耳。(《医学衷中参西录·论沙参为治肺痨要药》)

疳　积

○ 友人朱钵文，滦州博雅士也，尤精于医。其来院中时，曾与论及山药与百布圣同服之功效。后钵文还里，值其孙未周岁失乳，食以牛乳则生热。钵文伴用山药稠粥，调以百布圣及白糖哺之，数月后其孙比吃乳时转胖。

后将其方传至京师，京中用以哺小儿者甚多，皆胖壮无病（本案为他人所

治。编者注)。(《医学衷中参西录·山药解》)

呕　吐

○ 辽宁测量局长张孝孺君之幼孙，年四岁，得慢脾风证。

[病因] 秋初恣食瓜果，久则损伤脾胃，消化力减犹不知戒，中秋节后遂成慢脾风证。

[证候] 食欲大减，强食少许犹不能消化，医者犹投以消食开瘀之剂，脾胃益弱，浸至吐泻交作，间发抽掣，始求愚为诊视，周身肌肤灼热，其脉则微细欲无，昏睡露睛，神气虚弱。

[诊断] 此证因脾胃虚寒，不能熟腐水谷消化饮食，所以作吐泻。且所食之物不能融化精微以生气血，惟多成寒饮，积于胃中溢于膈上，排挤心肺之阳外出，是以周身灼热而脉转微细，此里有真寒外作假热也。其昏睡露睛者，因眼胞属脾胃，其脾胃如此虚寒，眼胞必然紧缩，是以虽睡时而眼犹微睁也。其肢体抽掣者，因气血亏损，不能上达于脑以濡润斡旋其脑髓神经(《内经》谓上气不足，则脑为之不满。盖血随气升，气之上升者少，血之上升亦少。可知观囟门未合之小儿，患此证者，其囟门必然下陷，此实脑为不满之明证，亦即气血不能上达之明征也)，是以神经失其常司，而肢体有时抽掣也。此当投以温暖之剂，健补脾胃以消其寒饮，诸病当自愈。

[处方] 赤石脂(研细)一两、生怀山药六钱、熟怀地黄六钱、焦白术三钱、乌附子二钱、广肉桂(去粗皮后入)二钱、干姜钱半、大云苓片钱半、炙甘草二钱、高丽参(捣为粗末)钱半。

药共十味，将前九味煎汤一大盅，分多次徐徐温服，每次皆送服参末少许。

[方解] 方中重用赤石脂者，为其在上能镇呕吐，在下能止泄泻也。人参为末送服者，因以治吐泻丸散优于汤剂，盖因丸散之渣滓能留恋于肠胃也。

[效果] 将药服完一剂，呕吐已止，泻愈强半，抽掣不复作，灼热亦大轻减，遂将干姜减去，白术改用四钱，再服一剂，其泻亦止。又即原方将附子减半，再加大甘枸杞五钱，服两剂病遂痊愈。

[说明] 按：此证若呕吐过甚者，当先用《福幼编》逐寒荡惊汤开其寒饮，然后能受他药，而此证呕吐原不甚剧，是以未用。(《医学衷中参西录·痫痉癫狂

○ 辽宁省公署科员侯寿平之幼子，年七岁，于季秋得慢脾风证。

[病因] 秋初病疟月余方愈，愈后觉左胁下痞硬，又屡服消瘀之品，致脾胃虚寒不能化食，浸至吐泻交作，兼发抽掣。

[证候] 日晡潮热，两颧发红，昏睡露睛，手足时作抽掣，剧时督脉紧而头向后仰（俗名角弓反张），无论饮食药物服后半点钟即吐出，且带出痰涎若干，时作泄泻，其脉象细数无力。

[诊断] 疟为肝胆所受之邪，木病侮土，是以久病疟者多伤脾胃。此证从前之左胁下痞硬，脾因受伤作胀也。而又多次服消导开破之品，则中焦气化愈伤，以致寒痰留饮积满上溢，迫激其心肺之阳上浮则面红，外越而身热，而其病本实则凉也。其不受饮食者，为寒痰所阻也；其兼泄泻者，下焦之气化不固也；其手足抽掣者，血虚不能荣筋养肝，则肝风内动而筋紧缩也；抽掣剧时头向后仰者，不但督脉因寒紧缩，且以督脉与神经相连，督脉病而脑髓神经亦病，是以改其常度而妄行也。拟先用《福幼编》逐寒荡惊汤开其寒痰，俾其能进饮食斯为要务。

[处方] 胡椒一钱、干姜一钱、肉桂一钱、丁香十粒（上四味共捣成粗渣）、高丽参一钱、甘草一钱。

先用灶心土三两煮汤澄清，以之代水，先煎人参、甘草七八沸，再入前四味同煎三四沸，取清汤八分杯，徐徐灌之。此方即逐寒荡惊汤原方加人参、甘草也。原方干姜原系炮用，然炮之则其气轻浮，辣变为苦，其开通下达之力顿减，是以不如生者。特是生用之则苛辣过甚，故加甘草和之，且能逗留干姜之力使绵长也。又加人参者，欲以补助胸中大气以运化诸药之力，仲师所谓大气一转，其气（即痰饮）乃散也。又此方原以胡椒为主，若遇寒痰过甚者，可用至钱半。又此物在药房中原系备药，陈久则力减，宜向食料铺中买之。

复诊 将药服后呕吐即止，抽掣亦愈，而潮热、泄泻亦似轻减，拟继用《福幼编》中加味理中地黄汤，略为加减俾服之。

[处方] 熟怀地黄五钱、生怀山药五钱、焦白术三钱、大甘枸杞三钱、野党参二钱、炙箭芪二钱、干姜二钱、生杭芍二钱、净萸肉二钱、肉桂（后入）一钱、红枣（掰开）三枚、炙甘草一钱、胡桃（用仁捣碎）一个。

共煎汤一大盅，分多次徐徐温服下。

［**方解**］此方之药为温热并用之剂，热以补阳，温以滋阴，病本寒凉是以药宜温热，而独杂以性凉之芍药者，因此证凉在脾胃，不在肝胆，若但知暖其脾胃，不知凉其肝胆，则肝胆因服热药而生火，或更激动其所寄之相火，以致小便因之不利，其大便必益泄泻，芍药能凉肝胆，尤善利小便，且尤善敛阳气之浮越以退潮热，是以方中特加之也。

《福幼编》此方干姜亦系炮用，前方中之干姜变炮为生，以生者善止呕吐也。今呕吐已止，而干姜复生用者，诚以方中药多滞腻，犹恐因之生痰，以干姜生用之苦辣者开通之，则滞腻可化，而干姜苦辣过甚之性，即可因与滞腻之药并用而变为缓和，此药性之相合而化亦即相得益彰也。

又此方原亦用灶心土煎汤以之代水煎药，而此时呕吐已止，故可不用。然须知灶心土含碱质甚多，凡柴中有碱质者烧余其碱多归灶心土，是以其所煮之汤苦咸，甚难下咽，愚即用时恒以灶圹红土代之。且灶心土一名伏龙肝，而雷敩谓用此土勿误用灶下土，宜用灶额中赤土，此与灶圹中红土无异，愚从前原未见其说，后得见之，自喜拙见与古暗合也。

［**效果**］将药连服两剂，潮热与泄泻皆愈，脉象亦较前有力。遂去白术，将干姜改用一钱，又服两剂痊愈。(《医学衷中参西录·痫痉癫狂门·慢脾风》)

〇 又奉天省长公署科长侯寿平之哲嗣，年五岁，因服凉泻之药太过，致成慢惊，胃寒吐泻，常常瘈疭，精神昏愦，目睛上泛，有危在顷刻之象。为处方，用熟地黄二两、生山药一两，干姜、附子、肉桂各二钱，净萸肉、野台参各三钱，煎汤一杯半，徐徐温饮下，吐泻瘈疭皆止，精神亦振，似有烦躁之意，遂去干姜加生杭芍四钱，再服一剂痊愈。

统观以上诸案，冯氏谓地黄大补肾中元气之说，非尽无凭。盖阴者阳之守，血者气之配，地黄大能滋阴养血，大剂服之，使阴血充足，人身元阳之气，自不至上脱下陷也。(《医学衷中参西录·地黄解》)

泄　泻

〇 如璧还里，遇一孺子，泄泻月余，身热燥渴，嗜饮凉水，强与饮食，即恶心呕吐，多方调治不愈。如璧投以此汤（加味天水散：生山药一两、滑石六钱、粉甘草三钱。作汤服。主治暑日泄泻不止，肌肤烧热，心中燥渴，小便不利，或兼喘促。小儿尤多此证，用此方更佳。编者注），一剂，燥渴与泄泻即愈其半。又服一剂，能进饮食，诸病皆愈（本案为他人所治。编者注）。(《医学衷中参西录·治泄泻方·加味天水散》)

○ 寒温之证，上焦燥热、下焦滑泻者，皆属危险之候。因欲以凉润治燥热，则有碍于滑泻，欲以涩补治滑泻，则有碍于燥热。愚遇此等证，亦恒用生山药，而以滑石辅之，大抵一剂滑泻即止，燥热亦大轻减。若仍有余热未尽除者，可再徐调以凉润之药无妨。

奉天大东关旗人号崧宅者，有孺子，年四岁，得温病，邪犹在表，医者不知为之清解，遽投以苦寒之剂，服后连四五日滑泻不止，上焦燥热，闭目而喘，精神昏愦。延为诊治，病虽危险，其脉尚有根柢，知可挽回。遂用生山药、滑石各一两，生杭芍四钱，甘草三钱，煎汤一大茶杯，为其幼小，俾徐徐温饮下，尽剂而愈。然下久亡阴，余有虚热，继用生山药、玄参各一两以清之，两剂热尽除。(《医学衷中参西录·山药解》)

○ 津市钱姓小儿，四岁，灼热滑泻，重用滋阴清燥汤（滑石二两、甘草三钱、生杭白芍四钱、生山药一两。主治感冒久在太阳，致热蓄膀胱，小便赤涩，或因小便秘而大便滑泻。编者注）治愈。(《医学衷中参西录·治愈笔记》)

○ 邻村赵姓幼男，年八岁，脾胃受伤，将成慢脾风证。

[病因] 本系农家，田园种瓜看守其间，至秋日瓜熟，饥恒食瓜当饭，因之脾胃受伤，显露慢脾风征兆。

[证候] 食后，饮食不化恒有吐时，其大便一日三四次，多带完谷，其腿有时不能行步，恒当行走之时委坐于地，其周身偶有灼热之时，其脉左部弦细，右部虚濡，且至数兼迟。

[诊断] 此证之吐而且泻及偶痿废不能行步，皆慢脾风征兆也。况其周身偶或灼热，而脉转弦细虚濡，至数且迟，此显系内有真寒外有假热之象。宜治以大剂温补脾胃之药，俾脾胃健旺自能消化饮食，不复作吐作泻，久之则中焦气化舒畅，周身血脉贯通，余病自愈。

[处方] 生怀山药一两、白术（炒）四钱、熟怀地黄四钱、龙眼肉四钱、干姜三钱、生鸡内金（黄色的捣）二钱、生杭芍二钱、甘草二钱。

共煎汤一大盅，分两次温服下。

复诊　将药煎服两剂，吐泻灼热皆愈，惟行走时犹偶觉腿有不利，因即原方略为加减，俾多服数剂当痊愈。

[处方]　生怀山药一两、熟怀地黄四钱、龙眼肉四钱、胡桃仁四钱、白术（炒）三钱、川续断三钱、干姜二钱、生鸡内金（黄色的捣）二钱、生杭芍钱半、甘草钱半。

共煎汤一大盅，分两次温服。

[效果]　将药煎服两剂，病遂痊愈，因切戒其勿再食生冷之物，以防病之反复。(《医学衷中参西录·痫痉癫狂门·将成慢脾风》)

○　天津一区钱姓幼男，年四岁，于孟秋得温热兼泄泻，病久不愈。

[病因]　季夏感受暑温，服药失宜，热留阳明之腑，久则灼耗胃阴，嗜凉且多嗜饮水，延至孟秋，上热未清，而下焦又添泄泻。

[证候]　形状瘦弱已极，周身灼热，饮食少许则恶心欲呕吐。小便不利，大便一昼夜十余次，多系稀水，卧不能动，哭泣无声，脉数十至且无力（四岁时，当以七至为正脉），指纹现淡红色，已透气关。

[诊断]　此因外感之热久留耗阴，气化伤损，是以上焦发热懒食，下焦小便不利而大便泄泻也。宜治以滋阴、清热、利小便兼固大便之剂。

[处方]　生怀山药一两五钱、滑石一两、生杭芍六钱、甘草三钱。

煎汤一大盅，分数次徐徐温服下。

[方解]　此方即拙拟滋阴清燥汤也。原方生山药是一两，今用两半者，因此幼童瘦弱已极，气化太虚也。方中之义，山药与滑石同用，一利小便，一固大便，一滋阴以退虚热，一泻火以除实热。芍药与甘草同用，甘苦化合，味近人参，能补益气化之虚损。而芍药又善滋肝肾以利小便，甘草又善调脾胃以固大便，是以汇集而为一方也。

[效果]　将药连服两剂，热退泻止，小便亦利，可进饮食，惟身体羸瘦不能遽复。俾用生怀山药细末七八钱许，煮作粥，调以白糖，作点心服之。且每次送西药百布圣一瓦，如此将养月余始胖壮。

[附记]　此钱姓幼男之舅，系西暖杨秀章君，为愚在陆军充军医正时之从事。见愚治愈此病，深叹中药若用之得法，有挽回造化之权。于斯从愚兼习中医，今已深窥医理之奥，中西并用而为救世之良医矣。(《医学衷中参西录·温病门·温热泄泻》)

○ 又治一五岁幼童。先治以逐寒荡惊汤（胡椒、炮姜、肉桂各一钱，丁香十粒，共捣成细渣。以灶心土三两煮汤，澄清，药皆捣碎，不可久煎，肉桂又忌久煎，三四沸即可，煎药大半茶杯。编者注），可进饮食矣，而滑泻殊甚。继投以加味理中地黄汤（熟地五钱，焦白术三钱，当归、党参、炙黄芪、炒补骨脂、炒酸枣仁、枸杞子各二钱，炮干姜、山茱萸、炙甘草、肉桂各一钱，生姜三片，红枣三枚，胡桃仁二个，打碎为引。灶心土二两，煮水煎药。取浓汁一茶杯，加附子五分，煎水挽入。量小儿大小，分数次灌之。如咳嗽不止者，加米壳、金樱子各一钱。如大热不退者，加生白芍一钱。泄泻不止，去当归加丁香七粒。隔二三日，止用附子二三分。盖因附子大热，中病即宜去之。如用附子太多，则大小便闭塞不出。如不用附子，则脏腑沉寒，固结不开。若小儿虚寒至极，附子又不妨用一二钱。若小儿但泻不止，或微见惊搐，尚可受药吃乳便利者，并不必服逐寒荡惊汤，只服此汤一剂，而风定神清矣。若小儿尚未成慢惊，不过昏睡发热，或有时热止，或昼间安静，夜间发热，均宜服之。若新病壮实之小儿，眼红口渴者，乃实火之证，方可暂行清解。但果系实火，必大便闭结，气壮声洪，且喜多饮凉水。若吐泻交作，则非实火可知。此方补造化阴阳之不足，有起死回生之功。倘大虚之后，服一剂无效，必须大剂多服为妙。编者注），一日连进两剂，泄泻不止，连所服之药亦皆泻出。

遂改用红高丽参大者一支，轧为细末，又用生怀山药细末六钱煮作粥，送服参末一钱强。如此日服三次，其泻遂止。翌日仍用此方，恐作胀满，又于所服粥中调入西药百布圣六分。如此服至三日，病痊愈。（《医学衷中参西录·论脾风治法》）

惊　风

○ 己巳端阳前，友人黄文卿幼子，生六月，头身胎毒终未愈。禀质甚弱，忽肝风内动，抽掣绵绵不休。囟门微凸，按之甚软，微有赤色。指纹色紫为爪形。目睛昏而无神，或歪。脉浮小无根。此因虚气化不固，致肝阳上冲脑部扰及神经也。文卿云：此证西医已诿为不治，不知尚有救否？答曰：此证尚可为，听吾用药，当为竭力治愈。遂先用定风丹（生明乳香三钱、生明没药三钱、朱砂一钱、大蜈蚣一条、全蝎一钱。共为细末，每小儿哺乳时，用药分许，置其口中，乳汁送下，一日约服药五次。主治初生小儿绵风，其状逐日抽掣，绵绵不已，亦不甚剧。编者注）三分，水调灌下。继用生龙骨、生牡蛎、生石决明以潜其阳；钩藤、薄荷叶、羚羊角（锉细末，三分）以息其风；生箭芪、生山药、山萸肉、西洋参以补其虚；清半夏、胆南星、粉甘草以开痰降逆和中。共煎汤多半杯，调入定风丹三分，频频灌之。二剂肝风止，又增损其方，四剂痉愈。（《医学衷中参西录·赵利庭来函》）

小儿瘛疭

○ 天津北门西白家胡同，董氏幼女，年三岁，患瘛疭病。

[**病因**] 暮春气暖着衣过厚，在院中嬉戏，出汗受风，至夜间遂发瘛疭。

[**证候**] 剧时闭目昏昏，身躯后挺，两手紧握，轻时亦能明了，而舌肿不能吮乳，惟饮茶汤及代乳粉。大便每日溏泻两三次，如此三昼夜不愈，精神渐似不支，皮肤发热，诊其脉亦有热象。

[**诊断**] 此因春暖衣厚，肝有郁热，因外感激发其热上冲脑部，排挤脑髓神经失其运动之常度，是以发搐。法当清其肝热，散其外感，兼治以镇安神经之药，其病自愈。

[**处方**] 生怀山药一两、滑石八钱、生杭芍六钱、连翘三钱、甘草三钱、全蜈蚣（大者）两条、朱砂（细末）二分。

药共七味，将前六味煎汤一盅，分数次将朱砂徐徐温送下。

[**效果**] 将药煎服一剂，瘛疭已愈，其头仍向后仰，左手仍拳曲不舒，舌肿已消强半，可以吮乳，大便之溏已愈。遂即原方减滑石之半，加玄参六钱，煎服后，左手已不拳曲，其头有后仰之意，遂减去方中滑石，加全蝎三个，服一剂痉愈。盖蜈蚣之为物，节节有脑，原善理神经以愈瘛疭；而蝎之为物，腹有八星，列作两行，实为木之成数，故能直入肝经以理肝舒筋（肝主筋），项间之筋舒则无拘挛，头自不向后仰矣。（《医学衷中参西录·痫痉癫狂门·受风瘛疭》）

黄　疸

○ 戊午仲秋，愚初至奉天，有小北门里童子朱文奎者，年十三岁，得黄疸证月余，服药无效，浸至不能饮食，其脉甚沉细，治以此散 [硝石矾石散：硝石、矾石等份为散，大麦粥汁和服方寸匕（约重一钱），日三服。编者注]。为其年幼，一次止服六分。旬日病愈，而面目犹微黄。改用生山药、生薏米各八钱、茯苓三钱，连服数剂痊愈。文奎虽在髫龄，已善书画，自书对联酬愚，字态韶秀，盖仿王梦楼也。(《医学衷中参西录·治黄疸方·审定《金匮》黄疸门硝石矾石散方》)

疟 病

○ 奉天商埠局旁吕姓童子，年五岁，于季夏初旬，周身发热，至下午三句钟时，忽又发凉，须臾凉已，其热愈烈，此温而兼疟也。彼治于东人所设南满医院，东医治以金鸡纳霜，数日病不少减。盖彼但知治其间歇热，不知治其温热，其温热不愈，间歇热亦不愈。

及愚视之，羸弱已甚，饮水服药辄呕吐，大便数日未行，脉非洪大，而重按有力。知其阳明之热已实，其呕吐者，阳明兼少阳也。为兼少阳，所以有疟疾。为拟方：生石膏三两、生赭石六钱、生山药六钱、碎竹茹三钱、甘草三钱。煎汤一盅半，分三次温饮下。将药饮完未吐，一剂大热已退，大便亦通。至翌日复作寒热，然较轻矣。投以硫酸规泥涅二分强，分三次用白糖水送下，寒热亦愈。(《医学衷中参西录·临证随笔》)

血 证

○ 又有他校学生，年十四岁，吐血数日不愈，其吐之时，多由于咳嗽。诊其脉，甚迟濡，右关尤甚。疑其脾胃虚寒，不能运化饮食，询之果然。盖吐血之证多由于胃气不降。饮食不能运化，胃气即不能下降。咳嗽之证，多由于痰饮入肺。饮食迟于运化，又必多生痰饮，因痰饮而生咳嗽，因咳嗽而气之不降者更转而上逆，此吐血之所由来也，亦投以温降汤（干姜、白术、清半夏各三钱，生怀山药六钱，生赭石细末四钱，生杭芍、生姜各二钱，厚朴钱半。编者注），一剂血止，接服数剂，饮食运化，咳嗽亦愈。(《医学衷中参西录·论治吐血、衄血证间有因寒者》)

○ 一童子，年十三，从愚读书。一日之间衄血四次。诊其脉甚和平，询之亦不觉凉热。为此证热者居多，且以童子少阳之体，时又当夏令，遂略用清凉止血之品，衄益甚，脉象亦现微弱，遂改用温降汤，一剂而愈。(《医学衷中参西录·治吐衄方·温降汤》)

或问：此汤以温降为名，用药宜热不宜凉矣。乃既用干姜之热，复用芍药之凉，且用干姜而更用生姜者何也？答曰：脾胃与肝胆，左右对待之脏腑也。肝胆属木，中藏相火，其性恒与热药不宜。用芍药者，所以防干姜之热力入肝也。且肝为藏血之脏，得芍药之凉润者以养之，则宁谧收敛而血不妄行。更与生姜同用，且能和营卫，调经络，引血循经，此所以用干姜又用生姜也。（《医学衷中参西录·治吐衄方·温降汤》）

○ 岁在壬寅，训蒙于邑北境刘仁村庄，愚之外祖家也。有学生刘玉良者，年十三岁，一日之间，衄血四次，诊其脉甚和平，询其心中不觉凉热。为衄血之证，热者居多，且以童子少阳之体，时又当夏令，遂略用清凉止血之品，衄益甚，脉象亦现微弱。知其胃气因寒不降，转迫血上溢而为衄也（《内经》谓阳明厥逆，衄呕血）。投以温降汤（干姜、白术、清半夏各三钱，生怀山药六钱，生赭石细末四钱，生杭芍、生姜各二钱，厚朴钱半），一剂即愈。（《医学衷中参西录·干姜解》）

○ 天津公安局，崔姓工友之子，年十三岁，得大便下血证。

[病因] 仲夏天热，赛球竞走，劳力过度，又兼受热，遂患大便下血。

[证候] 每日大便，必然下血，便时腹中作疼，或轻或剧，若疼剧时，则血之下者必多，已年余矣。饮食减少，身体羸弱，面目黄白无血色，脉搏六至，左部弦而微硬，右部濡而无力。

[诊断] 此证当因脾虚不能统血，是以其血下陷至其腹，所以作疼，其肠中必有损伤溃烂处也。当用药健补其脾胃，兼调养其肠中溃烂。

[处方] 生怀山药一两、龙眼肉一两、金银花四钱、甘草三钱、广三七（轧细末）二钱半、鸦胆子（去皮，拣其仁之成实者）八十粒，共药六味，将前四味煎汤，送服三七、鸦胆子各一半，至煎渣再服时，仍送服其余一半。

[效果] 将药如法服两次，下血病即除根矣。（《医学衷中参西录·血病门·大便下血》）

痹　证

○ 在奉曾治一幼童得此证（指痹证。编者注），已危至极点，奄奄一息，数日未断，舁至院（指立达中医院。编者注）中亦治愈。由斯知西药之性近和平，试之果有效验，且洞悉其原质者，故不妨与中药并用也。爰拟方于下，以备采择。

阿司匹林一瓦半，生怀山药一两，鲜茅根（去净皮切碎）二两，将山药茅根煎汤三茶杯，一日之间分三次温服，每次送服阿司匹林半瓦。若服一次周身得汗后，二次阿司匹林可少用。至翌日三次皆宜少用。以一日间三次所服之阿司匹林有一次微似有汗即可，不可每次皆有汗也。如此服之，大约两旬即可愈矣。

按：阿司匹林之原质存于杨柳皮中，西人又制以硫酸，其性凉而能散，最善治人之肢体关节因风热肿疼。又加生山药以滋阴，防其多汗伤液；加鲜茅根以退热，即以引湿热自小便出也（后按方服愈，登《绍兴医报》致谢）。（《医学衷中参西录·答余姚周树堂为母问疼风证治法》）

疹

○ 曾治一六七岁幼女，病温半月不愈。其脉象数而有力，肌肤热而干涩，其心甚烦躁，辗转床上不能安卧。疑其病久阴亏，不堪外感之灼热，或其痧疹之毒伏藏未能透出，是以其病之现状若斯。问其大便，三日未行。投以大剂白虎加人参汤，以生山药代粳米，又为加连翘二钱，蝉蜕一钱，煎汤两盅，分数次温饮下。连服二剂，大便通下，大热已退，心中仍骚扰不安。再诊其脉，已还浮分。疑其余热可作汗解，遂用阿司匹林一瓦和白糖冲水服之，周身得微汗，透出白疹若干，病遂愈。

由斯知阿司匹林原可为诱发痧疹之无上妙药。而石膏质重气轻原亦具透表之性，又伍以最善发表之阿司匹林，其凉散之力尽透于外，化作汗液而不复留中（石膏煮水毫无汁浆，是以不复留中），是以胃腑之热未实而亦可用也。愚临证五十年，治此证者不知凡几，其始终皆经愚一人治者，约皆能为之治愈也（张锡纯在本案前阐发说，按：猩红热本非危险之证，而所以多危险者，以其证现白虎汤证时，医者不敢放胆用白虎汤治之也。至愚治此证时，不但胃腑大实之候可放胆投以大剂白虎汤，即当其疹初见点，其人表里壮热，脉象浮洪，但问其大便实者，恒用生石膏一两或两半煎汤，送服西药阿司匹林二分，周身得微汗，其疹全发出而热亦退矣）。（《医学衷中参西录·详论猩红热治法》）

○ 奉天大南门内官烧锅胡同刘玺珊之幼女，年四岁，于孟夏时胸腹之间出白痧若干，旋即不见，周身壮热，精神昏愦，且又泄泻，此至危之候也。为疏方：生怀山药、滑石各八钱，连翘、生杭芍各三钱，蝉蜕、甘草各二钱，羚羊角一钱（另煎兑服），煎汤一大盅，和羚羊角所煎之汤，共盅半，分三次温服下，其白痧复出，精神顿爽，泻亦遂止。继又用解毒清火之品调之，痊愈。(《医学衷中参西录·羚羊角辨》)

○ 天津南门西沈家台，杨姓幼子，年四岁，于季春发生温疹。

[病因]春暖时气流行，比户多有发生此病者，因受传染。

[证候]周身出疹甚密，且灼热异常。闭目昏昏，时作谵语。气息迫促，其唇干裂紫黑，上多凝血。脉象数而有力。大便不实，每日溏泻两三次。

[诊断]凡上焦有热之证，最忌下焦滑泻。此证上焦之热已极，而其大便又复溏泻，欲清其热，又恐其溏泻益甚，且在发疹，更虞其因溏泻毒内陷也。是以治此证者，当上清其热，下止其泻，兼托疹毒外出，证候虽险，自能治愈。

[处方]生怀山药一两、滑石一两、生石膏（捣细）一两、生杭芍六钱、甘草三钱、连翘三钱、蝉蜕钱半。

共煎一大盅，分多次徐徐温饮下。

[效果]分七八次将药服完。翌日视之其热大减，诸病皆见愈。惟不能稳睡，心中似骚扰不安，其脉象仍似有力。遂将方中滑石、石膏皆减半，煎汤送安宫牛黄丸半丸，至煎渣再服时，又送服半丸，病遂痊愈。(《医学衷中参西录·温病门·温疹》)

疮 疡

奉天陆军参谋长赵海珊之侄，年六岁。脑后生疮，漫肿作疼，继而头面皆肿，若赤游丹毒。继而作抽掣，日甚一日。浸至周身僵直，目不能合，亦不能瞬，气息若断若续，吟呻全无。其家人以为无药可治，待时而已。阅两昼夜，形状如故，试灌以勺水，似犹知下咽。因转念或犹可治，而彼处医者，咸皆从前延请而屡次服药无效者也。其祖父素信愚，因其向患下部及两腿皆肿，曾为治愈。其父受瘟病甚险，亦舁至院（指张锡纯在沈阳开办的立达中医院。编者注）中治愈。遂亦舁之来院（相距十里许），求为诊治。其脉洪数而实，肌肤发热。知其夹杂温病，阳明腑证已实，势虽垂危，犹可挽回。

遂用生石膏细末四两，以蒸汽水煎汤两茶杯，徐徐温灌之。周十二时剂尽，脉见和缓，微能作声。又用阿司匹林瓦半，仍以汽水所煎石膏汤分五次送下，限一日夜服完。服至末二次，皆周身微见汗，其精神稍明了，肢体能微动。从先七八日不食，且不大便，至此可少进茶汤，大便亦通下矣。继用生山药细末煮作稀粥，调以白蔗糖，送服阿司匹林三分瓦之一，日两次，若见有热，即间饮汽水所煮石膏汤。又以蜜调黄连末，少加薄荷冰，敷其头面肿处，生肌散敷其疮口破处，如此调养数日，病势减退，可以能言。其左边手足仍不能动，试略为屈伸，则疼不能忍。细验之，关节处皆微肿，按之觉疼，知其关节之间，因外感之热而生炎也。遂又用鲜茅根煎浓汤（无鲜茅根可代以鲜芦根），调以白蔗糖，送服阿司匹林半瓦，日两次。俾服药后周身微似有汗，亦间有不出汗之时，令其关节中之炎热，徐徐随发表之药透出。又佐以健补脾胃之药，俾其多进饮食。如此旬余，左手足皆能运动，关节能屈伸，以后饮食复常，停药勿服，静养半月，行动如常矣。此证共用生石膏三斤，阿司匹林三十瓦，始能完全治愈。愚用阿司匹林治热性关节肿疼者多矣，为此证最险，故详记之（张氏在医案前论述说，西人、东人，治热性关节肿疼，皆习用阿司匹林。而关节肿疼之挟有外感实热者，又必与石膏并用，方能立见奇效。编者注）。(《医学衷中参西录·石膏解》)

第四节　外科医案

疮　疡

○ 一人年二十余。因抬物用力过度，腰疼半年不愈。忽于疼处发出一疮，在脊梁之旁，微似红肿，状若覆盂，大径七寸。疡医以为腰疼半年，始现此疮，其根蒂必深而难治。且其内外发热，饮食懒进，舌苔黄厚，脉象滑数。知其证兼外感实热，投以白虎加人参汤，热退能食。数日，又复虚汗淋漓，昼夜不止，遂用龙骨、牡蛎（皆不用煅）、生杭芍、生山药各一两为方，两剂汗止。继治以清火、消肿、解毒之药，若拙拟消乳汤，去瓜蒌加金线重楼、三七(冲服)之类，更加鹿角霜钱许以引经。惟消乳汤以知母为君重八钱，兹则所用不过五六钱。外用五倍子、三七、枯矾、金线重楼、白及为末，以束其根；乳香、没药、雄黄、金线重楼、三七为末，以敷其顶，皆用醋调之。旬日疮消三分之二，其顶甚软。遂以乌金膏（以雄黄炒巴豆仁至黑色，研细，名乌金膏）调香油敷其软处。二日，疮破出稠脓若干。将此内托生肌散（生黄芪四两、甘草二两、生明乳香一两半、生明没药一两半、生杭芍二两、天花粉三两、丹参一两半。上七味，共为细末，开水送服三钱，日三次。若将散剂变作汤剂，须先将花粉改用四两八钱，一剂分作八次煎服，较散剂生肌尤速。主治瘰疬疮疡破后，气血亏损不能化脓生肌，或其疮数年不愈，外边疮口甚小，里边溃烂甚大，且有串至他处不能敷药者。编者注）改作汤剂投之，外敷拙拟化腐生肌散。七八日间疮口长平，结痂而愈。自言其疮自始至终未尝觉疼，盖因用药节节得着也。然徒精外科者，又何能治此疮乎。

徐灵胎治疮最重围药。以围药束住疮根，不使毒势散漫，又能阻隔周身之热力不贯注于疮，则疮必易愈。愚治此疮所用束根之药，实师徐氏之意也。
（《医学衷中参西录·治疮科方·内托生肌散》）

疹

○ 奉天粮秣厂科员王啸岑之子，年二十八岁，周身发热，出白痧甚密。经医调治失宜，迁延至旬日，病益加剧。医者又欲用大青龙汤减去石膏，啸岑疑其性热，不敢用，延愚为之诊治。其周身发热，却非大热，脉数五至，似有力而非洪实，舌苔干黑，言语不真，其心中似怔忡，又似烦躁，自觉难受莫支。其家人谓其未病之时，实劳心过度，后遂得此病。参之脉象病情，知其真阴内亏，外感之实热又相铄耗，故其舌干如斯，心中之怔忡烦躁又如斯也。问其大便，数日未行，似欲便而不能下通。

遂疏方用：生石膏细末三两，潞党参五钱，生山药五钱，知母、天花粉各八钱，连翘、甘草各二钱，生地黄一两半，蝉蜕一钱。俾煎汤三盅，分三次温饮下，又嘱其服药之后，再用猪胆汁少调以醋，用灌肠器注射之，以通其大便，病家果皆如所嘱。翌日视之，大便已通下，其灼热、怔忡、烦躁皆愈强半，舌苔未退而干黑稍瘥。又将原方减石膏之半，生地黄改用一两。连服三剂，忽又遍身出疹，大便又通下，其灼热怔忡烦躁始痊愈。恐其疹出回急，复为开清毒托表之药，俾服数剂以善其后。

按：此证既出痧矣，原不料其后复出疹，而每剂药中皆有透表之品者，实恐其蕴有痧毒未尽发出也。而疹毒之终能发出，实即得力于此。然非临时细细体察，拟方时处处周密，又何能得此意外之功效哉！

按：此证非幼科，亦因温而兼疹，故连类及之，且俾人知温而兼疹之证，非独幼科有之，即壮年亦间有之也。（《医学衷中参西录·治幼年温热证宜预防其出痧疹》）

○ 舒啸岑，天津二区华新公司办公处经理，年四十五岁，于仲夏得温病兼痧疹。

[病因] 舒君原精医术，当温疹流行之时，屡次出门为人诊病，受其传染因得斯病。

[证候] 其前数日皆系自治，屡次服表疹清热之药，疹已遍身出齐而热仍不退，因求愚为诊治。其表里俱觉发热，且又烦躁异常，无片时宁静，而其脉则微弱不起，舌苔薄而微黄，大便日行一次不干不溏，小便赤涩短少。

[诊断] 此证当先有伏气化热，因受外感之传染而激发，缘三焦脂膜窜入少阴遏抑肾气，不能上与心火相济，是以舌苔已黄，小便短赤，阳明腑热已实，而其脉仍然无力也。其烦躁异常者，亦因水火之气不相交也。此虽温病，实与少阴伤寒之热者无异，故其脉亦与少阴伤寒之脉同。当治以白虎加人参汤，将原方少为变通，而再加托表疹毒之品辅之。

[处方] 生石膏（捣细）二两，大潞参四钱、天花粉八钱、生怀山药八钱、鲜茅根四钱、甘草二钱。

共煎汤两盅，分两次温服下。

此方即白虎加人参汤以花粉代知母，生山药代粳米，而又加鲜茅根也。花粉与知母皆能清热，而花粉于清热之外又善解毒，山药与粳米皆能和胃，而山药于和胃之外又能滋肾。方中之义，用白虎汤以治外感实热，如此变通则兼能清其虚热，解其疹毒，且又助以人参更可治证实脉虚之热，引以鲜茅根并可治温病下陷之热也。

复诊 将药煎服一剂，热退强半，烦躁亦大轻减，可安睡片时。至翌日过午，发热烦躁又如旧，脉象仍然无力，因将生石膏改用三两，潞参改用五钱，俾煎汤三盅，分三次温饮下。每饮一次，调入生鸡子黄一枚。服后其病亦见愈，旋又反复，且其大便一日两次，知此寒凉之药不可再服。乃此时愚恍然会悟，得治此证之的方矣。

[处方] 鲜白茅根（切碎）六两。

添凉水五盅，在炉上煎一沸，即将药罐离开炉眼，约隔三寸许，迟十分钟再煎一沸，又离开炉眼，再迟十分钟，视其茅根皆沉水底其汤即成。若茅根不沉水底，可再煎一沸，约可取清汤三盅，乘热顿饮之，以得微汗方佳。

[效果] 此方如法服两剂，其病脱然愈矣。

[说明] 按：此证其伏气之化热，固在三焦，而毒菌之传染，实先受于上

焦，于斯毒热相并随上焦之如雾而弥漫于全身之脏腑经络不分界限。茅根禀少阳最初之气，凉而能散，且其形不但中空，周遭廿上皆小孔玲珑透彻，故能通达经络脏腑无微不至。惟性甚平和，非多用不能奏效。是以一剂重用至六两，其凉散之力，能将脏腑经络间之毒热尽数排出（茅根能微汗利小便，皆其排出之道路），毒热清肃，烦躁自除矣。愚临证五十年，用白虎加人参汤时不知凡几，约皆随手奏效。今此证两次用之无效，而竟以鲜白茅根收其功，此非愚所素知，乃因一时会悟后则屡次用之皆效，故特详之以为治温疹者开一法门也。若其脉象洪滑甚实者，仍须重用石膏清之，或石膏茅根并用亦可。又按白茅根必须用鲜者，且必如此煎法方效。但依之成功多用可至十两，少用亦须至四两，不然此证前两方中皆有茅根四钱未见效验，其宜多用可知矣。又药局中若无鲜者，可自向洼中剖之，随处皆有。若剖多不能一时皆用，以湿土埋之永久不坏。（《医学衷中参西录·温病门·温病兼痧疹》）

○一室女，感冒风热，遍身瘾疹，烦渴滑泻，又兼喘促。其脉浮数无力。愚踌躇再四，亦投以滋阴宣解汤［滑石一两、甘草三钱、连翘三钱、蝉蜕三钱（去足土）、生杭芍四钱、生山药一两。若滑泻者，甘草须加倍。主治温病，太阳未解，渐入阳明。编者注］，**两剂诸病皆愈**（《医学衷中参西录·山药解》中也录有本案。编者注）。

按：服滋阴宣解汤，皆不能出大汗，且不宜出大汗，为其阴分虚也。间有不出汗者，病亦可愈。（《医学衷中参西录·治温病方·滋阴宣解汤》）

梅　毒

○曾治一人，从前患毒淋，服各种西药两月余，淋已不疼，白浊亦大见轻，然两日不服药，白浊仍然反复。愚俾用膏淋汤（生山药一两、生芡实六钱、生龙骨六钱、生牡蛎六钱、大生地六钱、潞党参三钱、生杭芍三钱。主治膏淋。编者注），送服秘真丹，两次而愈。（《医学衷中参西录·治淋浊方》）

痃　癖

○一少年，因治吐血，服药失宜，痃癖结于少腹（在女子为癥瘕，在男子为痃癖），大如锦瓜。按之甚坚硬，其上相连有如瓜蔓一条，斜冲心口，饮

第三章　医案

食减少，形体羸弱。其脉微细稍数。治以此汤（理冲汤：生黄芪三钱、党参二钱、白术二钱、生山药五钱、天花粉四钱、知母四钱、三棱三钱、莪术三钱、生鸡内金三钱。用水三盅，煎至将成，加好醋少许，滚数沸服。服此汤十余剂后，虚证自退，三十剂后，瘀血可尽消。主治经闭，或产后恶露不尽结为癥瘕、痃癖、积聚、气郁、脾弱、满闷、痞胀。编者注），服十余剂癖全消。(《医学衷中参西录·治女科方·理冲汤》)

外　伤

○ 又，丁卯夏，川鄂战争，救一兵士，子弹由背透胸出，由伤处检出碎骨若干，每日令食牛乳、山药，数日饮食稍进，口吐臭脓，不能坐立。后每日令服松脂两次，每次一钱，三日后臭脓已尽，伤口内另长新骨。月余伤口全平，行步如常（本案为他人所治。编者注）。(《医学衷中参西录·治伤寒温病同用方·仙露汤》)

○ 又乙丑季夏上旬，曾治刘衣福，年过四旬，因分家起争，被其弟用刀伤脐下，其肠流出盈盆，忽然上气喘急，大汗如雨。经数医诊治，皆无把握，因迎生速往诊视。观其形状危险，有将脱之势，遂急用生黄、净萸肉、生山药各一两，固其气以防其脱。煎汤服后，喘定汗止。查看其肠已破，流有粪出，遂先用灰锰氧冲水，将粪血洗净。所破之肠，又急用桑根白皮作线为之缝好，再略上磺碘，将其肠慢慢纳进。再用洋白线将肚皮缝好。又用纱布浸灰锰氧水中，候温，复其上，用白士林少调磺碘作药棉，覆其上，用绷带扎住，一日一换。内服用《衷中参西录》内托生肌散（生黄芪四两、甘草二两、生明乳香一两半、生明没药一两半、生杭芍二两、天花粉三两、丹参一两半。上七味共为细末，开水送服三钱，日三次。若将散剂变作汤剂，须先将花粉改用四两八钱，一剂分作八次煎服，较散剂生肌尤速。主治瘰疬疮疡破后，气血亏损不能化脓生肌，或其疮数年不愈，外边疮口甚小，里边溃烂甚大，且有串至他处不能敷药者。编者注），变为汤剂，一日煎渣再服。三星期痊愈。

按：此证未尝用妙化丹，因其伤重而且险，竟能救愈，洵堪为治此重伤者之表准，故连类及之。且所用内托生肌散，为愚治疮毒破后生肌之方，凡疮破后溃烂、不速生肌者，用之最效。若欲将散剂变为汤剂，宜先将天花粉改为四两，一剂分作八剂，一日之间煎渣再服，其生肌之力较服散药尤效。又愚答友人陆晋笙书中（在后），有脐下生疮破后出尿之方，较此方少丹参，用之亦甚效验，能治愈至险之疮证，可参观。（《医学衷中参西录·外伤甚重救急方》）

第五节　五官科医案

眼睛红肿

○ 愚在奉时，有高等检察厅书记官徐华亭，年逾四旬，其左目红胀肿疼，入西人所设施医院中治数日，疼胀益甚。其疼连脑，彻夜不眠。翌晨视之，目上已生肉螺，严遮目睛。其脉沉部有力，而浮部似欠舒畅，自言胸中满闷且甚热。投以调胃承气汤加生石膏两半，柴胡二钱，下燥粪若干，闷热顿除，而目之胀疼如故。再诊其脉，变为洪长，仍然有力。恍悟其目之胀疼连其脑中亦觉胀疼者，必系脑部充血，因脑而病及于目也。

急投以拙拟建瓴汤（生怀山药一两、怀牛膝一两、生赭石八钱、生龙骨六钱、生牡蛎六钱、生怀地黄六钱、生杭芍四钱、柏子仁四钱。若大便不实者去赭石，加建莲子三钱。若畏凉者，以熟地易生地。编者注），服一剂，目脑之疼胀顿愈强半。又服二剂，痊愈。至其目中所生肉螺，非但服药所能愈。点以拙拟磨翳药水，月余其肉螺消无芥蒂。（《医学衷中参西录·论目疾由于脑充血者治法》）

牙　痛

○ 愚素无牙疼病。丙寅腊底，自津回籍，因感冒风寒，觉外表略有拘束，抵家后又眠于热炕上，遂陡觉心中发热，继而左边牙疼。因思解其外表，内热当消，牙疼或可自愈。服西药阿司匹林一瓦半（此药原以一瓦为常量），得微汗，心中热稍退，牙疼亦觉轻。迟两日，心中热又增，牙疼因又剧。方书谓上牙龈属足阳明，下牙龈属手阳明，愚素为人治牙疼有内热者，恒重用生石膏少佐以宣散之药清其阳明，其牙疼即愈。于斯用生石膏细末四两，薄荷叶钱半，煮汤分两次饮下，日服一剂。两剂后，内热已清，疼遂轻减。翌日因有重证应诊远出，时遍地雪深三尺，严寒异常，因重受外感，外表之拘束甚于初次，牙疼因又增剧，而心中却不觉热。遂单用麻黄六钱（愚身体素强壮是以屡次用药皆倍常量，非可概以之治他人也），于临睡时煎汤服之。未得汗。继又煎渣再服，仍未得汗。睡至夜半始得汗，微觉肌肤松畅，而牙疼如故。剧时觉有气循左侧上潮，疼彻辅颊，且觉发热。有时其气旁行，更疼如锥刺。恍悟此证确系气血挟热上冲，滞于左腮，若再上升至脑部，即为脑充血矣。遂用怀牛膝、生赭石细末各一两煎汤服之，其疼顿愈，分毫不复觉疼，且从前头面畏风，从此亦不复畏风矣。盖愚向拟建瓴汤〔生怀山药一两、怀牛膝一两、生赭石八钱、生龙骨六钱、生牡蛎六钱、生怀地黄六钱、生杭芍四钱、柏子仁四钱。若大便不实者去赭石，加建莲子（去心）三钱。若畏凉者，以熟地易生地。编者注〕用治脑充血证甚效，方中原重用牛膝、赭石，今单用此二药以治牙疼，更捷如影响，此诚能为治牙疼者别开一门径矣，是以详志之。(《医学衷中参西录·自述治愈牙疼之经过》)

白　喉

○ 曾治一贵州人，孙抟九，年二十，肄业于奉天高等师范学校，得白喉证。屡经医治，不外《忌表抉微》诸方加减。病日增重，医者逡谓不治。后愚为诊视，其脉细弱而数，黏涎甚多，须臾满口，即得吐出。知系脾肾两虚，肾虚气化不摄，则阴火上逆，痰水上泛。而脾土虚损，又不能制之（若脾土不虚，不但能制痰水上泛，并能制阴火上逆），故其咽喉肿疼，黏涎若是之多也。投以六味地黄汤（熟地黄、牡丹皮、泽泻、山萸肉、茯苓、山药），加於术，又少加苏子。连服十剂痊愈。

咽喉之证，热者居多。然亦兼有寒者，不可不知。王洪绪曰：咽喉之间，素分毫无病，顷刻之间，或疼或闷，此系虚寒、阴火之证。用肉桂、炮姜、甘草各五分，置碗内浸以滚水，仍将碗置于滚水中，饮药一口，徐徐咽下立愈。或用乌附之片，涂以鲜蜜，火炙透至黑，取一片口含咽津，至片不甜时，再换一片，亦立愈。

按：王氏之说，咽喉陡然疼闷者，皆系因寒。然亦有因热者，或其人素有蕴热，陡然为外感所束，或劳碌过度，或暴怒过度，皆能使咽喉骤觉疼闷。斯在临证者，于其人之身体性情动作之际，细心考验，再参以脉象之虚实凉热，自无差谬。若仍恐审证不确，察其病因似寒，而尤恐病因是热，可用蜜炙附子片试含一片，以细验其病之进退亦可。(《医学衷中参西录·治咽喉方·咀华清喉丹》)